王慎轩　著

周耀辉　整理
邱　浩　协助整理

U0391883

王慎轩医书医论精选

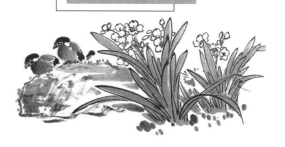

人民卫生出版社

图书在版编目（CIP）数据

王慎轩医书医论精选 / 王慎轩著；周耀辉整理. —北京：
人民卫生出版社，2017

ISBN 978-7-117-25749-7

Ⅰ. ①王…　Ⅱ. ①王…　②周…　Ⅲ. ①中医学 - 文集
Ⅳ. ①R2-53

中国版本图书馆 CIP 数据核字（2017）第 331349 号

人卫智网	www.ipmph.com	医学教育、学术、考试、健康，购书智慧智能综合服务平台
人卫官网	www.pmph.com	人卫官方资讯发布平台

王慎轩医书医论精选

著　　者：王慎轩
出版发行：人民卫生出版社（中继线 010-59780011）
地　　址：北京市朝阳区潘家园南里 19 号
邮　　编：100021
E - mail：pmph @ pmph.com
购书热线：010-59787592　010-59787584　010-65264830
印　　刷：河北新华第一印刷有限责任公司
经　　销：新华书店
开　　本：710×1000　1/16　　印张：18
字　　数：304 千字
版　　次：2018 年 2 月第 1 版　2018 年 2 月第 1 版第 1 次印刷
标准书号：ISBN 978-7-117-25749-7/R · 25750
定　　价：49.00 元

打击盗版举报电话：010-59787491　E-mail：WQ @ pmph.com
（凡属印装质量问题请与本社市场营销中心联系退换）

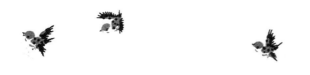

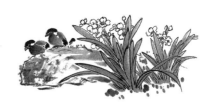

前　言

　　王慎轩先生（1900—1984）是我国近代著名的中医学家、教育家、中医妇科专家，是近代吴医和越医的代表人物之一。20世纪20年代初，毕业于由清末民初孟河医学代表人物丁公甘仁任校长的上海中医专门学校。嗣后悬壶于苏州，并在上海和苏州先后创办了上海中国医学院、苏州国医专门学校、苏州国医研究院、苏州国医书局及苏州国医杂志等中医教育与出版机构，编辑出版了大量的中医书籍并发行了颇有影响力的《苏州国医杂志》，为当时国内中医界的学术交流和发展、为中医教育的兴起及发展、为中医人才的培养和继承，确实起到了很大的推动作用，实为近代中国中医药教育事业的开创和发展做出了不可磨灭的贡献。

　　王慎轩先生在20世纪20年代初到30年代后期，先后出版了由他亲自主编或主笔的许多中医书籍，除大量编写中医学校的教科书供教学之用外，先生将其早年随师临证实习的笔记医案、自己的临床治疗经验及案例、妇科专病的学识与研究、当时中国中医学界的一些新观点（含日本研究中医药的动态及成果）及学术争鸣等，逐一加以整理并编纂出版。如本书收集的：《曹颖甫先生医案》《女科医学实验录》《胎产病理学》及《中医新论汇编》部分内容等，这对当时乃至现代中医药理论研究和临床学科的发展起到了积极推动作用。其中《中医新论汇编》被分别收录进《民国丛书》及《民国艺文志》，从而奠定了先生在中国中医教育界和学术界的地位及影响。

　　王慎轩先生在其长期医疗和教育实践中积累了极其丰富的经验和学识，因此在其所主编或主笔的论著中无不体现他的博学和睿智。无论是医案还是医话，抑或理论探讨，先生都是运用最精湛的语言，最精练的文字，恰到好处地表达其最精要的思想。本书所集先生所著的三部医学著作及医论中，读者能从中领略其风采。

　　本书主要介绍王慎轩先生在 20 世纪 20 年代后叶至 30 年代中叶由苏州国医书社先后出版的《曹颖甫先生医案》《女科医学实验录》《胎产病理学》三书及部分学术文章。其目的是使读者比较全面地了解那个时期的中医教育界和学术界的一些现状和发展概况，从中也能了解王慎轩先生学术思想的渊源、临床造诣及学术成果。

　　王慎轩先生对中医事业的另一重大贡献，是他所带教的学生或门人中，有不少成为近现代中医学界的学科领军人物，如浙江绍兴的张又良，江苏南通的朱良春，江苏苏州的陈松龄、郑绍先、胡念瑜和俞济人，南京中医药大学陈丹华，上海中医药大学庞泮池，北京中医药大学王子瑜和李书元，中国中医科学院傅方珍及北京名医巫君玉、福建名医林昭辉、安徽新安黄氏妇科黄从周等。先生晚年退隐苏州后还带有弟子徐友文、蔡小琳及关门弟子周耀辉等。

　　为了尽可能地让读者更好地全面理解和认识了解这位近代著名中医大师高尚医德和情操，特将本书整理者于近十数年来在中医药类杂志上公开发表的，介绍其在先生身边的亲历见闻所撰写的回忆性文章，重新修订成文，以供学界同仁参考。

　　人民卫生出版社编辑本着发扬光大中医学、造福人类健康的强烈使命感和责任感，特邀我收集和整理先生早期著作：《曹颖甫先生医案》《女科医学实验录》《胎产病理学》及部分学术论文，集成合刊本，出版发行以飨广大的中医药工作者和中医药爱好者，在此谨表衷心感谢。感谢著名医史专家傅维康教授为之题词及我的好友书法家赵世安先生题写书名，同时感谢在此书的资料收集和整理过程中给予大力支持的上海中医药大学的王新华先生、王荣根先生和张如青先生。感谢丁氏医学第三代传人（张赞臣弟子）林志勇、王慎轩先生的再传弟子上海中医药大学中医博士何勇、丁氏四代传人上海中医药大学顾璜教授、王慎轩先生的私淑弟子复旦大学附属妇产科医院王文君主任不辞辛劳，协助我完成此书的收集整理。北京中医药大学邱浩师侄为本书稿做了许多具体细致的编辑及校对工作。

　　需要说明的是：此三书及大部分的医论文章均成于 20 世纪 20 年代中叶至 30 年代中叶，当时的文字由于受到五四新文化运动的影响，繁体字、通假字、异体字及简体字在书中混杂多见，故对统一为现代简体字带来了一定的困难，并且有的书文没有标点符号只是句读和断句，这就要求我们在整理过程中既要正确理解原文的写作特点及字词运用，同时还要运用现代汉语知识，给予准确和恰当的标点符号，而且工作量大、时间紧，再加上整理者学识浅陋，书中错漏之处，敬请学界同仁批评指正。

周耀辉

一代宗师　高山仰止
——追忆恩师王慎轩先生之点滴

王慎轩先生（1900—1984），是我国近代著名的中医学家、中医教育家、妇科专家。他出生于浙江绍兴的小吏之家，3岁失怙，家道逐渐衰落。年十六考入浙江第五师范，19岁辞小学教员职，只身一人来上海其同乡开设的绸缎庄做账习（会计），因醉心并好学于中医，便以旁听生身份进入丁公甘仁创办的上海中医专门学校学习，白天听课，晚上回店加班做账。丁公悯其工作之辛苦，叹其学习之勤奋，赞其敏捷与聪慧，特准允先生以插班生身份正式入学，并嘱师用心学习。师谨遵公命，发奋读书，夜以继日，遂年年以成绩第一而列榜首，一者可以免学杂费，减轻学习所需之负担；二者也不辜负公之一片爱心。公为使先生及一些得意弟子更好地学习和继承前辈学术思想及经验，常将其得意门生精心挑选后，专门送往沪上德高望重之名家处实习临诊。先生当时就和其同班同学章次公师叔等三人被丁公亲自送到著名经方大家曹公颖甫处实习及临诊。先生和章师叔深得曹公之喜爱，师徒们经常就学术问题一起探讨，虽曹公讷于言，但要言不烦，言必肯綮，先生悟其要领，得其真传而受益匪浅。因有感于曹公之知遇之恩，先生于毕业后二年，整理并出版了《曹颖甫先生医案》一书，是书第一次向海内外中医界介绍了经方大家曹颖甫的临床经验和其学生的临诊实习医案。1924年，先生以上海中医专门学校第五届第一名的成绩毕业，旋应苏州浙江同乡会之邀，由上海赴苏州行医开业，初拜苏州妇科名家缪公康寿为师并侍诊一年，后在浙江会馆正式挂牌行医。26岁创办了苏州妇科医社及中国第一本《妇女医学杂志》，嗣后又创办了由章太炎任名誉校长的苏州有史以来第一所中医专门学校——苏州国医专科学校，出版并发行了《苏州国医杂志》。又与同学秦伯未、章次公、王一仁等在上海创办了中国医学院。20世纪30年代初叶，出版了其临床医著《女科医学实验录》一书，其独特的见解、精辟的理论、新颖的治疗，震动了当时的中医界，曾被评为苏州四大名医之一。新中国成立后，先后执教于江苏中医进修学校（南京中医药大学前身）、北京中医学院。1958 年被卫生部定为卫技三级专家，分别主编或主审了《简明中医妇科学》、二版《中医妇科学》及北京中医学院的《妇科学讲义》，担任北京中医学院妇科教研组及附属东直门医院中医妇科副主任，曾任北京中医学会妇科副主任委员、《中医杂志》及《江苏中医杂志》编委，先后担任过江苏省第一届政协委员、第二届人大代表等社会职务。

我与先生师徒情缘

20 世纪 80 年代初，笔者经上海崇明县寿安寺住持广愿大和尚的介绍，去苏州王慎轩先生家学医。先生自 1965 年从北京退休返苏州后，一直隐居家中，只于每日上午在家中接诊病员。故先生退休后的生活甚为低调，基本上远离了医药卫生界，以至于很少有人再提起或想起他了，当时在苏州中医界很有名望的则是黄一峰、奚凤霖、陈松龄等先生。所以，在笔者往苏州途中还暗自思忖：先生大约是民间具有一技之长或身带绝技的郎中。先生家是在苏州市中心名为旧学前的老街上，经过一条幽静的小巷，顺手转个弯，沿着斑驳的围墙壁便可走到那座并不起眼但很有沧桑感的古色古香的老宅门口。推门进去，一眼就可看到宁静的花园和不远处的水井，也能不时闻到阵阵飘来的檀香香味。这是个静谧且温馨的地方。先生家有前后三进房子，先生和保姆们住在后面，笔者被安排住在阁楼的小房间。说是房间，其实就是一个小书房，里面安放一张单人床，还有就是书柜，安顿好后就被保姆领去先生的书房。先生听说笔者是广愿师父介绍来的，便很客气地说："我已经知道你要来的消息了，你住下来，先和其他一些来学习的师兄弟熟悉起来。"并问笔者有没有学过中医？笔者回答："我是自学的，在农场做过卫生员。后来知青回城待分配期间，到我父亲好友一位老中医处请教过，但几乎是看他诊病，也没有学到什么。"先生听后就说："你在这里多看看医书吧。"就这样，笔者从苏中乡下的启东来到了先生身边。

到苏州以后，笔者上午陪侍先生应诊，下午为老师打理相关内务，晚上则自己看书。一个月下来，生活、学习也渐安定，对先生的敬仰之情也与日俱增，在与师兄弟们的接触中也渐渐知道了先生的一些情况，了解到先生是著名的中医学家、教育家、妇科名家，心中便萌生了想做先生入室弟子之念头。初先生以年事已高（时八十岁）、体力不支而不愿再收徒为由，婉言谢绝，后经先生的一些老友及保姆再三相劝，先生又见笔者学习不错，对笔者在较短时间内能独立替其应诊较为满意，就同意择日举行仪式正式收笔者为入室弟子。

大约在 8 月中旬，先生家的保姆通知笔者于次日上午买一对一斤重的蜡烛，拿出三元钱买中午的素菜以作供斋，要行拜师礼了。笔者忙遵嘱在次日上午把物品买好并送到保姆手中。临近中午时分，笔者在保姆的陪同下，进入先生书房。先生端坐在椅子上嘱我先焚香点烛，并端菜上供。先生礼佛三拜，然后缓转身躯，用浓重的绍兴夹苏州方言的语调对我说："我曾带教过上百个学生，你是我最后最小的一个学生，自你之后，我决定关门不再收学生了（以后曾有一位马来西亚华人想把自己的儿子送来学习，被先生回绝）。你是我的学生，也就是王氏的门人，所以，你先拜佛，次拜医圣张仲景（书房的墙壁上，挂有一北京画家画的张仲景读书像），再拜祖宗，最后拜礼我。"就这样，分四个方向，每次叩拜三遍。拜毕，先生说："从今以后你就是我的关门弟子，赐号为小轩，希望你能成为一个能治病救人的好医生。"这就是先生对我的唯一要求和愿望，我便再三叩谢先生的受纳之恩。当时见证人除了两位保姆外，还有先生的门生胡念瑜、汪锡麟夫妇俩。据笔者所知，先生之后一直到 1984 年 4 月逝世，再也没有为其他已学的学生举行过类似仪式，看来是先生对笔者甚为垂青。

悬壶济世，情操高尚

先生始悬壶于姑苏，每于诊务之际，必免费应诊送药，尤对穷苦且远道而来之患者，先生总是除给医送药外，还给予往返之车费，尽力缓急救济。邻里街坊有贫病交困者，先生闻讯后还另贴费用以作救济。吴越之地的父老乡亲们因感于先生之高尚品德及精湛医术，便尊称其为"佛医生"或"王神仙"（与王慎轩谐音）之号。

先生于 20 世纪 50 年代末在北京中医学院执教期间（门诊在东直门医院），数年如一日慷慨而无私地资助一名女性病患。该患者原患有严重的妇科疾病，慕名来医院求治于先生，但其家庭生活十分困难，而治病费用较高，无力支付便作放弃治疗之想。先生知情后鼓励她与疾病斗争，并当即决定用自己的薪水为其付药费，每月贴补该患者家用。这样的资助经年不断，直至先生离职返苏州而止。这时患者的病也基本治好了，学院师生闻知此事都非常感动。

20 世纪 80 年代初的某天中午，笔者陪先生到因果巷的一位老邻居家去看病人。那时先生已八十岁高龄，身体不太好，腰背亦驼，走路很吃力，就劝他不要去了，让其家属将病人送来诊疗不是更好吗？先生说："不行，这是位认识已几十年的老邻居，家里经济困难，身体不好经常吃药，负担很重,我不仅仅是去上门看病,还要给她送药。"所以,笔者搀扶着他沿着小巷一步一步地向病人家走去。先生路上叮嘱见到病人时,要有礼貌,千万不能有恩赐之意。他讲,在苏州生活工作几十年中,街坊里的父老乡亲们对他很是照顾和支持,所以,他常以报恩之心善待和接济邻里百姓。由此可见,先生在苏州获得雅名洵非虚誉,确是实至名归。

创校办刊,教书育人

先生自 20 世纪 20 年代初毕业于丁公甘仁创办的上海中医专门学校后,应苏州浙江同乡之邀,于 1924 年初赴苏州悬壶应诊。因他早年毕业于浙江第五师范,并担任过学校教学工作,所以对学校教育情有独钟,尤其在苏州崭露头角之后,深受病家的爱戴,且时常有人欲拜师于先生,又念及丁公在上海办医校之伟绩,遂萌志在苏州集合志同道合的中医界同仁仿丁公之办学方式倡办一所中医学校,以培养中医人才。于是在同学及同乡的支持下,先生于 1931 年创办了苏州国医学社,这是苏州有史以来的第一所中医学校。后在 1932 年由中央国医馆备案,正式改名为苏州国医专科学校。

先生为该校的创办人,并自任副校长兼总务主任,校长是他的同学唐慎坊,名誉校长章太炎,校董李根源。国学大师章太炎晚年寓居苏州,并醉心研究中医学及佛学,曾数次亲赴学校为师生开讲座,亲自为学校的校歌填词,其歌词为:"山明水秀,古吴之邦,学风多俊良。创立医校,栽培后进,共把学术阐扬。溯国医,肇岐黄,治疗成效昭彰。愿吾同志,努力研讨,为国为校争光"。

学校从 1932 年起,于每年暑假面向江苏、浙江及上海等地招生,初每期招生一班,后再办研究生班,共招生五期,学生总数为 200 多人。该校的师资来源均是苏州当地的开业医师,如经绶章、钱伯煊、顾福如、程文卿、唐泽麟等先生。为提高学生对中医理论与实践的认识,学校还请苏州、沪、浙名医前来任教或讲座,如章太炎、叶橘泉、祝怀萱、颜星斋、吴子深、陆渊雷、祝味菊等。先生的同学及校友亦纷纷前来相助,如章次公、徐衡之、潘国贤、王志纯等。学校还开辟了西医课程(生理、解剖、病理、微生物),基础课设有语文、日文、体育、德育等,学制为 4 年,其中 3 年为课堂学习,一年为临床实习。另辟有学生实习基地,专设门诊部,施诊给药,并提供自制的一般丸散及常用饮片,由同学先随师抄方一段时间后,再行试诊,同时分派学生到苏州当地的名医处实习。所以,四年下来学生毕业时均能独立应诊,并有所师承,在各自的专科领域发挥其特点。

因抗日战争爆发,学校于1937年被迫停办,前后毕业、肄业的学生总数为300名,为江、浙、沪及其他省市培养了一批中医人才,如朱良春、傅方珍、陈丹华、陈松龄、郑绍先、俞济人、周自强、胡念瑜等,均为一代中医名家。

新中国成立后,先生于1955年应聘至江苏省中医进修学校任教(校长为承淡安),并兼中医学校门诊部的诊务,参与《中医学概论》的编纂及审稿,主编《简明中医妇科学》一书(主笔为其学生陈丹华)。这两本书在20世纪50年代末60年代初,对中医教育产生很大的影响,而该校学员毕业后又被分配到各级中医医疗及教育机构中,成为中医队伍的一支新生主力军。

1958年底,经时任卫生部中医司司长吕炳奎荐请,卫生部批准先生以专家身份(卫技三级)去北京中医学院任教,北京中医学院指派印会河、程莘农及傅方珍等三人专程到苏州迎接并陪同北上。到京后,受到了在京的江苏中医同道的热烈欢迎(当时在北京中医学院任教的教员中,有很多是江苏中医进修学校毕业的一期学生,如董建华、王绵之、施汉章、程士德、程莘农、王子瑜、傅方珍等),并与其早期上海中医专门学校同学、著名中医学家秦伯未先生一起在北京中医学院附属东直门医院工作,负责学生的临床带教及实习。由于王慎轩先生精于中医妇科,并以中医妇科名家而闻名于世,所以经常被邀参与其他医院的会诊,一时名噪京师。

先生从江苏奉调至北京中医学院任教后不久,正值二版中医教材编纂,他参与主审《中医妇科学》,同时被推选为北京市中医学会妇科专业委员会副主任委员,《中医杂志》编委会也聘他为编委。先生虽忙于事务及诊务,但对中医教学尤其是临床带教很是关心,认为中医授徒方法很重要,要使每个学生能真正学到带教老师的诊疗本领,学生必须注重基本技能及知识的学习和掌握,临诊时,不能只以听、看和抄为主。他在北京中医药大学的一次座谈会上提出,学生实习时,带教老师可先将病人的病案复印数份发给学生,由他们自己独立思考、分析病案,根据中医理论拟出治疗方案,然后拿出来供大家评论,带教老师参与其中,既有分析,又有提示和启发,并作指导性地总结与评价。这样学生既有思考及实践机会,同时又能真正接受和理解老师的指点,领悟老师的治疗思路与特色。先生的这一做法与丁公当年带教方法如出一辙,可见丁公的授课法给予先生的影响很大。(20世纪20年代初,先生求学于丁公甘仁创办的上海中医专门学校。当时丁公甘仁既忙于诊务,更忙于校务,平时无暇顾及授课,但出诊时带上学生却是必不可少的。出诊遇路途稍远，则由马车送往，车厢可容三五人。丁公胸前佩戴一串佛珠，端坐车厢中，学生围其而坐。公先将病人的病情细述一遍，而后由学生思考，拟出治法或向老师提出疑问。倘若学生认为无疑问，丁公则提问题，由学生作答，答不出就要遭受批评。所以，学生们既高兴和丁公一起去应诊，又担心回答不出丁公的问题，而能被丁公点名带去出诊的学生基本上都是其得意门生，先生就是其中一位。）先生发扬光大了丁公的教学特色。许多年以后，笔者在苏州跟随先生学医时，先生也是用这个方法来教育笔者。

有一次陪先生到因果巷去看一位女性高龄患者，途中先生向笔者介绍其病情，要求思考后回答是何疾病，并要口述方药。由于笔者没有顾及该患者年高体虚且舌质红嫩等阴伤之症，仅考虑以痰湿为主，用药偏于辛温劫痰，自以为得意，孰料遭先生的严厉批评。至今忆起当时情景仍历历在目。

先生于1984年因病逝于浙江绍兴，终年85岁。综观其六十多年的从医生涯，可以感受到先生非但是学贯中西、古今融通，精于实践、善于创新，承上启下、教书育人的一代大家，更是一位慈悲喜舍、情操高尚、人钦人敬而为学子所仰慕的宗师及楷模。

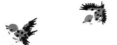

总　目

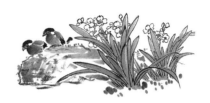

王慎轩医书三种

女科实验录 ……………………………………………………………… 1
胎产病理学 ……………………………………………………………… 97
曹颖甫先生医案 ………………………………………………………… 163

王慎轩医论精选

论脏腑之机能 …………………………………………………………… 187
奇经百脉之新义 ………………………………………………………… 189
发明气化与胎生学之关系 ……………………………………………… 190
五行对于生理病理治法之新释 ………………………………………… 190
问病历之大法 …………………………………………………………… 195
诊胸腹之大法 …………………………………………………………… 197
产后用芍药之标准 ……………………………………………………… 199
方剂之种类及用法 ……………………………………………………… 200
土瓜根散之新解 ………………………………………………………… 202
答宋爱人先生论黑神散之误 …………………………………………… 203
中医治疗法大纲 ………………………………………………………… 205
经闭新论 ………………………………………………………………… 206
带下新论 ………………………………………………………………… 208
五不孕之研究 …………………………………………………………… 209
诊治痛经的经验介绍 …………………………………………………… 210
痛经的初步研究 ………………………………………………………… 215
防治癌症应注意的重要问题 …………………………………………… 221
从巴甫洛夫学说来研究张仲景伤寒论的六经证治法则 ……………… 225

附　王慎轩实验经济方 ………………………………………………… 233

王慎轩医书

女科实验录

王慎轩　著

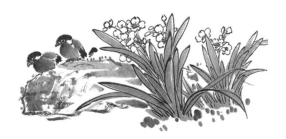

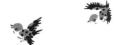

目　录

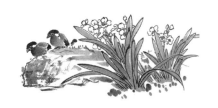

女科医学实验录（第一集）

虚劳不孕治验……………… 9

带多不孕治验……………… 9

气郁不孕治验……………… 9

里急不孕治验……………… 10

经期多病治验……………… 10

经后腹痛治验……………… 11

经后外感治验……………… 11

妇人崩漏治验……………… 11

妇人血崩治验……………… 12

室女崩漏治验……………… 13

室女血崩治验……………… 13

老妇崩痢治验……………… 14

老妇经漏治验……………… 14

带多腹胀治验……………… 14

带下肿咳治验……………… 15

白带如崩治验……………… 15

黄带腹痛治验……………… 16

妊娠恶阻治验……………… 16

胎漏将堕治验……………… 17

孕妇昏厥治验……………… 17

怀孕兼瘕治验……………… 18

产后湿温治验……………… 18

产后大汗治验……………… 19

产后三冲治验……………… 19

产后霍乱治验……………… 19

产后泄泻治验……………… 20

产后腹胀治验……………… 20

产后奇疾治验……………… 21

产后昏厥治验……………… 21

产后痉厥治验……………… 22

老妇类中治验……………… 22

妇人喑痱治验……………… 22

少妇虚劳治验……………… 23

室女咳血治验……………… 23

室女喘肿治验……………… 24

臌胀似孕治验……………… 24

室女癫疾治验……………… 25

妇人肝癌治验……………… 26

妇人癥瘕治验……………… 26

妇人石瘕治验……………… 26

阴户痰疱治验……………… 27

玉门肿痛治验……………… 27

女科医学实验录(第二集)

幼女白带治验……………… 30
老妇黄带治验……………… 30
经期腹胀治验……………… 31
经期湿温治验……………… 31
经期暑湿治验……………… 32
经期时疫治验……………… 32
血虚经闭治验……………… 33
血瘀经闭治验……………… 34
气郁经闭治验……………… 34
痰多经闭治验……………… 35
郁怒经漏治验……………… 35
血热崩漏治验……………… 36
劳伤崩漏治验……………… 36
老弱崩漏治验……………… 36
虚羸不孕治验……………… 37
痛经不孕治验……………… 37
妊娠呕血治验……………… 37
妊娠膈气治验……………… 38
妊娠喘肿治验……………… 38
妊娠血崩治验……………… 39
妊娠白崩治验……………… 39

妊娠漏红治验……………… 40
产后喘肿治验……………… 40
产后癥疬治愈……………… 41
产后伤寒治验……………… 41
产后伤暑治验……………… 42
产后结胸治验……………… 42
产后肠痈治验……………… 43
产后腹痛治验……………… 44
产后淋痛治验……………… 45
产后久漏治验……………… 45
产后崩带治验……………… 45
产后阴坠治验……………… 46
老妇类中治验……………… 46
老妇吐血治验……………… 47
老妇痰厥治验……………… 47
少妇肺痈治验……………… 47
妇人肺痨治验……………… 48
妇人肿胀治验……………… 49
室女癫狂治验……………… 49
乳汁清冷治验……………… 50
乳痈肿溃治验……………… 50

女科医学实验录(第三集)

淋带重症治验……………… 52
带下奇疟治验……………… 52
子宫癌肿治验……………… 53
室女倒经治验……………… 54
室女痛经治验……………… 54
室女经闭治验……………… 55
妇人经闭治验……………… 55
倒经错经治验……………… 55
血崩多病治验……………… 56

血崩重症治验……………… 56
经期痧子治验……………… 57
暗经不孕治验……………… 58
孕妇吐衄治验……………… 58
妊娠喘肿治验……………… 58
孕妇肠鸣治验……………… 59
妊娠赤痢治验……………… 59
妊娠白崩治验……………… 59
小产血晕治验……………… 60

产后虚脱治验……………60
产后支饮治验……………61
产后喘肿治验……………61
产后危症治验……………62
产后乳痈治验……………63
产后血崩治验……………63
产后吐泻治验……………64
产后泄泻治验……………64
产后下痢治验……………65
妇人暑咳治验……………65
妇人中暑治验……………66

老妇煤毒治验……………66
老妇黄瘅治验……………67
妇人痹痛治验……………68
妇人不寐治验……………69
室女肺痈治验……………69
妇人肠痈治验……………70
妇人肝厥治验……………70
室女胃炎治验……………71
室女痛厥治验……………71
妇人霍乱治验……………71
妇人癃秘治验……………72

女科医学实验录（第四集）

带下腹痛治验……………75
带下淋浊治验……………75
热入血室治验……………76
血崩吐血治验……………76
惊恐血崩治验……………77
气郁血崩治验……………77
经闭咳嗽治验……………78
经闭腹胀治验……………78
经期呃逆治验……………79
经期咽痛治验……………79
痛经寒热治验……………79
痛经不孕治验……………80
小产不孕治验……………80
孕妇子痫治验……………80
孕妇腹痛治验……………81
坠胎中毒治验……………82
早产急症治验……………82
产后湿温治验……………83
产后冬温治验……………83
产后风温治验……………84

产后风湿治验……………85
产后痹痛治验……………85
产后厥逆治验……………86
产后肾泄治验……………87
产后便闭治验……………87
乳汁不通治验……………88
乳痈肿痛治验……………88
老妇类中治验……………88
老妇昏迷治验……………89
歌女发狂治验……………90
老妇烂喉治验……………90
少妇肺炎治验……………90
室女咳嗽治验……………91
少妇咳血治验……………91
老妇咳喘治验……………92
室女胃癌治验……………93
老妇胃痉治验……………94
妇人吐粪治验……………94
老妇重痢治验……………94
妇人阴挺治验……………95

女科医学实验录（第一集）

王慎轩　**著**

<table>
<tr><td rowspan="4">门人</td><td>曹三省</td><td>陆志英</td><td>管桂芬</td><td rowspan="4">同辑</td></tr>
<tr><td>宋文玠</td><td>俞步卿</td><td>樊慧珍</td></tr>
<tr><td>樊须钦</td><td>汪锦珍</td><td>董志祥</td></tr>
<tr><td>徐淑钦</td><td>许倚文</td><td>张又良</td></tr>
</table>

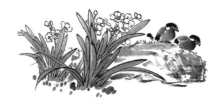

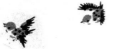

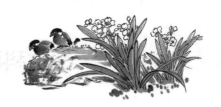

序

治病难，治女科病尤难，故昔人有"宁治十男子，莫治一妇人"之叹。著医案易，欲确实经验，信而有征者不易，此恽师铁樵，尝于《药盦随笔》中慨乎言之。近贤医案，惟《归砚录》《诊余集》诸书，能朴实说理，不蹈虚诞之弊，最有裨于后学。山阴王君慎轩，予金兰交也。曾以第一名卒业上海中医专校，复从名医丁甘仁先生游。见闻既广，造诣益深，对于女科证治，尤具心得。悬壶吴门，以带下医驰名遐迩。迭愈危症，声誉鹊起，四方学子，登门而请业者踵相接，盖实至名归，非偶然者。顷者出其所著《女科实验录》问序于予，予不文，何敢序君书？第念风雨鸡鸣，鞭策相励，君独好学深思，灵机善悟，竟有此特殊之成绩。钝质若予，望尘莫及，良自愧恧。因不揣谫陋，谨书数语，以志钦迟。至本编治验诸案，辨证之精，用药之活，有目者当共赏识，毋俟予之赘述也，是为序。

民国十八年岁在己巳莫春弟祝绍钧怀萱氏谨序

虚劳不孕治验

表兄谢炳如，年将五旬，膝下尚虚，伯道无儿，时兴感叹。且其继弦之妇，又沾虚劳之恙，咳呛音喑，形瘦肉脱，潮热自汗，几濒于危。甲子之春，适余应绍兴敦源钱庄之出诊，邀往医治。余谓病势已笃，恐难挽救，姑念戚谊，勉与拟方。用沙参、山药、阿胶、兜铃、牛蒡、甜杏、川贝、茅苇、淮麦、秫米、功劳叶、合欢皮、玉蝴蝶、冬虫夏草，连服十余剂，咳呛大减，音声渐扬，潮热已退，自汗亦止。嗣余又应绍兴下大路陈府之出诊，再往诊治。仍以前方加减，重用补脾之药，为培土生金之计。荐服十余剂，竟获痊愈。后因多年不育，委拟种子之方。余谓种子之法，当先审其体质，察其缘故，使其身无纤微之疾，然后再服种子之药，自然螽斯衍庆矣。遂为详细诊察，拟以妇科八珍汤，去川芎、白术、党参，加沙参、丹参、阿胶、杜仲、川断、白薇、紫石英等，间日服一剂。后果身体康强，再服余制调经种子丹，遂举一子。以此虚劳重症，尚能病愈而得生子，诚属大幸，谅系表兄积德之所致欤！

带多不孕治验

振声中学教员翁之堃君夫人，常熟人也。结缡以来，仅育一女，以此带下绵绵，九年不孕。翁君年逾不惑，常兴伯道之叹。乃令其夫人来舍就诊，诊得脉象濡涩，濡为湿盛，涩属气滞，乃与香附、郁金、陈皮、沉香、苡仁、芡实、乌鲗、茜草、菟丝、川断、寄生、威喜丸等，煎服三剂。再以前方加牡蛎、白芍、樗根等，改汤为丸，令其常服。次年停经二月，胸闷泛恶，又来就诊。诊得脉象滑数非常，断为有孕。但于法六十日当见尺脉小弱，今反滑盛太过，恐其胎脉不固，有堕胎之虞，切宜慎之。逾一月后，其女友因病来诊，云及彼不知谨慎，操劳过度，果致小产，良可惜也。

气郁不孕治验

平江路协大酒号主人潘镇海之夫人，因姑媳不睦，夫妇反目，致郁怒伤肝，多年不育，委余诊治。诊得脉象弦涩，弦为肝亢，涩属气滞。气为血之帅，气滞则血亦滞，故经期腹痛而胀大也。肝之志为怒，肝亢则易怒，故略遇小事而大怒也。大怒则肝火不静，犹如赤地千里，焉得生育？腹胀则诸气俱郁，犹如春风不至，奚能生发？是以望子之心虽切，而梦熊之兆终虚也。余乃先与理气解郁之汤剂，用香附、郁金、柴胡、陈皮、玄胡等药，继投益肾柔肝之膏方，用熟地、沙苑、阿胶、鱼鳔、菟丝等品。讵一料膏方尚未服毕，而一粒珠胎已得暗结。次年因感冒来诊，大腹便便，已系有孕之妇矣。后得产生一子。其夫欣喜异常，曾来邀余赴汤饼之会，且从此夫妇和睦，诚为家庭之大幸也。

里急不孕治验

光福镇，俞姓妇，结缡以来，已有九年，伯道无儿，深为焦灼。欲求生育，乃委余诊。诊得脉象濡涩，濡为痰湿内阻，涩属气机不利。气湿互阻，湿注任脉，则为少腹里急，略有带下。气阻冲脉，则为胸闷气短，经期腹痛。先宜理气化湿，而调冲任，连服十剂，脉象由涩转滑，气机渐得流利。胸闷气短已愈，带下连绵亦减，惟少腹急迫。乃仿傅青主宽带汤加味，再服十剂，而少腹急迫又得告瘥，带下之症亦已大减，脉象和缓而滑。病根既去，气血已充，预卜梦阑之兆，已不远矣。仍守原章出入，俾竟全功。近据光福有人来诊云，此妇由先生治疗之后，疾病已瘳，且已有孕矣。

经期多病治验

江苏高等法院承审员沈芝馨君之夫人，患月经病，已延一载有余，服药毫无效验。嗣经其同乡周裕如君之介绍，来寓就诊。余诊其脉，左弦而细，右濡而滑，两尺郁伏不扬，知系血虚肝旺，气滞痰阻之证。气滞则痰湿不化，血虚则肝阳易亢，肝阳上扰于头，故致头眩耳鸣。肝气横逆于中，乃为脘疼胁痛。肝阳旺则经期趱前，肝气滞则经前腹痛。探本穷源，纯属肝病。夫肝主血海，血海为月经之来源，肝病未已，是以经病亦难愈也。法当养血以柔肝木，和胃而理肝气，佐以化痰湿，理冲任，自有渐愈之望也。遂用归身、白芍、乌鲗、茜草、香附、乌药、陈皮、半夏、赤苓、旋覆、瓦楞、郁金、合欢、川贝、枳壳、丝瓜络、沉香曲等，出入为方。始则脘痛已止，继则胁痛亦愈。至次月之经期已准，腹亦不痛。惟头晕未已，适当冬令，乃仍仿前意为拟膏方，每晨以开水冲服三四钱，于是诸恙均得告瘥矣。

经后腹痛治验

方书以经前腹痛为实，经后腹痛属虚，但亦有经前属虚，经后属实者。如余治护龙街窦姓妇，患经后腹痛，余断为肝旺气滞、痰湿交阻之证。肝气挟湿内阻，则为经后腹痛，带下甚多。肝阳挟痰上扰，则为头晕耳鸣，惊悸嘈杂。加以四肢无力，面目浮肿，大便燥结，纳谷不旺，舌苔白腻，脉象弦滑。弦为肝旺，滑属痰湿，虽其肝旺由于血虚，痰湿出于脾弱，但本虚标实之症，断不可妄进补养之品。乃先与平肝理气而潜浮阳，如旋覆花、代赭石、半夏、茯苓、紫石英、灵磁石、煨天麻、白蒺藜、瓦楞壳、川贝母、乌鲗骨、生苡仁、橘络之类。心悸嘈杂已减，头晕耳鸣亦愈，再投平肝理气，化痰渗湿之方。服后适逢经行，行而不多，腹痛腰痠，形寒怯冷，面目微肿，午后升火，尤属肝旺湿盛之象，乃于前方加当归、赤芍、真新绛、鸡血藤，养荣活血而柔肝木。经停之后，腹中毫无痛苦，遂得痊愈矣。此症若遵古方书属虚之说而进补剂，势必肝气愈滞，痰湿愈盛，实实之弊，岂堪问乎？

经后外感治验

齐门外陈姓妇，因经期之后，内伤生冷，外感风寒，引动肝气，以致腹痛且胀，肠鸣便溏，形寒发热，胸闷纳少，舌苔白腻，脉象弦滑。余先与苏、藿、陈、苓、枳壳、郁金、沉香曲、大腹皮、煨木香等。服后腹痛已减，痛移左胁，形寒肢冷，入夜发热，乃与醋炒银柴胡、苏梗、香附、陈皮、旋覆、郁金、枳壳、降香、橘络等。次日胁痛已瘥，夜间之热，移向午后，大便不畅。余再与柴胡、藿梗、旋覆、杏仁、三子、二陈等，遂得大便通畅，热退痛止矣。此等症候，治不得法，每易热陷血室，致变昏厥重症，临证之际，岂可忽乎？

妇人崩漏治验

黄鹂坊桥弄，玉器铺主人王荣贵之长媳，始曾经闭八旬，少腹胀痛，继则崩漏不止，血液浑浊。历请诸医诊治，或以血热妄行，用凉血清热之剂；或气虚血脱，投补气升提之方，诸法遍试，终鲜片效。缠绵不愈，已延三月之久，乃来求诊于余。余诊其脉濡数，断为湿热内阻，血不归经之征。良由经闭之时，必有瘀血逗留。瘀血阻于血管之口，则新血不得归经，且瘀血久停，必致蕴积腐化，酿成湿热。湿热蕴于子宫，子宫内膜炎腐，与血液混合而下，是以久漏不止，血色浑浊。此与宿滞之停于大肠，肠膜炎腐而为痢疾者，其理相同。遂用萆薢、苡仁、泽泻、茯苓、通草、车前、当归、赤芍、丹参、香附、郁金、贯仲、藕节等品，以利湿祛痰。一剂而崩漏之血，混浊较甚。复方去当归、赤芍、泽泻，加滑石、川柏、苦参等清化湿热之品，崩漏即得大减。复因多食生冷，少腹疫胀，诊其脉象，变为濡涩，知其内积之湿热瘀血，又被寒冷所阻滞，乃于原方去川柏、苦参，加玄胡、金铃、牛膝、陈皮，以理气祛瘀。服药之后，随即攻下衃块，经漏因而即止，少腹疫胀亦瘥。数月之恙，投药数剂，遽奏奇效，诚大幸也。或问久崩必虚，何以补之不效，而先生易补为攻，反能止血乎？曰：是在乎辨证之精确与否耳！此人素体壮盛，始曾经闭，少腹胀痛，明系瘀血内积之征。继以崩漏，血液浑浊，亦属瘀湿内蕴之证。瘀血不去，新血焉得归经？湿热不化，崩漏安能自止？然则舍《内经》通因通用之法，奚足以愈其病哉？今人一见崩漏，概投补摄之剂，忌用攻下之药，若遇此等实证，非特妄补而无效，必致误补而益剧，甚或强止之后，变成臌胀劳瘵等症，余见甚多，良可慨也！

妇人血崩治验

狮林寺巷周颂三先生之室，始因生冷伤胃，以致经停三月，继因郁怒伤肝，又致血崩甚剧。历请中西医诊治，打针服药，均无效应。嗣经其友人赵寿田先生介绍，邀余往诊。当余至时，血崩最剧，少腹疼痛，攻撑有形，按之益甚。上则头晕耳鸣，不能高声，下则便秘溲少，久不更衣，心悸不寐，胸闷不食。余知此系冲脉为病，盖冲脉丽于阳明，属于厥阴。始因生冷伤阳明之胃，继则郁怒伤厥阴之肝，肝胃两伤，累及冲脉。冲脉起于胞中，散于胸中，是以上为胸闷呕逆，下为腹痛崩中。此当调理肝胃为主，非见血止血所能见效也。乃与归身、白芍养血以柔肝，牡蛎、乌鲗平肝以和荣，苏梗、砂仁之类理其气，竹茹、陈皮之类和其胃。次日崩下渐减，再于原方中加参须八分，半夏钱半，于是崩下既减，而眩晕呕逆腹痛等症均见轻减矣。后因肝气复逆，略有反复，仍用前法治之，竟得痊愈。

室女崩漏治验

曹胡徐巷打线巷潘梅荪先生之女，始因多食生冷，经血得寒而瘀凝，以致经闭两月，继则悲哀太过，经血因气而妄行，变为崩漏甚剧。病延两月，药石罔效，乃由儿科医家郭寿山先生介绍，委余诊治。望得面色青灰，舌苔白腻，青色为肝旺痛极之征，白腻为寒湿内阻之象。诊得脉象弦细，细为血去太多之脉，弦属肝气亢逆之征。血虚则肝愈亢盛，肝亢则血益妄行，是以统藏无权，血下如崩，不能动摇，动则尤甚。肝气与寒瘀内阻，则为少腹有癥，攻痛拒按。肝阳挟痰浊上逆，则为呕吐眩晕，心悸少寐。浊气逆而不降，浊垢积而难下，是以腑行不通。清气陷而不升，血液溢而妄行，是以血崩不止。脉症相参，势非轻浅，勉以归身、白芍、牡蛎等药，养血平肝而降其逆；苏梗、陈皮、砂仁等药，理气化浊而升其清，佐炮姜祛寒以止血，茜草祛瘀而止血，震灵丹镇其妄行之血，全瓜蒌润其枯燥之肠。次日复诊，大便已通，呕吐亦减，眩晕较轻，崩下渐止。再守原方加减治之，服药之后，尚觉平静。乃父因其病势转轻，第三日仍服第二方，不料第四日之上午，血崩复剧，呕吐又发。其父大恐，急来告余，欲邀速往，适余门诊满座，不能离身，乃先给余自制之立止崩漏金丹一粒，令其先服，并嘱切勿恐惧，务宜安慰病人，嗣余门诊已毕，即往诊察。诊得左关甚弦，良由肝气起伏未平之故，又以前方重加柔养肝木之药，血崩大减，呕吐亦平，脉象较和，惟左脉尚弦，脐旁动气，牵引攻撑，纳谷不旺，此亦肝气未平之征。考古人治血症余疾，常以补脾胃收功。盖脾胃为气血生化之源，血液统摄之主，况脾土得以敦厚，则肝木自能条达，既使统摄有权，又得恢复如常，实为调理崩后余疾之良法，余仿此意，佐以育阴潜阳之品，用党参、山药、云苓、熟地、归身、白芍、牡蛎、龙骨、乌鲗、沙苑、陈皮、瓦楞等类，调理而愈。且病后胃纳甚旺，乃父以其崩久体虚，日与两仪膏、阿胶等滋腻之药，孰不料脾胃机能，又受停顿，以致胃纳大减，复来就诊。余乃略与理脾和胃之剂，数月之后，其姐因病来诊，云及其妹之恙，已得痊愈矣。

室女血崩治验

三茅阁巷横街，中医张紫岗先生之令媛，始病湿温，延绵月余，幸得渐愈，但白痦满布，迭发不已，身体羸瘦，举动乏力。一日骤患血崩，气喘汗出，头晕厥逆，急来邀余往诊。诊得脉象微细欲绝，望得面色㿠白无神岗余曰：此系湿温之后，阳气大亏，气不摄血，故致崩中。幸弗疑为血热妄行之崩，亦毋拘于暴崩属热之说，当投温补之剂，尚有挽救之望。其父颇以余言为然，遂用熟附子、吉林参、龙骨、牡蛎等温补固摄之药。嗣后紫岗先生来函道谢云：服先生之药，一剂而喘平汗止，再剂而厥回崩止，感激无涯云。

老妇崩痢治验

皮市街维新理发馆姓黎之妇，年已七七，始则月经一月二三至，继则崩漏半月余不止，下血紫黑成块，少腹胀急疼痛，加以由泻变成痢疾，亦延一月有余。上则头晕耳鸣，不能举动，中则胸痹脘痞，不思饮食，外则骨楚恶寒，内则喜热恶冷，舌苔白腻，脉象弦滑，病情复杂，莫此为甚。余惟择其急者先治，用荆芥炭、苏藿、二陈、香砂、六曲、枳壳、震灵丹、藕节等品。一剂而崩漏已止，下痢亦爽。次方去震灵丹，加青皮、麦芽、荷叶等，痢疾亦止，三诊用平肝和胃之药，于是头晕胸痹等症均愈矣。或问古人治老年血崩，均以子芩为主，何以先生不用古法乎？余曰：子芩系治湿热之崩漏，此症邪滞内蕴，气机不宣，若用黄芩之苦寒郁遏，必有增剧之害，此等用药之法，全在随证化裁，不可固执耳。

老妇经漏治验

东白塔子巷张姓妇人，年逾五旬，经事淋漓，时或如带如浊，时或色紫色红，臭秽不堪，久而不止。前医投以补涩之药，或暂止而又漏，或不止而反甚。嗣闻邻妇亦患经漏，曾由余治而愈，乃来求余诊治。诊得脉象弦滑，望得舌苔黄腻，知系湿热蕴于子宫，内膜炎腐所致。用苦参、黄柏、黄芩、黄连、贯仲、苡仁、泽泻、乌鲗、茜草、侧柏、白薇、藕节等药，一服即效，三服即愈。

带多腹胀治验

古人云，宁医十男子，莫治一妇人。诚以妇人经带之病，最难调治，而含羞讳隐，尤难医疗也，且带下之病，更属慢性。惟余治刘姓妇带下之症，奏效颇速，故敢笔之以示后学，并希同仁教正焉。该妇素多白带，住桃花坞贝颂美先生医室之内。迩来忽觉腹部膨胀，酸痛不舒，兼头晕腰酸，胸闷泛恶，纳谷减少，经事超前。其夫闻余善治经带诸病，偕来诊治。余既观其形体丰盛，知痰湿必多，腹胀带下，因于是也。切其脉象，弦细而滑，又知胸闷纳少，乃肝气之所阻也。良以肝气痰湿，阻于任脉，任脉起于胞宫，上行少腹，散于胸中，痰湿下注，则为之带，气湿中阻，是以腹痛而兼胸闷。宜理气化湿，调治奇经，用香附、乌药、旋覆、半夏、陈皮、赤苓、苡仁、泽泻、车前、萆薢、金铃子、黑山栀、沉香曲、大腹皮等，使其气机宣通，则痰湿自行，痰湿得化，则带下腹胀可瘥。服药后，果胀闷较舒，气机得以通畅矣。遂又为加减治之，消胀者，如鸡金、砂仁、枳壳等，治带者，如乌贼、茜草、贯仲等，均加入原方服之。不数日腹胀带下竟除，月事超前者，应期而至，宿恙均痊矣。

带下肿咳治验

女门人许毓澄之姑母，即钮家巷潘公馆之太太也。素体丰肥，多痰多湿，每逢冬至前后，则患带下淋漓，夏至前后，则患肿胀泄泻，且津液又虚，舌苔常剥，一届秋燥之令，即肿退而咳嗽作干。屡经苏沪医家治疗，投燥药则舌剥口渴，投润药则胸闷纳减，总之药虽依法连进，而病仍依时续发，如日月之有度，潮汐之有时，咸谓奇异之病也。丙寅孟冬，委余往治。诊脉审证，知系肺虚于上，肃降无权，脾虚于中，健运失司，带脉虚于下，不能约束。因此水谷之精微，不能灌溉于五藏，洒陈于六腑，于是留积而为痰湿，下注而为带下，横溢于外则肿胀，上渍于肺则咳嗽。况脾肺带脉，皆属三阴所主，阴虚则不能潜阳，故肝阳时升而眩瞑。痰湿带下，本属津液所化，津虚不能上承，故口舌干燥而光剥。欲治其病，当求其本，乃与参、苓、芪、术、山药等补其脾土，俾脾旺而肺金自足，痰湿自化；乌贼、寄生、川断等补其带脉，俾带固而肾阴自足，带下自止；佐以二陈、川贝化其痰，薏苡、泽泻利其湿，龙骨、牡蛎、龟板潜其阳，首乌、蒺藜、阿胶滋其阴，以膏代煎。冬至之带下已止，夏至之肿胀亦减，惟秋间尚患咳嗽，又来就诊。投以润肺化痰之剂，即得渐愈。至冬又服前开之膏方，次年诸恙尽释矣。

白带如崩治验

钮家巷潘公馆之老女佣，因中年产后，辛劳过度，损伤任脉，脾经湿热，乘虚下注，白崩淋漓延廿载。初因家贫事繁，无力医治，且以饮食起居如常，故不注意于医药也。迨至病久体虚，神疲力乏，将不能佣工度日，始来求余诊治。余诊其脉滑数，望其舌苔黄腻，得闻其声者重浊，问其带下臭秽，知系湿热留恋，法当先除湿热。用萆薢、泽泻、萹蓄、瞿麦、车前、滑石、苡仁、通草、贯仲、川柏等药。始服白崩反多，再服崩下已减，知其湿热渐清，改授白术、山药、芡实、乌鲗、茯苓等补脾愈带之药，调理而愈。计前后所服之药，不上十剂，而廿载之疾，竟得速痊，非特病家欣甚，即余亦甚雀跃也。

黄带腹痛治验

阊门外山塘街，中医许玉麟先生之室，因血崩之后，经闭半载，头目眩晕，带下色黄，少腹牵痛，偏于右侧，就诊于余。诊得脉象弦滑，望得唇红颧赤，知系血崩去血太多，肝脏失于荣养，肝阳上亢，则为眩晕，肝气内阻，则为牵痛。当初次来诊之时，适因头晕甚剧，余乃先用养血柔肝理气潜阳之剂，用地黄、白芍、龙骨、牡蛎、乌贼、茜草、赤苓、通草、香附、陈皮等药，头晕渐愈，颧红亦减。继乃再与调理冲任之剂，用丹参、白芍、乌贼、茜草、香附、玄胡、旋覆花、紫石英、郁金、橘红、丝瓜络、贯仲炭、威喜丸等药，少腹之引痛渐止，带下之黄色转白。适届冬令欲服膏方，遂授养血补肾平肝理冲之膏方。惟年已不惑，经停半载，带病虽得治愈，其经恐难来矣。

妊娠恶阻治验

妊娠恶阻，病属平常，不足记也，此何以记？血崩后之妊娠恶阻，最足以启后学之智慧也。中医金濂溪翁之女，嫁于上海陶姓。先患血崩，经治而愈，继即经居两月，自觉胸闷泛恶，纳谷减少，肠鸣腹痛，腑行不畅。时适归宁姑苏，先由其父诊治，第在血崩之后，是病是孕实难诊断，故再委余诊察。余初审病情，亦以血崩之后，荣血亏耗无疑，则月经停闭，或基于是。然细察其脉症俱实，略无虚损之状，断非虚证也。盖脉则弦滑，两关尤甚，有妊子之征，非若血虚之细小也。症则胸闷纳少泛恶，呈恶阻之象，非若阴分之亏弱也，断其必怀胎孕，非属疾病。因略予理气化痰之品，俾气机宣通，则诸恙自除。以旋覆、沉香、瓦楞等降气化痰，砂仁、藿梗、陈皮、枳壳、佛手等理气和中，归身、沙苑、桑椹、白芍等养血润肠，连诊二次，纳谷即增，胀闷得舒，泛恶亦止，肠鸣不作，恶阻遂瘥。是症也，或询以崩后大脱于

16

血，肝脾亏损，自顾不暇，何以反能有孕乎？余曰胎儿之生成，先必妇人之卵巢洁净，阴精充实，假令气滞血凝者，必难妊娠，带下来多者，恒少生育。正如果实必生于佳木，苟有湿则腐，有虫则蠹，必无秀实繁衍也。该妇素体气滞血瘀，故血去甚多，瘀血尽行，胞室反得洁净而受孕矣，此所以崩后而有孕者也。

胎漏将堕治验

阊门西街杨政记扇庄之小主妇，素体虚弱，怀孕三月，腰瘕漏红，腹痛坠胀，势将小产，委余诊治。诊得脉象濡细，细为冲任亏弱之征，濡属湿热留恋之象。故始则带下绵绵，迩来漏下频频，已延三日有余，颇有堕下之虞。况兼胸闷泛恶，形寒头胀，难以骤进大补，乃先与炒荆芥、归身炭、藕节、竹茹等引血归经，桑寄生、络石藤、杜仲、川断等补益冲任，以白薇、白芍和其荣，砂仁、苏梗调其气，黄芩清热，白术化湿。次日来诊，腰酸漏红已减，胸闷泛呕亦轻。再与前方加减，服药之后，腰瘕已愈，漏红亦止。惟胸闷泛恶，纳谷不香，再与陈皮、苏梗、砂仁等理气和中，黄芩、白术、白薇等清热化湿，竟获痊愈。尝考古人治胎漏之方，有牛鼻丸、保胎丸、泰山磐石饮等方，一味蛮补，实难合法，每见愈补而胎漏愈甚。讵知胎之不安，实由于病，不治其病，妄补其虚，非特无益，而反害之，何莫非医家之过哉？

孕妇昏厥治验

唯亭乡蔡尧青之妇，怀孕六月，先因夫妇反目，大动恚怒，遂致头疼心悸，寝不成寐。继因土匪抢劫，大受惊恐，以致谵语妄言，目不识人，甚至弃衣裸体而出，登高叫詈不休。众人力扯其归，强与穿衣，忽变目瞪口噤，昏愦不语，咸谓其人已死，不可救矣，乃备衣棺殓具，待其气绝而已。惟病妇之父母，大不为然，坚欲请医调治，否则将涉讼矣。其夫不得已来寓求余往诊。适余将赴上海李姓之邀诊，不能再赴该乡，乃细问病状，悬拟一方，用生地、麦冬、元参、石膏、知母、贝母、竺黄、茯神、菖蒲、龙齿、石决、钩藤等药。彼即取方而去，越四日，尧青偕其妻来城就诊，笑容满面，感谢再三，曰："先生真神医也，服药之后，神识渐清，连服三剂，竟告痊矣。近惟夜卧未安，故特再来求诊。"遂与生地、白芍、枣仁、茯神、龙牡、川贝、秫米等药，调治而安。门人问曰："此为何病？"余曰："此子痫证也。古方用羚羊角散，余以石决、石膏代羚羊；用生地、元参、钩藤、龙齿等滋荣阴而熄肝火；用二母、竺黄、茯神、菖蒲等，化痰热而安心神，盖仿古方之意而不拘泥古方者也。"

怀孕兼瘕治验

桃花坞贝晋眉先生之夫人，夙患瘕聚，发则胀痛。己巳之春，经居三月，瘕聚复发，攻动胀痛，胸闷纳少，嗳气泛恶。经其夫兄仲眉先生诊治，因孕病未决，颇生疑虑，乃来委余诊断。余审其脉，右濡左滑，两关动甚，以脉合证，颇似孕征。盖濡为气湿交阻之象，滑为怀麟始胎之征，若果经闭为病，脉必细涩沉迟，安有滑脉之可见哉。此即岐伯所谓身有病而无邪脉者，未始非妊娠之确证也。惟是脾虚肝旺，气滞湿盛，既有无形之气湿，复怀有形之胚胎，气机益不宣通，痰湿益加停滞，清气不升，浊气横逆，此所以胸闷泛恶之见乎上，而宿瘕攻痛之发于下也。遂投藿苏梗、沉香曲、香附、乌药、茯苓、陈皮、枳壳、旋覆、瓦楞、橘叶等平肝降逆之剂，以疏瀹气机而化痰湿。服药之后，即觉脘次顿舒，胀痛均减。复诊依前方加减，纳谷渐增，精神渐复。惟至四月有余，腹中尚无动静，又超疑虑，乃另就西医用听筒及子宫镜等探诊，犹谓无孕，益加疑惑不定，复来委余诊脉。余诊其脉，两关动滑尤甚，乃谓之曰：此必是孕，尔其无疑。旋踵半月，其同居刘姓妇人来诊云：晋眉之夫人，腹中已动，果然有孕，感称先生之诊断确切，钦佩之至。

产后湿温治验

柳巷张啸风之媳，产后旬日，寒热骨楚，头胀疼痛，胸闷泛恶，口有甜味，恶露已止，带下绵绵，小溲淋痛，连及两腰，舌苔薄腻，脉象濡滑。余曰：此产后百脉空虚，时邪外袭，挟痰瘀湿热留恋也。宜疏邪解表，化痰祛瘀，遂用苏梗叶、佩兰、荆芥、稽豆衣、陈皮、枳壳、半夏、苡仁、茯苓、延胡、郁金、查炭、血珀等。服药后，寒热即已，头痛亦减，惟余邪未楚，湿热逗留，胸闷泛恶，口中甜腻，乃照原方加藿梗、苏梗、陈佩兰及三仁汤宣化之品，调理而愈。

产后大汗治验

史家巷陶耕荪先生之夫人，产后患湿温，翕翕发热，升降无定，溱溱自汗，衣席尽湿，胸膈痞闷，精神疲倦，迷迷欲睡，频频欲嗳。历请诸医诊治，或谓肝热上蒸，用清肝降逆之品，或谓虚阳外越，用敛阳止汗之药，皆未获效。已延一月余矣，乃邀余往诊。诊得脉象濡滑，望得舌苔白腻，知系湿温之症。盖因湿热蕴蒸，水汽弥漫，犹如天空之云雾，蒸笼之汽水，故致翕翕发热，而溱溱自汗也。此热非虚热，汗非虚汗，观乎胸膈痞闷，舌苔白腻，便可知非虚证矣。况其神情之迷迷欲睡，不过为湿遏清阳之症，非神虚也。嗳气之频频无已，亦属于湿阻气机之象，非肝旺也。夫湿为粘滞胶腻之邪，当用轻宣开泄之剂，务使气机流利，升降通畅，则肺之天气得降，脾之地气得升，湿热自能渐化，疾病自可向愈。遂用三仁五苓合升清降浊汤加减，服药之后，即觉胸膈宽松，热轻汗减，调理数日而愈。

产后三冲治验

住本城石将军弄马姓妇人，产后五朝，形寒发热，骨痛如楚，头晕昏闷，少腹胀痛，恶露已停，更兼呕恶气喘，颇有三冲之险。余视其舌苔黄腻，脉象滑数，断为外感风寒，内停瘀血。荣卫之气失于宣通，是以形寒发热，头痛骨楚，表气不能外达，壅而上升，恶血不得下行，逆而上攻，是以呕恶气急。遂为疏解逐瘀，和胃降逆。以黑芥、稆豆、桂枝等祛其外邪，以芜蔚、玄胡、查炭、郁金、失笑散等行其瘀血，旋覆、半夏、枳壳、象贝等降其逆气，一剂气喘即已，冲势得平。惟少腹酸痛，连及腰胯，乃重用化瘀之品，如血珀、牛膝、车前、赤芍等，服后腹痛即减，寒热亦瘥。惟夜卧欠安，心烦神倦，因去荆芥、桂枝、稆豆衣、枳壳，加菖蒲、远志、橘红化痰安神，即得安睡。而头脑巅顶时时昏晕，少腹尚觉酸痛，此盖荣虚肝亢，浊瘀未去，因加龙骨、龙齿、磁石、紫石英等平肝潜阳，红花、桃仁等破血攻瘀，腹痛头晕均减，诸病若失矣。

产后霍乱治验

丙寅之夏，苏垣患霍乱者甚众。余治霍乱，分寒热湿食四证，分别施治。湿证用芳香宣化辛开淡渗之药、寒证用辛热温散宣阳化浊之品、热证用清凉苦泄、食证用和化消导,因此治愈者甚多。惟治汤家巷陈妇之产后霍乱,最为危险,颇有志录之价值,故特濡笔记之。该妇产后半月,受寒饮冷,骤病霍乱,呕吐甚剧,泄泻无度,脐腹疼痛,四肢厥冷,自汗淋漓。当此产后大虚之体,患此危急之症,阖家慌恐甚矣。余诊之,六脉沉细而迟,舌苔白腻,乃断为寒邪直中三阴之症。脾肾虚寒而为泻,阴寒上逆而为吐;寒盛于中,血凝脉泣,故脐腹疼痛,阴盛于内,阳亡于外,故自汗淋漓。遂用附子、干姜、吴萸、半夏、茯苓、陈皮、藿香、六曲、乌药、木瓜、伏龙肝等,一剂腹痛减,二剂吐泻止矣。

产后泄泻治验

山塘街朱姓妇,胎前泄泻,产后益甚,每交丑时,泄泻尤甚,来寓就诊。审系脾肾之阳气衰微,寒湿之客邪留恋,故兼腰酸带多,腹痛肠鸣,肢倦纳少等症,舌苔白腻,脉象沉细,尤属脾肾阳虚之明征。遂与苍白术、云茯苓、陈广皮、补骨脂、煨肉果、广木香、厚杜仲、乌贼骨、福泽泻、车前子、范志曲、杜藿梗、荷叶之类,健脾化湿,益肾利水,理气和胃,升清化浊,连服三剂。再诊之时,泄泻已止,腹痛亦愈,余恙尚在。再与前方去车前、泽泻、木香,加益智、干姜、谷芽,再服三剂。脾肾之阳气已复,寒湿之客邪已退,而诸恙均已愈矣。古人谓胎前泄泻至产后而尤甚者,法在不治,然余谓对症施药,调理切当,焉有难治之理哉?

产后腹胀治验

西中市文义泰神袍店伙友杨君,家居陆墓,其妻产后,脐腹胀大,宛如怀孕之状。戊辰春初,来寓就诊,适余赴杭州出诊,彼乃另就他医诊治,不料服药之后,反增腹痛便溏,继而又感风寒,兼患咳嗽气喘。俟余回苏,即来求诊。余察其病,表里夹杂,势非轻浅,乃先与麻黄、桂枝、杏仁、厚朴等解表定喘,藿香、陈皮、枳壳、大腹等理气消胀。服药之后,喘咳大减,胀痛未除,再予紫苏、藿香、豆卷、苡仁、杏仁、砂仁、鸡金、大腹、沉香曲、香橼皮等加减治之,诸恙日见松减。惟因城乡遥隔,来诊不便,病家以恙势转轻,遂停服药。至四五月间,腹胀又作,再来求诊。其时雨湿甚盛,知系因湿而发。乃与平胃散合二金散加减治之,遂得完全告愈。

产后奇疾治验

上海陈再生之室,产后得一奇疾,每次大便之后,必发寒热,先寒后热,经时始退,其余毫无所苦,已延四五月矣。迭请中西医诊治,或作肝郁治,或作外感治,或作疟疾治,或作湿温治,诸法遍试,均无片效。继疑鬼魅为祟,打醮祈禳,亦不应。后闻余名,不惮跋涉之劳,来苏求治。余细细诊之,觉其关尺两部,非常细涩,皮肤干燥,面无华色,余即问曰:汝之大便燥结乎?曰:然。且大便之后,必发寒热也。余曰:此因血虚肠燥,大便燥结,中焦所生之荣卫因不足而不和,始则大便努挣而伤气,故便出则寒,继则阳气渐复而胜阴,故少顷则热,殆至气阴恢复,荣卫调和则热退矣。假令外感客邪,或内伤肝郁,必不致便后而始寒热也,然则病属血虚肠燥可无疑矣。遂用生地、当归、白芍、阿胶等滋阴养血,元参,麦冬、玉竹、麻仁等滋燥润肠,更加蜜姜红枣以调荣卫,服三剂后,大便畅行,寒热已退,身体康强如故矣。

产后昏厥治验

南显子巷叶拙农先生之夫人,胎前屡患牙痛热症,新产误服生化热药,火上加油,益增炎热,以致骤然壮热神昏,急来邀余往诊,及余乘车趋至,见其门前堂上,均点香烛,盖已预备其死矣。诊察病人,已僵卧床上,痰声如锯,气粗鼻鸣,面红唇焦,舌苔干黄,脉象洪滑。余谓此乃大热之症,当投大凉之剂。拟方用生石膏、肥知母、鲜生地、鲜金斛、石决明、紫贝齿、天竺黄、鲜竹沥、神犀等。其夫见方,颇为疑虑,曰:"产后服此大剂之凉药,得无害乎?"余曰:"夫血得寒则凝,得热则行,今其热势甚重,血已大行,又何虑其瘀露之凝结乎?况当火热炎炎,危在顷刻之际,若不急投凉剂,安能望其再生乎?"其夫点头称是,遂照方煎服,服后神识渐清,热势渐退,次日复诊,大有转机。仍予原方加减,第三日因乳房胀大,吸乳难出,复增热度。余谓有病之乳,不宜哺乳,莫如消其乳汁,俾能早退其热。遂于前方中加入牛膝、麦芽等药。服后恶露较多,乳胀渐消,诸恙亦逐日见轻减而愈矣。

产后痉厥治验

己巳麦秋，应斜塘正大布号之请诊毕，乘轿而回，已行数里，忽有人疾追高呼，邀余再赴该镇，诊治张姓妇人之病。余乃折回，既抵张宅，则见病者昏厥不语，痰鸣气喘，两目直视，两手微搐，鼻干唇焦，舌苔黄腻，脉象弦滑，病势颇险。其家人谓余曰：产甫六朝，昨因小故，躁怒不休，今又赤日之下，徒步归家，乃得此症。余详审病情曰：此肝气痰热内闭也。盛怒之下，气必拂逆，冒暑以后，热必内炽，气火痰热，郁闭于中，是以卒然发厥痰鸣气喘也。况产后荣血亏耗，肝木本旺，更助之以郁怒，无怪风阳鸱张矣。阴液不足，内热本盛，尤加之以暑热，宜乎火势急迫矣。处方宜平肝清热，化痰安神之剂，用生石决、紫贝齿、天竺黄、茯神、龙骨、牡蛎、旋覆、代赭、川象贝、竹茹、枳壳、蒌皮、玉枢丹之类。诊毕已日薄崦嵫，天色向晚，即登车而返。后正大布号复遣人来请，询知该妇服药后，一剂而厥回，神志清明，二剂诸恙均瘥。斯病其来也暴，其去也骤，医治既验，因笔之于此。

老妇类中治验

阊门水关桥，陆双成烟管店之主妇，乃余同学王耀堂兄之外祖母也。年逾古稀，体本虚弱，偶因惊恐忧急之后，初则头痛心悸，继而形寒潮热。医投表散之药，头痛益剧，遂致昏厥不省人事，喉咙间痰声如锯，左手足僵直不动，惟右眼尚能轮视，右手足略能举动。余诊其脉，左沉伏，右弦促，细审病情，知系心肝之火上升，神明之机受伤。此即《内经》所谓：血之与气并走于上则为薄厥。亦即西医所谓脑出血也。法当育阴潜阳，平肝化痰，乃用羚羊角、生石决、霜桑叶、滁菊花、抱茯神、生枳实、天竺黄、川贝母、紫贝齿、海蛤壳、玳瑁片、嫩钩藤、鲜竹沥。服后渐觉神识清楚，手足能动，后由耀堂兄调治而愈。逾月又有该处邻居张姓老妇，亦患此症，与此颇同。邀余往诊，余亦以前法治之而愈。

妇人喑痱治验

南京秤砣巷，律师林鸿藻君之夫人。素体虚弱，头痛蒙瞀，心悸嘈杂，胸闷嗳气，四肢厥冷，甚则昏厥难苏，喑痱不语。曾经诸医诊治，或作肝胃不和，投以平肝和胃，或作痰气厥逆，施以化痰降逆，遍试无效。乃来函恳余治疗，函中备述经过病状，凡千余字，实为最复杂之病也。余细按来书，详审病理。此病虽似肝胃不和，实属神经不足。若病在于肝，必有胁痛胀闷之症，病居于胃，应见呕吐脘痛之候。惟头为髓海，髓生于肾，肾精不足，脑髓必虚，故头痛昏厥。任脉通于心而贯于舌，肾精亏耗，不能由肾脉以上交于心，而达于舌本，故为心悸音暗。且古人以神经为志，脑髓属肾，故《调经论》谓：志不足则厥，《本神篇》谓：肾气虚则厥，又曰：下虚上实为厥巅疾。诚以脑为神经之总司，而肾为脑海之根源，肾虚则根本不足，枝叶乃摇，此其昏厥之所由来也。其觉胸中不畅，噫气不除者，中焦之神经不舒也。四肢厥冷，全体痿痹者，躯壳之神经不振也。考先哲治此病之方，惟河间地黄饮子及东垣巴戟丸方，最为合法，乃遵其意加减处方。三日后，接读来书，谓照方服药二剂，脑部略觉清爽，精神亦较振兴，心悸已减，肢冷亦瘥。然则其病不在肝胃而在神经，不且以此而益信乎？转方仍从原意扩充，加鹿角以补背部之动物性神经，加龟板以通身之植物性神经，连服数剂，竟得痊愈。窃思神经之名称，虽为西医所发明，但西医不知神经之髓质，发源于肾，故其治脑之剂，每用兴奋之药，只知治标，不知培本，缺憾良多。惟《内经》能明言脑髓生成之来源，东垣、河间能发明脑髓补益之方法，使余得以随证施治，效如桴鼓。益信中国古时之医学确有不可磨灭之精华，决非妄议中医者所能望其项背也。

少妇虚劳治验

饮马桥张翁少云之媳，素体虚弱，不耐操作。因乃姑病重，服持辛劳，以致午后午寒午热，清晨汗出淋漓，咳嗽声哑，纳少形瘦。因家境清寒，医药乏资，已延及半载有余，方来求余诊治。其时月经已停三月，形肉瘦削已极，按脉左关沉弦而短，右关沉小而虚，是劳倦伤脾，土不生金，木反侮土之证。先哲曰：见咳莫治咳，见汗莫止汗。必当求其所本，治其所因，不治其咳而咳自止，不止其汗而汗自止。乃用小建中汤加减治之，果得渐愈。

室女咳血治验

王废基乐益女子中学学生陈女士，乃余门人董志祥之旧同学也。曾在校中从事剧烈之运动，以致损伤血络，吐血甚多，继则咳嗽不爽，胸膺刺痛，痰内带血，心悸少寐，口苦便结。始曾就诊于余，适余远道出诊，不能兼顾。遂乃另就西医打止血针，复请中医服止血药，但其吐血终尚未止，乃再邀余诊治。余诊其脉，弦细而数，古人谓肺病而见细数脉者不治，诚为至危之证也。良由始则血络损伤而吐血，继则肺阴暗伤而咳血，振动血络，损而难复，是以痰多带血，久而不止也。且血去过多，心神失其涵养，则为心悸少寐，大肠失其濡润，则为腑行燥结，口有苦味，为血虚而肝火上炎之象，胸膺刺痛，为瘀阻而络道不通之征。乃用桑叶、菊花、杏仁、川贝、紫菀、丹参、茜草、仙鹤草、鲜竹茹、丝瓜络等，清肺凉肝，祛瘀通络。连服两剂，吐血渐止，咳嗽亦瘥。后依原方加入养血生津之品，调理而愈。

室女喘肿治验

苏州半爿巷口，仇姓女，年十二岁。初患疟疾，延成疟母，继因劳苦而大流鼻衄，医用大剂清凉，鼻衄止后，渐变肿胀，面肿不能开目，足肿不能步履，腹肿如鼓，脐突背平，咳嗽气喘，腹痛泄泻，经西医诊治无效。一夜女梦黑衣人来曰：尔生不辰，衣食不丰，吾将为汝投生富家矣。醒而诉于母，自以为死期已至，母女痛哭不已，声闻户外。忽一人敲门而入，谓其母曰：此病急甚，胡不求王慎轩诊治乎？乃于次晨舁至诊所。余诊之，六脉沉细而迟，舌苔白腻而厚，四肢厥冷，面色白。余曰：此乃阳气大虚，水湿泛滥之症。方用附子助命门之阳，麻黄助卫气之阳，桂枝助心阳，白术、茯苓扶中土而化水湿，椒目、泽泻宣膀胱而利水道，葫芦瓢疏通三焦之决渎，香橼皮宣通周身之气机，以长流水煎汤，温服取汗。是夜梦中忽见红光万道，从红光中跃出红面红须红衣之异人，大惊而醒，汗出如雨，起而登厕，小溲如注而下，约有三五升许。遂即肿退大半，喘平嗽减，泄泻已止。次日来诊，目已能开，足已能行，昨日今朝宛若两人，乃与健脾化湿之剂，调理旬日而瘥。或问此人前后两梦，颇觉奇异，是何故耶？余曰：前梦黑衣人者，阴盛阳虚之象也，后梦红衣人者，阳气来复之兆也。

臌胀似孕治验

绍兴沈妇，素性幽静，不喜言笑，虽有大怒，不敢高声。丙寅春月，经停腹大，绍兴专科诊之，谓其有孕。其夫在苏营业，接眷来苏，嘱余诊断。余诊其脉，左寸关弦小而涩，右寸关濡细而迟。其夫问曰，脉象如何？余曰：此非孕脉也，乃病脉也。左寸关弦小而涩，乃心气郁结，肝气横逆之象，右寸关濡细而迟，乃肺气不宣，脾气不调之征。诸气皆郁，安得有孕乎？此必素性幽静，多思多郁，郁则木不条达，气不宣通，气机停而不流，故气滞矣。思则心有所存，神有所归，正气留而不行，故气结矣。气为血之帅，血随气而行，气滞则血亦滞，气结则血亦结，故经停也。气聚于中，故为腹胀，若认为孕而用安胎之药，则实实之祸，不堪问闻矣。遂用抑气散加味治之，服一二剂。复延他医诊治，又谓是孕，用安胎药，反增胸闷纳少。延至次年春月，尚未分娩，乃信余言，复来就诊，仍用前药治之，服十余剂而愈。

室女癫疾治验

斜塘乡政局局长金雅臣先生之女公子，现在振华女校肄业，天资聪敏，学绩甚优。去秋患疟之后，病体未复，不能赴校，因恐旷课日久，扣减分数，遂致日夜忧郁，酿成癫疾。其父托其令亲陈企范先生来寓，邀余赴乡往诊。余诊其脉，左弦数，右濡滑，神情痴呆，言语错乱，时而唏嘘悲哭，时而喜笑讴歌，脘痛呕哕，胸痞窒塞，头晕不能举动，心悸不能安寐，面色赤白无定，潮热升降无时，舌质红绛，舌苔黄腻。知由余邪痰热，留恋为病，加以心气郁结，肝气横逆，神机因郁而阻滞，灵窍因痰而蒙蔽，神明无以自主，气机不能宣通，故致成此大病也。惟此病识症尚易，治疗颇难。若因其有热而恣用清凉，必致气机被遏，痰热难化。若因其脘痛，而误用温热，必致肝火益炽，谵妄更甚。余乃细心处方，先用旋覆、代赭平其逆，郁金、枳壳解其郁，以川贝、竺黄、蒌皮、紫贝等清化痰热。服药之后，呕哕即止，胸脘亦舒。继乃再用珍珠母、桑叶、滁菊之类清其肝，虎睛丸、黄连、连翘之类清其心，用珠粉、朱砂以安神，竹沥、胆星以豁痰。遂得病势渐轻、神识已清。嗣因复感风寒，又患疟疾，病家大恐，恐其复蹈前辙。余谓内伏之邪，可以乘此外达，不必恐也。盖疟为少阳之病，少阳内连于肝及心包，外通于玄府腠理，苟能用药相当，则新邪伏邪，尽可从枢机而外出。乃用和解少阳之法，果然两剂之后，新旧各恙，均已痊愈。逾旬日之后，已能亲自来诊，嘱开调理之方，观其精神气色已如常矣。

妇人肝癌治验

狮林寺巷严姓之妇,素性幽静,抑郁寡欢,以致肝郁气滞,瘀血停留,酿成肝癌。左胁硬痛,连及左腰,按之尤甚,胸闷纳少,形瘦力乏。医不知其何病,惟投理气之剂,终无效验,乃来求诊于余。余即断为肝癌,惟观其神疲力乏,骨瘦如柴,正虚邪实,攻补两难。初曾辞却,不肯医治,奈其夫哀求再三,谓如得先生医治,虽死无怨。辞不获已,只得姑拟一方,用当归、赤小豆合三味旋覆花汤加味。嘱其先服一剂,藉觇动静,不图翌日来诊,肝癌硬痛竟得大减,乃守前意加减,遂获痊愈,诚大幸也。

妇人癥瘕治验

光福镇中医潘寄洲先生之令媳,因气食交阻,积成癥瘕,居于少腹之右,大如鹅卵,攻撑疼痛,按之益甚,喜热恶寒,月经递减,带下连绵,纳谷不旺,二便不利,舌苔垢腻,脉象弦滑。余用抑气散、乌药散加旋覆、枳壳、槟榔、楂炭、郁金、沉香曲、葱白丸等,服后颇觉轻减。嗣因复感秋凉,并挟食滞,复变成下利,改与疏邪化滞之剂,用紫苏、藿、佩、荆芥、枳、桔、六曲、楂炭、青皮、腹皮等。服后下利即止,癥瘕渐消。惟带下未止,形寒怯冷,少腹不温,复投肉桂、当归、乌药、茜草、泽泻、茯神、苡仁、陈皮、香附、牡蛎、威喜丸等,服后带下略减。惟少腹有时作痛,按之漉漉有声,发则渐渐作寒,再投肉桂、吴萸、半夏、香附、玄胡、乌药、青陈皮等,其癥瘕遂得全消矣。

妇人石瘕治验

无锡北门外张姓妇,系余轿役张明彩之族媳也。以经行之时,恣啖冷食,复感寒邪,遂致寒湿乘于胞中,与瘀血相凝,结成石瘕。延数月之久,腹部逐渐膨大,坚硬疼痛,痛甚欲厥。其夫惶急,屡求治于西医,昏厥虽得不发,痛势依然不减,且又兼二便不利,胸闷泛恶,饮食不进,形肉消瘦,经漏淋沥,病势沉重,颇有岌岌可危之象。乃夫忧愁殊甚,因来姑苏求余医治。余见其形气虽不足,而脉象迟涩,颇有盛实之状。声音虽微细,而呼吸尚急促,亦非虚损之候。舌苔白腻乃寒湿之征。因语其夫曰:此病实为寒湿凝于子门,恶血当泻不泻,积聚愈多,是以如怀子之日益大也。且气血不行,阻塞不通，经所谓不通则痛，故疼痛甚剧也。经水淋沥，盖瘀血不去，新血不得归经也。二便不利，则因隆大之血块，阻于下焦，所以地道闭塞耳。症虽凶险，犹可疗治，第绝谷数日，正气亏损，破瘀攻血之药，不宜骤进，宜缓图之耳。其夫首肯，乃为处方，用大温经汤加减，温通寒湿而止其痛。如肉桂、吴萸、半夏、旋覆、代赭、沉香曲、郁金、香附、陈皮、枳壳、腹皮之类，一剂痛势即减，经漏亦止。又一剂则痛去大半，略能饮食。因再加当归、紫石英、葱白丸、乳香、没药，重用化瘀之品，消其癥块而大便通行，胀痛得松，病势已退六七，危候已逾。病者居苏三日，急欲返里，遂鼓棹归锡。后其夫来改方曰：不谓先生神术，竟得转危为安，请再与调理之方。余思是症取效迅速，实由辨证确切，治疗不误，即从原方加减，不外理气行血，温化寒湿之品，不数剂寻愈。可见药贵对症，则病无不瘥，此种大实之症，有羸瘦之状，苟误与补剂，则养痈遗患，未有不殆。反之即峻攻猛下，恐邪正俱脱，亦可危耳。

阴户痰疱治验

门人朱石山来函云：有一妇人，每遇月经来时，阴户之旁，常生一疮，色白而软，胀而不痛，三五日后，自出白脓而消，消后疮口即敛，至下次经行再发。但在阴户之上下左右，不拘一定，惟每次经行必发耳。历经内外女科名医诊治，终不见效，业已三载余矣。曾用清肝化湿之药，亦无应效，故特来函询问。余答曰：此名阴户痰疱，曾见孙文垣治马二尹媳之医案，亦与此证相同。由于中焦痰湿，循厥阴肝经下流阴唇，至经水下行，则湿痰凝结，故化为脓。本非火毒所结，与《内经》所谓诸痛痒疮皆属于火者不同，故不疼痛。宜用海蛤壳、海浮石、白蛳壳、川贝、半夏、茯苓、陈皮、柴胡、甘草之属，为丸服之。后据石山来函云及，此病服丸药之后，果已渐愈。

玉门肿痛治验

阊门外姚家弄朱姓妇人，阴门肿痛，痛极难忍，甚至形寒形热，不思饮食。前医遵古人之法，用龙胆泻肝汤治之，肿痛反甚，乃来求余诊治。余谓此症由于风热之邪，郁于厥阴之经，风胜则肿，热胜则痛，当仿《内经》火郁发之之意，用辛凉升散之剂。内以银柴胡、青蒿梗、薄荷、赤芍、僵蚕、大贝、山栀、滑石煎汤服之，外以紫苏、荆芥、苍术、白芷煎汤熏洗。汗出之后，肿痛即消，以是知古人所立之法，只可作为准绳，不可拘泥者也。

女科医学实验录（第二集）

王慎轩　著

	张又良	夏羲伍	朱企懿	
门人	俞步卿	陈颖贞	谈元生	同辑
	汪锦珍	杨汉中	王德箴	
	何嘉济	沈潜德	王道济	

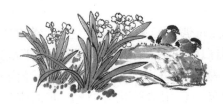

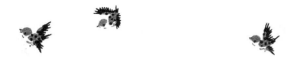

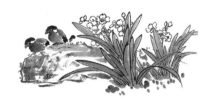

序

　　吾友王君慎轩,抱倜傥之才,精轩岐之学,而尤擅于女科。如调经种子胎前产后及一切危急重症,一经王君诊治,辄能着手成春。自悬壶以来,经其治愈者,多至不可数计,远近慕名,誉为女科中之圣手。去年秋,其高足樊须钦等,为辑历年治验医案,名曰《女科医学实验录》,寄交章太炎观之,颇加激赏,称为扁鹊替人。业师夏应堂、恽铁樵、王仲奇诸老,亦甚心折,足见名不虚传,宜乎海内外人士之钦佩莫名矣。今闻又有第二集《实验录》出版,以实验之真绩,作公开之流传。吾知轩岐圣学,必将由斯而昌明,故特谨缀数语,以志景行。

　　　　　　中华民国十九年中秋沈健可谨序于富土思补小筑

幼女白带治验

沪南尚文路，郁鸣冈之女，年甫四岁，已患白带。迭延中西名医诊治，或因其兼患飧泄，断为脾虚，然进补脾之药，反致饮食减少矣。或因其兼患浮肿，断为湿盛，然投利湿之剂，反致带下益多矣。或用注射，或用熏洗，诸药杂投，百法屡施，非但无效，且觉增剧，甚至形肉日瘦，精神日衰，几濒于危矣。嗣闻其族娣虚劳，经余治愈，遂出其母抱负来苏，委余诊治。望得面色黯淡，闻得语声低微，问得形体恶寒，切得脉象沉迟。余曰：此乃脾肾阳气不足之症也。夫飧泄虽由于脾虚，然脾何以虚？实由于阳虚不能助其运化也。浮肿虽由于湿盛，然湿何以盛？实由于阳虚不能使其温化也。且阳虚不能化湿，则湿注于下，气虚不能摄液，则液流于下，此即带下之所由来也。不求其本，不助其阳，安有济乎？遂用附子理中汤加肉桂治之，一剂而飧泄止，再剂而浮肿退。不止其带而带已渐止矣。古人谓仲景伤寒之法，可以统治杂症。今余以仲景伤寒之方，治愈幼女白带，足见经方之功效，诚有不可思议之妙也。

老妇黄带治验

比邻周媪，年逾花甲，黄带连绵，动则头晕，暮即潮热，面黄食少，体倦力乏，少腹胀痛，腰骨痠楚。其兄知医，认为虚证，嘱食补品，并服市上出售之止带丸。讵料一服之后，反致呕吐不食，胀痛难瘳，急来邀余往诊。诊得脉象濡滑，望得舌苔垢腻，知系湿热为病。乃先与周氏化浊汤合温胆汤去黄芩、甘草，加左金丸，一剂呕吐即止，再剂潮热亦退。后与武氏解带散合苦楝丸加减，一剂腹痛即轻，再剂带下亦减。依此出入为方，调理半月而愈。夫高年带下，人皆以为体虚，谁知多系湿热乎？盖女子七七，地道不通，苟无湿热，何有带下？只缘湿热蕴于子宫，子宫内膜炎腐，故致带下连绵。观其少腹胀痛，即是子宫炎腐之确据，面黄潮热，尤属湿热蒸腾之明征。是以食补品而反增呕吐，助其湿热蒸腾之害也。欲止带而益加胀痛，阻其湿热下流之过也。彼以年高体弱而妄投补涩者，盖未知其病理耳。余治老妇带下，每以清化湿热为主，颇多效验。不敢自秘，故特表而出之，以供同道之实用焉。

经期腹胀治验

阊门西中市乐寿堂药号,经理郑馥堂之媳,因月事屡次愆期,届期腹胀颇甚,来寓就诊。脉象弦细而涩,细为血虚,弦属肝旺,涩因气滞,知系荣血本亏,肝气内阻,血不能随气以流通,气不能输血以畅行,停滞于中,届期不至,是以经事不得如期。肝不能如常以疏泄,气不能顺道以输布,积聚于中,乘虚而发,是以经期腹胀甚剧也。遂与加味乌药汤加沉香曲,大腹绒、陈皮、郁金、丹参、茺蔚等药。越三月,再来就诊,据云前次服药之后,腹胀大减,经期亦准,以为病已愈矣。不意今次经行,又觉胸闷腹胀,不知何故?余诊其脉濡滑而迟,舌苔白腻,余曰:此与前病不同矣,前之腹胀,因于肝气,乃内伤病也,今之腹胀,因于湿邪,乃外感病也。病既不同,治亦有异,乃与藿香正气散加减,亦得应手而愈。

门人张又良按:经期腹胀,虽属轻症,惟治不对症,亦难奏效。即以此症而论,前因肝气用乌药汤而效,后因湿邪用正气散而愈。苟或辨证不明,安得效如桴鼓,故特乐为之记焉。

经期湿温治验

曹胡徐巷打线巷七号,潘梅荪先生令媛,去秋患血崩重症,诸医束手,经余治愈。惟病后失于调补,元气尚未恢复,今秋又患重病,始则形寒怯冷,继则恶寒发热,头痛骨楚,胸闷心烦,夜卧不安,腹痛便结,小溲短涩。适值经行之际,病势颇觉危急,发热第三日,邀余往诊,热度甚高。余谓此系风寒外来,暑湿内蕴,际此血室空虚,客邪乘势内陷,颇虑谵狂昏厥变端,为拟轻透疏解之剂,药未入口,病果转剧。其父心焦意乱,复延他医诊治,不料奄缠月余,尚未痊愈。白痦迭发,寒热不清,胸脘硬痛,呕痰盈碗,二便不利,形肉瘦削,杳不思食,已成坏病矣。乃复邀余往诊,诊得脉象弦滑,两尺无力,望得舌苔白腻,中后尤甚,此乃血室空虚,邪湿留恋,津液气血变为痰饮,三焦气机窒塞不通,以致浊阴充斥,阳气大伤,颇有内闭外脱之虑。亟与肉桂、吴萸等宣通阳气以驱浊阴,藿香、佩兰等宣散湿邪而退寒湿,佐二陈化痰,三仁化湿。次日复诊,脉象较和,舌苔稍化,寒热转轻,胸次渐舒,呕痰大减,腑气已通,知其内蕴之湿热,中阻之痰饮,已有渐化之象。投以前法加减治之,二剂而寒热已退,胸闷呕吐脘痛等症,均已渐愈。惟夜有盗汗，小溲尚短，痰饮虽化，余湿未楚，浊阴内阻，虚阳外越。投以回阳泄浊，化痰渗湿，用附子、平胃、二陈、四苓复方调治，遽然腠理固而盗汗止，气化通而小便利矣。再进以调补之剂，竟获痊愈。

经期暑湿治验

阊门外吊桥塊瑞昌信五金号主妇，夏月经水适来，忽发寒热，头痛且胀，胸闷咳嗽。始因误服辛温，反致寒热更甚，夜卧不安，头目眩晕，心悸不宁。继复误投清补，更致经水淋漓，旬日不止，二便癃闭，数日不通，病势危笃，合家惶恐，急延余诊。诊得脉象濡滑，望得舌苔垢腻，余曰：此暑湿病也。夫暑湿为病，其势蒸腾，其性粘腻，非若寒邪之一汗即解，温热之一清即退。前医不知其为湿温，见其寒热头痛，误为伤寒而投辛温，反致暑温之邪，随辛温升发之性而蒸腾益甚，是以寒热反甚，夜卧不安，头目眩晕，心悸不宁也。见其头晕心悸，误为阴虚而投清补，反致湿热之邪，随阴柔滋润之性而粘腻益甚，是以经水淋漓，旬日不止，二便癃闭，数日不通也。为今之计，当先用芳香之药解其粘腻之性，淡渗之品降其蒸腾之势。遂以藿香梗、陈佩兰、沉香曲等芳香以化湿浊，赤茯苓、生薏仁、六一散等淡渗以驱暑湿，佐以杏仁、象贝、蒌壳、牛蒡、枳壳、半夏等宣肺化痰。一剂服后，次日寒热略退，胸闷大松，二便通，经水止，舌苔前半略化，病势大有转机。惟肺经之余邪，下移于大肠，诸经之余邪，归入于阳明，挟内蕴之痰滞互阻，又变为腹痛下利之症。再仿喻氏逆流挽舟之法：用黑荆、藿梗、荷叶等散其余邪，仿《内经》通因通用之旨，用枳壳、建曲、腹皮等化其食滞。服后下利已减，腹痛亦轻，惟寒热虽减而未退，胸闷虽轻而未愈。再予宣化淡渗之剂，寒热即退，诸恙均瘥，后与调理之剂，遂得健饭如常矣。门人俞步卿问曰：此病患于经期，何以用药不顾及乎？余曰：仲景以经水适来，脉迟身凉，昼日明了，暮则谵语，为热入血室，此症脉不迟，身不凉，则表证尚未内陷。不神昏、不谵语，则热邪未入血室。此际只需轻解其气分之邪，断不可妄清其荣分之热，否则适足开门揖盗，引贼入室，岂不偾事哉。

经期时疫治验

己巳之春，时疫盛行，其症之重者，头痛甚剧，颈项强直，神昏谵语，尿闭便秘。中医谓之时疫痉病，西医谓之流行性脑脊髓膜炎，传染甚速，死亡颇多。余虽专治女科，然妇女之患此者，亦多委余诊治，幸得经治以来，尚多应手，爰将治验之一，命门人又良志之。

潘家巷石家阁飞达丝织厂主人顾六皆先生之夫人，骤染时疫，寒热咳嗽，头痛甚剧，颈项强直，胸闷呕恶，心烦腹痛，谵语不寐，二便闭涩，病势已达极峰，大有日不保夕之势，求治于余。切其脉浮弦而数，望其舌白腻而厚，乃系风寒外来于太阳，郁热内炽于肝胃，太阳之脉，入络于脑，阳明胃脉，上至额颅，厥阴肝脉，上会于巅，三经俱病，故头痛甚剧也。且外则阳气被郁而为寒热，经脉受寒而为项强。内则肺胃受热而为咳逆，心脑受热而为谵语。外寒颇重，内热已炽，蕴积为毒，酿成为菌，毒菌蔓延，危急非常。若专解其表，则内火有燎原之势。若专清其火，则外寒有郁闭之虞。必须表里兼顾，清解并施。乃以薄荷、豆豉、荆芥解其表，天麻、菊花、石决清其肝，茯神、半夏、枳壳化其痰，更佐以玉枢丹解毒杀菌，神犀丹清热解毒。一剂之后，头痛大减，寒热亦轻。第二日复诊，因其经水适来，血室空虚，恐其邪热乘势内陷，遂于前方去薄荷、豆豉，用黑荆芥、稆豆衣，以经期不可大发其汗，恐其津液外出，故减轻发散之药也。又因其小溲不利，遂加滑石、通草，既可使邪热从小溲而分利，又可使其经水得淡渗而爽利也。服后果觉发热大减，诸恙均轻。惟越日头痛又作，颈脉动甚，静则耳鸣，动则头晕，清晨鼻衄，经水未断，切其脉象虚弦，望其舌苔红绛。知系邪热虽退，荣血已亏，血不养肝，肝阳上亢，以时疫痉病之头痛，又变而为阴虚阳亢之头痛矣。乃改用生地、白芍、天麻、石决、牡蛎、龙骨、磁石等养阴潜阳之药，浓煎徐服，遽得霍然。

血虚经闭治验

有妇人在鸿生火柴厂做女工者，经停六月，腹部既无膨大之状，亦无胀痛之苦，迭服通经药，反致形瘦力乏，头晕心悸，来寓求诊。诊得六脉虚细，知系血虚之症，乃晓之曰：尔之疾，属血虚，非瘀血内阻之症，当徐补其血，缓图其功，不可急攻也。若妄攻之，必致体益虚，病益甚，莫能救矣。病者曰：诺，愿先生依法治之。遂与人参养荣汤加减进治，服二十余剂，果得经水通行而身体复元矣。

血瘀经闭治验

昆山东门外张姓妇，始则经闭腹大，两载不愈。继则吐衄便血，一时交作，血出之后，腹胀略小，逾月之后，腹胀又甚。如是已发两次，迄今已延五载。甚至筋露脐突，腰圆背平，腹痠连腰，腰痠连腹，起居坐卧，均不便矣。顾君丹霞，见而怜之，嘱其速赴苏就治。余先用生军、附片、牛膝、丹参、茺蔚、桃仁、郁金、玄胡、紫石英、王不留行等药，服两剂，泻下黑粪，如漆如血，腹胀随即大减。盖其宿积之瘀血，渐得随药而下矣。复用大黄䗪虫丸合通经丸、葱白丸加减，服二十余剂，月经至而膨胀消矣。惟类此之病，余见已多，病家每因其体虚形瘦，不敢多服攻破之药，每致功亏一篑，反遭毁谤，良可慨夫。

气郁经闭治验

无锡杨舍陈长龄之妻，始患经闭，继病咳血，更兼咽喉疼痛，如有炙脔，吞之不下，吐之不出，形体日瘦，精力日衰，屡治不愈，已延两载，咸谓肺痨已成，不可救矣。且其家素信鬼神，据云因此病而用去祈禳送鬼等费，已达三百余元。然病势终觉奄缠不已，其致形肉日瘦，几濒于危。其知戚郑桐芳君谓之曰尔之疾，非苏州王慎轩莫能救治矣，盍往求之。乃驾舟来苏，委余诊治。诊脉弦细而涩，望色黯淡而枯，余曰：此病虽似肺痨，其实尚差一间耳，盖肺痨之脉必细数，今不数而反涩，乃气郁之脉也。肺痨之色必娇红，今不红而反黯，乃血瘀之色也。细推病情，莫非得于忧郁乎？病者点头称是。余曰：此盖忧郁伤脾，脾伤则津液变化而为痰。郁伤肝，肝伤则气血凝滞而为瘀。痰瘀互阻于内，气血流行失常，下则任脉不得流通，血因气滞而为经闭，上则肺气不得下降，血随气升而为咳血，郁气挟痰瘀阻于厥少之经，结于咽喉之间，是以咽喉疼痛，状如炙脔也。此等症候，苟不细辨，最易误治。前医每认为阴虚火炎之肺痨症，反致愈治愈剧，曾不知气郁而投滋补，反阻其气，血瘀而投清凉，反凝其血，是犹落井下石，安得不速其危乎？以余愚见，当用《金匮》半夏厚朴汤解其郁气，大黄䗪虫丸逐其瘀血，必有效也。病家深信余言，欣然受方而去。寻果日见功效，竟获痊愈，后曾来函道谢，以此益信《金匮》之方，确有神效也。

痰多经闭治验

侍其巷冯姓妇，经闭五载，腹大如孕，由颜星斋先生介绍来诊。据云五年之前，经期尚准，始则经水递少，腹部渐大，遂疑为孕，继则经更停闭，腹部微动，更似受孕。求诊于医，亦断为孕，且服安胎之药，惟待十月生产耳。但至十月一年以后，尚未产下，医谓气血之虚，又进补剂，讵至三年四载之后，仍未产下，医谓怪异之胎，又进诸药。卒至形体甚丰，腹笥甚大，终不见有胎儿产下也，迄今已延五载，遍尝诸药无效，惟颜先生谓五年不产，恐非胎孕，故特介绍来诊，冀得是胎非胎之断定耳。余诊其脉，弦细而滑，夫脉象滑利，本似有孕，但尺脉不搏，少阴不动，两关不盛，殊非孕象。且弦为气滞，细为血虚，虽见滑脉，实非有孕。盖孕脉虽滑，痰脉亦滑，其人体丰腹大而见滑脉，实系肥人多痰之征也。且其腹之动，动而极微，但觉少腹两旁，有筋跳动，实与有孕者不同。盖少腹中央之内为子宫，少腹两旁之内为卵巢，卵巢为产卵之所，子宫为怀孕之处。今其动不在怀孕之部位，当非怀孕之象，动在卵巢之部位，必系卵巢之病。良由体肥多痰，阻遏阳气，不能温煦冲任，无以催成卵珠，仅有阴血而乏阳气，致卵珠不得成熟则经水不下，瘀血阻碍动血则跳动有形。且余之经验，凡患此病者，其动多始于经停后之一二月，与怀孕之动于四五月者不同。余问此妇，亦云经停后一二月即动，其为病也，无疑矣。遂谓病人曰：此为痰多经闭之症，必非孕也，闻颜先生治此甚有经验，仍可就近请其医治之。嗣以病人谓余诊断既确，治疗必精，坚欲委余施治。遂以苍附导痰丸加温通经血之品，先投汤剂，继改丸药，竟得腹笥渐小，经水通矣。

郁怒经漏治验

学士街振泰仁染坊主翁石宝昌之室，经漏已久，屡治无效，复感风寒，更增寒热，头胀目眩，胸闷骨楚，少腹胀痛，腑行不畅，舌苔薄腻，脉象浮弦。浮为外感，弦属肝旺。因问此病起于郁怒乎？曰：然。余曰：此因郁怒伤肝，肝气横逆，血不能随气而循常，肝不能藏血以为守，是故经血妄下而为漏也。漏而不畅，少腹胀痛，尤为气郁之确据。加以风寒外束，荣卫不和，是以又见寒热头胀等症也，处方用荆芥、苏、藿、橘、枳、腹皮、香附、郁金、乌药、砂仁、藕节、沉香曲等，一剂而经漏即止，再剂而寒热亦退矣。此足见用药贵乎对证，虽轻淡亦可获效也。

血热崩漏治验

三茅观巷张姓妇人，因求子心切，误服热药，以致血热妄行，屡患崩漏，时见牙衄、舌苔薄黄、脉象细数。余用二甲、二至加乌鲗、阿胶、白芍、白薇、生地炭、荆芥炭、侧柏炭、藕节炭等，连服两剂，崩漏即止。惟牙衄未已，心悸带多，知其上升之火，尚未平熄。因思牙龈属胃，牙齿属肾，必系肾阴不足、胃火上升之故，复与玉女煎加减治之，牙衄亦止，再与养血止带之药，调理旬余，而心悸带下等症亦痊矣。

劳伤崩漏治验

曹家巷徐均燨律师之夫人，因运筹过度，劳伤乎脾，脾不统血，烦恼太甚，劳伤乎肝，肝不藏血，以致骤患崩漏。前医迭用清荣止血之药，病反增剧。余诊其脉虚弦而芤，按之不数，知非血热所致，遂与归脾汤合胶艾汤加减，崩漏即止。惟头晕腰酸，心悸少寐，审系血去过多，心肝失养，肝阳上扰，心神不安，复与龙齿、牡蛎、元武、白芍、茯神、枣仁等药，于是诸恙均告愈矣。夫人问曰：前医用止血药而血仍不止，先生不用止血药而血得止，此何故耶？余曰：治病必求其本。余因夫人之脉虚弦，弦为肝气旺而不藏血，虚为脾气虚而不统血。故用补脾益气、养血柔肝之药，不止血而血自止也。

老弱崩漏治验

间邱坊巷东吴铁机厂顾贻嘉先生之母，年逾知命，经事未止，偶因操劳过度，以致忽患崩漏。延医服药，或轻或剧，久而不愈。甚至头晕力乏，不能起床，心悸肉瞤，不能安寐，遍体痠楚，腹中疗痛。医者犹以为痛无补法，专用活血止血之药，殊不知此系虚痛，非实痛也。《金匮》治产后腹中疗痛，用当归生姜羊肉汤，与此病虽不同，理则无异。观其头晕不起床，心悸不得寐，岂非虚怯之明证乎？遂用《金匮》胶艾汤加味，服后即觉腹痛渐浅，崩漏渐止，嗣因其女初次归宁，复伤劳倦，又患漏下，再与前方加减而愈。余治崩漏之症，必遵《内经》治病求本之训，虚则补之，实则攻之，寒则温之，热则凉之，不拘成见，不专固涩，随证施治，往往效如影响。喻嘉言谓治病必先识证，诚非虚语也。

虚羸不孕治验

皮市街汪君季玉之室，妊娠危症，既得余治而愈，其舅嫂闻之，亦从上海来诊。因结缡九年，未曾生育，余察其形神羸弱，诊其脉息虚细，头晕心悸，腰疲力乏，经行甚少，带下颇多，知属冲任虚弱之症。盖任脉虚则带多，冲脉虚则经少，冲为血海，冲虚则荣血亦虚，不能濡养百骸，故见头晕心悸等症。任主胞宫，任虚则胞宫亦虚，不能摄精成胎，故有多年不育之疴。遂用巴戟天、菟丝子、元武版、鱼鳔胶补其任脉，紫石英、枸杞子、清阿胶、广艾绒补其冲脉，佐覆盆、乌鲗、牡蛎以止带，香附、当归、益母以和荣。连服三剂，带下即减，经水亦多，是月遂得受孕，次年即获麟儿。后尝介绍苏沪同病者来诊，故知其验也。

痛经不孕治验

右邻仁和祥盔帽店汪姓主妇，伉俪早偕，熊梦未兆。乃夫年逾不惑，望子甚切，因委余诊。诊得左关弦涩，右关濡细，两尺郁涩，知系肝旺湿盛，气滞血瘀之证。问经期紊乱乎？曰前后无定也。又问经期腹痛乎？曰腹痛甚剧也。问纳少乎？便溏乎？带多乎？皆曰然。乃与香附、郁金、陈皮理其气，茺蔚、玄胡、泽兰行其瘀，车前、萆薢等药利其湿热，沉香、石英等品和其冲任。来诊两次，服药四剂。逾三月复来诊，诊得两关滑甚，问得经居两月，余曰此为有孕之征，后果足月而产。产后因患乳房肿痛，兼有寒热咳嗽，又来就诊。余投以薄荷、牛蒡、蒺藜、杏仁、象贝、僵蚕、旋覆、合欢、赤芍、竹茹、通草、瓜蒌、蒲公英等，寒热咳嗽随减，乳房肿痛亦轻。复诊去蒺藜、杏仁、薄荷、赤芍、蒲公英，加当归、乳香、没药、川郁金，外用甘草、葱管泡汤洗之，遂告愈矣。

妊娠呕血治验

青年会夜校校长钱秉宸之室，因怀孕两月，鉴于产育之苦，遂自服香窜堕胎之药，骤致大吐，甚则呕血，头目眩晕，睡卧不安，胸闷窒塞，腹胀疲痛，腰骨疲楚，二便俱闭，舌苔黄腻，脉象弦滑。余详察脉症，细审病理，知系荣阴本亏，痰湿素盛。阴虚则肝阳上扰，痰多则胃气上逆，平日每易头眩,眩甚则增呕吐。兹缘误服香窜攻下之药,香窜扰动则肝阳痰浊,乘机上升。攻下推荡则体工作用,乘势反抗,以致肝升太过,胃降不及,此大吐之所由来也。呕吐太剧,胃络损伤,血随气升,上溢于口,故致呕血也。肝阳挟痰上扰,则头晕少寐,肝气挟痰中阻,则胸闷腹胀,且甫孕二月,娇嫩不堪,妄投攻下,胞胎已伤,胞居少腹,胎系于肾,胎伤则腰痠,胞伤则腹痛。胞宫在膀胱之后,直肠之前,小便从膀胱而出,大便从直肠而来,胞胎将下,肠脬受压,以致大肠之传道失司,膀胱之气化无权,是以二便不利也。肝气上升颇急,胞胎下堕在即,欲降其上升之肝气,恐致动胎,欲挽其下堕之胞胎,恐致助肝,升之不可,降之非宜,欲为施治,殊觉棘手。惟有仿仲圣乌梅丸之意,酸以敛其肝,苦以坚其阴,且酸能安胎,苦能止呕,有一举两得之益,无顾此失彼之弊,加减进治,颇见效机,呕吐既平,胀痛亦瘥。惟头目眩晕,胸脘痞闷,知其肝阳痰浊未平,改投柔肝化痰之剂,病既渐愈,胎亦无恙,后至足月而产,产后亦尚健康。

妊娠膈气治验

常海税所所长袁寅昉君之女,素患呕吐,已有年矣。嫁后月余,月经不来,呕吐益甚,每食辄吐,胸次郁闷,两足浮肿。延医诊断,谓系血枯肝旺,乃膈气而兼干血劳之重症也。然迭投养血平肝理气通经之药,或无应效,或反增剧,奄缠四月,忧虑甚矣。余诊其脉两关独盛,少阴动甚,曰:此有孕之象也。唯其胃中素有寒饮,本患呕吐,一经受孕,则旧病与恶阻相合,故致呕吐甚剧而变膈气也。遂用《金匮》半夏干姜人参丸合《集验》旋覆花汤加减,一剂而呕吐即减,再剂而饮食得进,腹部渐动,妊象显矣。

妊娠喘肿治验

王枢密巷启新缎庄主人徐启堂之室,妊娠八月,骤患喘肿重症,喘不得卧,肿不能动,兼之发热面黄,心悸震荡,胸闷泛恶,腹痛下利。前医重在固胎,不敢遽投峻药,无如病势日重,险象日增,病家惶恐甚矣,急来邀余往诊。诊其脉浮濡而滑,望其苔白腻微黄,余曰:此系风水泛滥,湿热蕴蒸之实证。若不急去其邪,母命必危,胎儿奚保?犹如皮之不存,毛将安附?为今之计,惟有背城一战,迅除其邪,或可挽回于万一也。遂与越婢加术汤合牛郎散,一剂喘肿即减,下痢亦爽。惟病家犹冀速愈,复延西医陈仲文先生同诊，彼之主张，与余相同，谓欲愈其病，必动其胎，胎下尚无妨也。是日中西药并进，至夜半之后，忽觉腹痛甚剧，胞破胎下，母子俱安而病亦得因是而渐愈矣。

妊娠血崩治验

皮市街十七号汪季玉先生之夫人，怀麟七月，忽患胎漏如崩。先延西医治疗，断为胎盘前置，急便剖腹去胎，否则血崩不止，必致子母俱亡。或问其剖腹之后，可能活乎？彼曰子必不活，又问母能保乎？彼曰：母难必保。病家闻言，惶恐已极，乃急急转请中医诊治，迭延数人，咸谓病重难治。延至六日夜间，崩冲益剧，势将虚脱，急来邀余往救。入其房中，血腥甚盛，非特病床被褥尽沾鲜血，甚至床前床下亦染殷红。诊得脉象细数，举按躁疾，望得面色㿠白，舌苔黄腻，头目昏晕，心悸懊憹，腰骨痠疼，少腹堕痛，胎动不止。知系阴虚而生内热，以致胎动太过，胞脉损伤，血热妄行，崩冲不止。迩因血去太多，气随血脱，阴不敛阳，虚阳浮越，大有岌岌可危，急救莫及之势矣。急仿古人血热宜清，血脱补气之法，用钱氏安胎饮重加人参治之，服后崩漏大减，诸恙均轻。病家以为如此重病，虽幸治愈，恐将来有难产之虑，乃先向产科西医预订接生，并延其先来诊察。不料该西医又谓此症极重，必非剖腹不可，否则有性命难保之虞。病人一闻此言，骤然大恐，遂增头晕心悸，面红烘热等症，复请余诊。诊其脉象左寸关动跃非常，知系大恐而扰动元神，颇有复崩之虑。再以秘旨安神丸合胶艾汤加减治之，诸恙霍然，精神渐复。复因前次大崩之后，血染遍体，下身尤甚，今幸渐愈，遂思濯足，讵意濯足甫毕，胎气又伤，下血又剧，合家惊惧，急急再来请余诊。诊得脉象左已离经，右脉尚平，少腹阵阵作痠，两腰痠痛欲堕。因思胎漏已延九日，大崩已有三次，难以再安其胎，当令早产为妙。遂用保产无忧丹加减，一面补其母体，以免虚脱，一面催其早产，以免久延，夜间服药之后，黎明即得安然产下，惟胞衣半已损破，产后母子俱安，合家感激非浅，后曾登报鸣谢，苏人皆知矣。

妊娠白崩治验

钮家巷十号陆君维仁之令正，怀麟七月。始患血崩，继患白崩，崩下白滑之液，盈盆成斗，下流不止。先延西医诊治，谓系羊膜水，打针服药，俱无应验,合家惊恐,迎余往诊。余曰:此气虚不能固摄也,若不急治,胎将下矣。急与人参、白术、黄芪、陈皮益其气,白龙骨、白扁豆花止其崩,保胎牛鼻丸固其胎。一服即轻,再服遂愈。惟停药太早,体元未复,以致八月即产,产后多病,幸得早邀余诊,亦获治愈。

妊娠漏红治验

闾门内戈家弄韩君优久,乃余之同乡也。其继室怀麟三月,因前妻之死,真相不明,经其族人国钧,诉诸法庭,谓被史俊卿同谋毙,屡次提审,且加剖验,以致韩君疲于奔命,疏于顾家,内外家务,悉赖其继室操劳。偶不谨慎,伤及腰部,骤至腰痛甚剧,连及少腹,里急下坠,漏红不止,势将堕胎。急托友人驱车来邀,余即往诊。渠问胎能保乎?余曰腰为肾之府,肾为胎之根,腰痠甚剧,肾藏受伤。夫两肾之中,名曰命门,命门含有磁气,主能固摄胎元。肾藏既伤,磁气不足,以致胞中之胎,不得命门磁气所摄住,反被地心吸力所吸引,是以少腹坠急,将有堕胎之虞,幸得救治尚早,当能挽救。遂与加味安胎饮合苧根汤、通气散加减进治,一剂痛止,二剂遂安。

产后喘肿治验

因果巷徐木作之妻,操劳过度,体质本亏。胎前肿胀咳喘,延不服药,产后喘肿益甚,犹不医治,及至喘甚而厥,始延西医,打针之后,病即大减。次日病又大作,气喘不得平卧,肿胀不能举动,心悸欲按,头晕欲仆,急来邀余往诊。诊得脉象虚弦,望得舌起糜点,症势危急甚矣。余用附子理中汤合济生肾气丸、医门黑锡丹,加灵磁石,紫石英、半夏、沉香等治之。服药之后,气喘大减,心悸亦轻,惟咳嗽胸闷,肿胀未消。二诊合五皮、五苓、二陈复方图治,于是咳喘肿胀等症,均得轻减。再以前方去五苓,加肾气丸、陈皮、香附、砂仁、薏仁治之。二剂之后,诸恙十去七八矣。嗣因又增腰腹疼痛,大便泄泻,再与理中合四神及舒肝乌龙丸,加肉桂、益智、胡芦巴治之。一剂痛泻渐减,再剂更减,惟忽出鼻衄,病人以为热药太重所致,余曰不然,此乃下焦阴寒太盛,格阳于上,迫血上溢所致,勿以鼻衄为热,而致改弦易辙也。仍以理中加杜仲、牡蛎、龙骨、补骨脂、五味子治之。两剂后鼻衄即止,泄泻亦愈。后与调补之剂,于是元气来复,诸恙尽退而愈矣。

产后瘛疭治愈

阊门外大世界魔术家邱胜奎之妻，去夏产后患病，适因大世界倒闭，胜奎已赴无锡演术。其妻病急，邻人见而怜之，一面电告其夫，一面邀余往诊。甫至其门，闻其楼上震动之声甚剧，余惊问曰：此何声耶？其邻人曰：此即病人震动之声也。余即登楼诊视，见其两手两足，瘛疭抽搐，急剧异常，手振不得自主，舌掉不易发言。欲诊其脉，须两人握住其手，欲问其病，须旁人代达其意。细审病情，知系产后去血过多，受热太甚，内外交迫，津血大亏，脊髓神经失养则运动错乱，不由自主，故为瘛疭也。遂重用生地、首乌以养津血，石决、钩藤以清神经，稍佐以清暑化痰之药。一剂稍瘥，二剂大瘥，第三日即能来寓就诊矣。或问瘛疭之病，古称肝风，何以先生称为脊髓神经之病乎？余曰：中医之言肝者，包括脑脊神经而言也。如经曰：肝者将军之官，谋虑出焉。又曰：道生智，元生神，神在天为风，在地为木，在体为筋，在脏为肝。观其所谓将军者，即指神经主运动而言也。所谓谋虑者，即指神经主知觉而言也。智者、神者实皆指神经之作用也。盖脑虽生于肾，主于心，而其作用实始于肝，盖肝经与督脉上会于巅，故脑脊神经皆包括于肝，因而神经之病亦多称为肝病也。

产后伤寒治验

观前街大康顾绣庄之小主妇，新产之后，沐浴受寒，以致头项强痛，骨节痠楚，肢冷身热，腹痛干呕，大便泄泻，恶露不下，舌苔薄白，脉象沉迟。余用四逆汤加肉桂、楂肉等治之，恶露得下，痛泻即止，再以古拜散加黑豆、泽兰等治之，寒热即退，诸恙均瘥。后与调理之剂，遂得健饭如常。或问此病既有头痛、发热之表证，何不先解其表，而反先温其里乎？余曰：病有缓急，治有先后，必须审其缓急，决其先后，急者先之、缓者后之。此病虽有表证，但因四肢发冷，大便泄泻，脉象沉迟，脾肾之阳气大虚，里证已急，故当先救其里也。《伤寒论》曰：病发热头痛，脉反沉，若不差，身体疼痛，当救其里，宜四逆汤。况产后正气大虚，邪气易陷，既见沉迟之脉，又见泄泻之症，里虚已甚，内陷在即，若不急救其里，先发其表必致阳亡于外而见喘汗之脱症，邪陷于内而见昏厥之闭症。闭脱俱见，攻补两难，虽有扁鹊，莫能救矣。

惟此症辨之甚难，知之非易，苟不细辨，必致偾事。东垣谓"此事难知"，岂虚语哉！

产后伤暑治验

苏州中国银行会计徐味真先生之侄媳，怀娠三月，感受暑邪，壮热心烦，舌强耳聋。前医先投犀角、羚羊等品，未见效机。复与半夏、厚朴等药，反致堕胎。产后壮热益甚，竟达一百零六度，兼之呃逆自汗，神昏谵语。幸赖王鸿翥药铺顾君竭力介余往诊，余乃先遵丹溪大补气血之法，用人参、枸杞、龙齿、茯神、益元散等扶正气而安心神，遂得呃逆止而自汗收矣。再遵仲景竹皮大丸之意，用竹沥、石膏、白薇、连翘、六一散等清暑气而化痰热，遂得神识清而谵语减矣。且服大补大凉之后，其恶露反觉增多，第三朝又下瘀血甚多，与蜕膜同下，于是壮热等症均轻矣。嗣因余沾微疾，辞不获往。渠遂改延他医，复投凉剂，奄缠二旬，仍未痊愈。复延余往，病已改变，盖由壮热变为戴阳，谵语变为郑声，耳聋变为耳鸣，神昏变为神衰，且气短不足息，心悸不能寐，呵欠不止，泛恶不食，大便枯燥，小溲自遗，一派虚象毕现，又入险途矣。此缘他医见余用凉药而效，遂执原意而重用，甚至每剂石膏用四两，金斛用三两，庸知寒凉太过，正气大伤，阴柔太过，阳气大虚，故致变证蜂起也。余遂投以参、附回阳，龙、牡固正，佐以橘红、远志、半夏、秫米化痰安神，当归、枸杞、柏子、松仁等养血润肠，一剂之后，诸恙即轻。再以原方加减，或加灵磁石以治耳鸣，或加桑螵蛸以止遗尿，或加鲜稻叶、炒谷芽以苏胃气，或加扁豆花、稽豆衣以祛余邪。调理旬余，始获痊愈。然两次转危，俱属误治，虽获挽救，亦属侥幸。余之所以记此者，绝非谈彼之短，说己之长，盖欲使后人读之，明误治之害，知疏忽之戒也。

产后结胸治验

南显子巷叶拙农先生之夫人，前年产后患昏厥重症，经余用石膏、生地救治，得庆更生。去年又育麟儿，复患险症，当令仆来邀之初，向仆问之，谓系产后患脘痛，余以为平常肝胃气痛而已。比及乘车而往，细审病证，知产后七朝，外则风寒乘袭，内则瘀滞停留，误被西医早投泻下之药，遂增脘次硬痛，大便泄利，以致病势转重。此乃正气本亏之体，更加攻伐之药，以致表邪内陷，郁而不达，即仲景所谓结胸症也。况值产后之初，恶露已止，其恶露之所以早止者，亦由风寒所阻耳。既属表里同病，又系伤寒误下之坏病，病势急迫，不轻于前，乃先进桂枝、黑荆之辈，使其邪从表入者仍从表出，佐良姜、枳壳、郁金以开结胸，加山楂、泽兰、玄胡以消瘀滞。次日再诊，幸得寒热渐退，结胸已轻，乃去桂枝、良姜，加黑豆、芜蔚，服后病遂大减。嗣与调理月余，竟得健饭如恒。连年两次重病，均得痊愈，亦云幸矣。

门人嘉济按：治病贵乎随机应变，对症处方。观此案前年产后用生石膏、鲜生地等寒凉之品而得挽救，去年产后服川桂枝、高良姜等辛热之物而获痊愈。夫同是一人，同在产后，而所用之药绝然不同，诚以人虽同而病则异，决不可胶柱鼓瑟也。欲研究医学者，能于此等医案中三思其意，则进步必无限量矣。

产后肠痈治验

接驾桥新泰衣庄徐漱石之妇，产后患肠痈，病势甚剧，经余医治而愈，其经过情形，非常危险，爰嘱门人嘉济濡笔记之。

己巳孟冬之初，出诊甫回，万籁已寂，正宜静坐片刻而执卷焉。忽闻敲门之声甚急，饬仆启门视之，乃漱石来邀余往也。余想深夜来邀，病必遑急，救人之急，当如己事，遂即乘车而往。一见病者，令人咋舌，自汗如珠，神昏若厥，肢冷似冰。细问病情，据云寒热腹痛，已有二十四日，昨请中医某，曾投泻下之药，泄泻无度，腹痛甚剧。今已请西医注射止痛针，腹痛虽减，危象反起。复延西医至，冀施善良之策，谓系产褥染菌病，子宫炎腐，非洗涤不可，然病势已至如此，何敢再施手术？故特拜恳老师诊治，未知尚能再生否。余细诊其脉，详考其情，乃知此病由孕中积受寒湿，伏而未发，产后复得新感，引动伏邪，寒束于外，热郁于中，湿热内蕴，荣卫不从，蕴结于阳明大肠之间，已成肠痈矣。加以湿热郁蒸，邪痰交阻，心神不得安宁，阳气不得外达，故致神昏厥冷也。且因产后体虚，正不胜邪，虚阳上浮而头晕，津液外泄而自汗。但书有云：产后有三夺，一曰大汗，一曰大泻，一曰大下血，苟有其一，已称危险，今况三者俱全，虚实夹杂，本属不治之症矣。但因恻隐之心油然而起，再三筹思，乃遵丹溪产后大补气血之意，仿仲景龙、牡救逆之法。先用人参救其脱，龙、牡止其汗，佐二陈以化痰，二苓以渗湿，幸得一剂之后，厥逆已回，自汗亦止，惟胸闷未畅，痛泄不止。次日再投甘、桔、枳、芍排其脓毒，薏仁、败酱化其湿毒，藿梗、陈皮宣其气，茯苓、通草利其湿，一剂而腹痛渐止，二剂而大便下脓，于是寒热胸闷等症均减矣。其家人莫不喜形于色，欣欣然向余道谢，意谓病可愈也。不料病者稍觉转机，遂进甜食，至三十三日，痛泻又剧，寒热亦高，舌苔突然垢腻，约有三分之厚，实为数十年来从未见之苔，不胜骇异。良由旧阻之湿热邪痰本未清澈，又加新进甜腻之物益肆暴虐。斯时也，正气克伐已甚，邪气鸱张又剧，补既不可，攻也为难，盖姑息养奸，固非良策，若背城一战，亦属非宜。勉拟疏运中焦而化邪滞，以平胃、三仁加减治之，幸得药进之后，尚觉合度，寒热既轻，痛泄亦减，且胸前已有白痦，但未透耳。不料至三十五日，又起变端，舌苔之垢厚者转为糜腐，寒热之渐轻者又觉增高，其母及夫焦急万分，余亦日夜不安，终思设法挽救。遂嘱再邀谱弟怀萱，同诊议方。仍以平胃、三仁加减，尚觉略有转机，继因其母心急太过，另请他医诊治，仍无功效。至三十九日，复来邀余往诊，余复投以扶正托邪、化湿排脓之剂。至四十二日，竟得寒热退而诸恙大减，嗣得来舍就诊，与以调补药剂，病势日愈，形体渐丰。以此重病得能复原，诚幸矣哉。

产后腹痛治验

常熟周少轩令正，半产之后，恶露不下，致少腹冷痛，甚则痛厥。常熟医家迭投攻瘀止痛之剂，未奏肤功。后闻其知戚陈再生之内人产后患奇疾，曾由余救治而愈，周妇遂乘轮船来诊。余诊其脉象浮濡而涩，望其舌苔白腻而厚，遂问之曰：尔其有寒热骨楚、胸闷泛恶、溲少带多等症乎？对曰：然，先生何以知之？余曰：浮为风，濡为湿，舌白为寒，腻为湿，风寒挟湿束于肌表则必寒热骨楚，阻于中焦则必胸闷泛恶，蕴于下焦则必溲少带多。以此推之，则恶露之所以停留不下者，亦必被风寒痰湿所阻也。治病必求其本，务除其因。若见其恶露不下，概用普通攻逐之品，岂能有效哉！此病必须先解其邪，方可再攻其瘀。乃先与樊开周先生藿朴胃苓汤加香附、紫苏、沉香曲，一剂后，寒热即减，胸闷亦松，舌苔化薄，小溲较利，知其风寒痰湿已得渐解。复于前方中加延胡索、失笑散，两服后恶露即下，腹痛顿愈。再与桂枝、紫苏以调和营卫，蒌皮、薤白以滑利气机，半夏、橘皮化其痰，茯苓、泽泻利其湿，一剂寒热即退，诸恙均愈。再与丸方，令其回里。后曾来函道谢，云已康健如初矣。

产后淋痛治验

水关桥陈姓妇，堕胎之后，忽患淋痛，甚至痛厥，前医迭投通淋利水之药，不效后请余诊。细审病情，实与普通之淋症不同，盖其病起于恶露早止，瘀血逗留，挟湿热亘阻，阻于尿道之口，不痛则痛也，故其始则少腹疼痛，即系瘀阻之征。迩则黄带连绵，即系湿热之候，惟因病延已久，变症丛生。因湿热蕴蒸而为胸闷泛恶，因虚阳上扰而为头晕不寐。乃先与肉桂、血珀、归尾、沉香等行气血而止淋痛，半夏、秫米、茯神、龙齿等潜阳而安心神，服后即得神安痛减，便觉大有转机。复于前方加牛膝梢、生蒲黄以祛瘀，车前子、粉草解以理湿。服二剂后，淋痛已止，带下亦减。惟头晕腰酸，胸闷纳少，盖因恙延已久，脾肾暗亏，余湿未楚，乃再与杜仲、白术、茯苓、泽泻等调理之剂以善其后。后伴其邻妇来诊，已见康健如常矣。

产后久漏治验

广东杜姓妇，小产之后，经漏三载，屡治无效。嗣经苏友召来苏，求余诊治。惟因苏广遥隔，舟车跋涉，感冒风寒，恶风咳嗽，余先以雷氏微辛轻解法加荆芥、前胡等治之。服后表证即解，再与香附、苏梗、乌药、陈皮、砂仁、荆芥炭、归身炭、郁金炭、藕节炭、震灵丹等理气引血之药，一剂漏下即减。再于前方加阿胶、白芍、艾炭进治，不数剂后，三载病根，尽得蠲除。后与调补丸方，欣然受方而归。

产后崩带治验

阊门外上津桥薛姓妇人，自曩年产后，疾病连绵，已延四载，时而血崩甚剧，时而带下甚多，迭经诸医诊治，或投清凉，或投止涩，而崩带终不能止，甚至饮食不进，形肉瘦削，咸谓病入膏肓，不可救药矣。偶于沐泰山药肆中遇人谓之曰：此病惟吴趋坊王某能治，盍往试之，因来就诊。诊得尺脉浮弦而滑，望得舌苔厚腻而白，因知此病必非寻常之崩带可比。乃详细询问，问得形寒怯冷，头痛骨楚，胸闷泛恶，腹胀瘕痛。余曰：此病由于昔日新产之后冲任空虚，外而风湿乘袭，内而肝气阻滞，冲脉为病则荣血妄行而血崩，任脉为病则阴液妄泄而带下。因于风湿故见形寒怯冷、头胀骨楚,因于肝气故见胸闷泛恶、腹胀瘕痛。由此观之,则此崩带之原因,实由于风之扰动,湿之蕴化,肝之疏泄太过,气之乖乱无常也。苟不去其风湿,平其肝气,徒用清凉止涩之药,是犹盗入而闭门,虎来而欢迎,安得不增其病乎?其风湿久而不退者,因止涩恋邪之害也,其饮食久而不进者,因寒凉伤胃之故也。良由此等崩带,迥异寻常,稍不细察,便易误认,是以久治不愈,反致增病也。余乃用荆、防散风以胜湿,苏、藿理气而祛邪,二陈汤化其痰湿,抑气散平其肝气,归炭引血以归正路,艾绒引药以达冲任。一服而形寒骨楚即减,三服而血崩带下即瘥,嗣与理气化湿之药调理而痊。

产后阴坠治验

金阊德馨里周芝生之室,体弱屡病,迭经余为诊治,幸得痊愈而获麟儿。第因怀胎坐草,复虚其虚,以致分娩之后,阴户有物下坠,状如血瘤,欲收不得收,欲去不得去,举家惶恐,急来请余。余验之曰:此子宫也,盖因母体虚弱,固摄无力,以致子宫随胎而翻出也。若久不收上,或流血不断,或变成死组织,轻则终身绝孕,重则生命堪虞。治宜大补气血,升提阳气,方可奏功。遂令内服收阴散(即十全大补汤去茯苓、黄芪,加枳壳、升麻、沉香、吴茱萸),外用五倍子煎汤洗之。逾半日后,其子宫即渐渐而缩上矣。后再与补养气血之剂,调理而安。

老妇类中治验

同道唐慰民君之令岳母,年逾知命,屡患崩漏,崩后失于调养,反加烦劳,以致头目眩冒,卧寐减少,犹不自知静养,因而诸恙丛生。食则胸闷泛恶,卧则心悸不寐,臂疲骨楚,筋惕肉瞤,甚至神识昏瞀,言语错乱,举家惶急,来邀余诊。诊其脉象弦细,至数模糊,知系崩漏之后,荣阴大亏,神经失于灵动,心血大虚,神明无以自主,加以烦劳过度,肝阳挟痰上扰,已成类中,非轻恙也。姑用龙骨、牡蛎、磁石、决明以镇之,朱砂、茯神、枣仁、秫米以安之,佐入天麻、半夏等化痰之品,并令另服琥珀多寐丸,一剂神识稍清,再剂诸恙均减。三诊加入当归、白芍、杞子等养血柔肝之药,服后病势大减,惟精神不振,健忘嗜卧,乃再与人参、沙苑、菟丝、杜仲、巴戟、杞子等补肾益气之品,以助精神之恢复。盖神经之根本在于肾命,神经之作用在乎阳气,补肾益气,即所以补精神也。服后果觉精神渐复,诸恙遂得因是而渐愈矣。

老妇吐血治验

调丰巷邵姓妇,患吐血呕恶,咳嗽胁痛,潮热便结,前医谓其已成劳怯,不能治矣。嗣据其邻妇谈及,云余患咳嗽吐血,蒙女科医生王慎轩先生治愈,汝病与余相同,胡不亦求王先生诊治乎?邵妇闻言,欣然来诊。余诊其脉,左弦右滑,重按尚觉有力,两尺亦尚有神。余曰:此病尚可治也,汝其勿忧,余当为汝治愈之。惟治病之道,首贵识证,识证者何?即辨明斯证之病源,审明斯证之病机,犹如兵家之攻敌,必须识敌人之内容,明敌人之地势,庶几攻无不克,治无不效矣。细察此症,实由于郁怒伤肝,肝气上逆,冲犯于肺,肺失肃降,始则气逆而呕咳,继则咳伤而吐血。经曰:治病必求其本,此病既由于肝旺,当以平肝为先,肝气平则呕咳、吐血等症自能愈也。乃与旋覆、代赭、海蛤、紫石英、瓦楞壳、川郁金、枳壳、竹茹、茯神、川贝、茜草、牛膝、三七、藕汁等。果然两服之后,吐血已止,诸恙均减,再以前方加减,调理而愈。

老妇痰厥治验

江苏省水上公安队游击队队长李国斌之老母,年逾古稀,痰多气急,甚则昏厥,兼患胸闷胁痛,腹胀便难,委余往诊。余诊其脉象弦滑,知系肝气挟痰交阻之症,肝主左升,肺主右降,血虚则肝升太过,痰多则肺降不及,故痰升气急而厥也。胁为肝之位,腹属脾之部,肝气自犯则胁痛,克脾则腹胀。年高病急,本虚标实,症势非轻,治疗颇难。故遵古人急则治标之意,先与旋覆代赭合三子养亲汤加减,服后气急略平,胁疼尚剧,再与三子养亲合二陈汤加桂枝、郁金、杏仁、苡仁、丝瓜络等,于是病遂大减矣。次年因队长剿匪阵亡,老母悲痛欲绝,遂致痰厥又发,不及服药而逝,悲夫。

少妇肺痈治验

虎邱吴厚载之室,患肺痈咳吐脓血,腥臭异常,兼患瘕癖胀痛,已延五月余矣。或投清肺之药,则瘕癖胀痛益甚。或用香燥之药,则咳吐脓血益剧。每服药必增病,甚至不敢进药矣。无如病势日重,形肉日削,复受外感,又发寒热,深虑死期已迫,莫可救矣。求余诊断,仅欲一决生死而已。余曰病虽危,尚可药。惟本虚标实,上热下寒,用药必出奇兵,方可取胜也,乃先仿华佗治产后外感之法,以一味愈风散退其寒热,取其散表邪而能引血归经,俾可兼治咳吐脓血也。继仿仲景治肠痈已溃之法,以当归赤豆汤加味化其脓血,取其治肺痈而能和荣止痛,俾可兼治癥瘕胀痛也。治表而不妨其里,且能治里,治上而不妨其下,且能治下,药虽不多,效果立见。寒热既退,脓血亦减,嗣又重用合欢皮至二三两,取其理气解郁、和荣排脓,一举两得,无顾此失彼之弊,竟得渐获痊愈。惟病后失于调补,次年复患血崩,又邀余诊。无如血崩甚剧,不及服药而死,惜哉。

妇人肺痨治验

浦口车站赵景韩先生之室,因辛劳太甚,悲郁过度,遂致咳嗽气喘,咳吐痰沫,形肉瘦削,潮热频发,喉中如有炙脔,神识如若丧失,胸脘痞闷,腰骨痠楚,少腹不舒,小溲不长,左半身麻木不仁,右胁下积聚攻撑,俯仰不利,转侧不灵,已延三载余矣。经浦口下关诸医诊治,或服药而毫无片效,或服药而反增病。且西医又谓肺痨已至第二期,法在不治。更有谓劳病已成,恐神仙袖手,反不如听之为佳,以免徒耗医药之费也。然贪生恶死,人之常情,一息尚存,必思挽救。闻得余治此病颇有经验,始则通函论诊,继则扶病来诊,渡长江,乘火车,不远千里而来,盖为求生恶死耳。经余详细诊察,知其病之所来者,实由肝郁而成肺痨也。经曰肝咳之状,咳则两胁下痛,甚则不可以转,即是症也。观其胸脘痞闷,小腹不舒,右半麻木,胁下积聚,喉中如有炙脔等症,何一非肝郁之病乎?肝郁已久,郁极生火,上刑肺金,下吸肾阴,肺不降气,肾不纳气,肝气挟冲气上逆,则为气喘咳嗽,肺阴与脾阴何一非肝郁之病乎?肺阴与脾阴俱亏,则为潮热羸疲。经曰九候虽调,形肉已脱者死,于法当属不治矣。然余对于不治之症必思挽救之法,常谓医而不能起死回生,安得称为仁术?且选救不治之症,尚觉应手,故此症虽属不治,余亦极愿尽力为其图治。先与阿胶、沙参等药养其肺,茯神、山药等药补其脾,熟地、杞子等药滋其肾,稍佐以顺气化痰、解郁平肝之药,服后气喘渐平,烦热亦减。盖肺渐足则肃降有常,肾渐足则摄纳有权,故其气喘得轻。阴渐足则虚阳自潜,脾渐足则虚火自敛,故其潮热得减。然其所以致此者,实由于肝郁,今反先用补养者何也?先顾其本也。二诊之后,乃重用合欢、金萱、旋覆、郁金、川贝、橘络、牡蛎、蛤壳、丝瓜络、白芥子、栝蒌皮、制香附等解郁理气，化痰通络之药，加减进治，竟得渐愈而归。且余以此法治愈肺痨者已有多人。盖肺痨症，西医名为肺结核，每与瘰疬同病。夫瘰疬系外皮之结核，肺痨系内脏之结核。中医治瘰疬用解郁化痰之药，恒有效验，人皆知矣，惟以瘰疬之治法移治肺痨，亦颇灵验，人未知也。兹特表而出之，俾自今以后，肺痨得有治法也。

妇人肿胀治验

外跨塘姚姓妇，左胁之下，素有癖块，以致三焦气机不利，决渎无权，延成肿胀，遍体浮肿，满腹胀大，纳谷减少，腑行燥结，舌苔白腻，脉象弦滑。断为肝脾气郁，寒湿内阻，清阳不宣，浊阴凝聚，非温化不能奏效。乃用熟附子、胡芦巴、淡苁蓉、葫芦瓢、赤苓、泽泻、陈皮、砂仁、半硫丸等药治之。服二剂，二便通畅，肿胀大减。再以前方加越鞠丸，令其多服数剂，可占勿药之喜矣。

室女癫狂治验

严衙前周裕如先生之内侄女，年幼失怙，又无兄弟，孤身只影，寄养于姨，时年二九，赋性聪敏，每悲父母早丧，又怨境遇不顺，由是抑郁寡欢，忧愁成疾。始则心神恍惚，夜卧不宁，继则神经错乱，举止失常，笑骂时作，悲哭频发，痰多便结，肢冷手麻，时轻时剧，忽癫忽狂。前医迭投犀、羚、朱、黄，久治无效。庚午元旦之次日，邀余往诊。诊其脉象，郁促无序，望其舌苔，黄腻而厚，审证察脉，知系肝家气郁，郁极生火，气火升腾，痰浊交阻，阻遏清阳，蒙蔽灵窍，神明无以自主，气机不得宣通，故始则有恍惚失眠之预兆，继则有神昏便结之变态也。乃用旋覆、郁金、合欢等药解其肝郁，决明、珠母、桑、菊等药清其肝火，大黄、黄连泻其升腾之气火，竺黄、竹沥化其蕴积之痰热，更佐以朱茯神、朱灯心、紫贝齿、虎睛丸等安神宁心之品，加减进治。初剂重用解郁化痰，癫状已减，狂象益剧，盖其内郁之火已得外达。再剂重用泻火清肝，狂症大减，神识欠清。复于前方加菖蒲、胆星、生白矾、生铁落，二三剂后，神识遂清。其姨母以为既得清醒，当可无虞，且因家中有事，遂致停药。讵料数天之后，正气未复，余烬未熄，因多食杂物，大便不通，以致胃火挟痰热内炽，又发昏狂，咸谓病势反复，必难愈矣，急来再邀余诊。余以大承气汤泻其胃火，涤痰汤导其痰热，药下便通，神识即清。越日遂能偕其姨母自行来诊，与常人所差无几矣。再与以解郁化痰之品，宁心安神之剂，调理而愈。

乳汁清冷治验

马军弄廖姓妇，素患乳汁清冷，以致屡次所哺之儿或羸疲或夭亡。今哺儿未及一月，而婴儿已极羸疲。经余诊断，知系阳明不足，气血衰弱所致。盖乳房属胃，乳汁发源于胃，胃为阳明之腑，水谷之海，能将水谷所化之糜汁上输于乳房，变代为乳汁。今因阳明之阳气不足，是以乳汁不温，阳明之谷气不充，是以乳汁不浓。夫阳明本为多气多血之经，何以反致不足，必因气血衰弱也。遂用十全大补汤去地、芍、苓、草，加钟乳石、白通草、全瓜蒌、薤白、福橘络、炒谷芽等，并令多饮猪蹄汤，后果有效。

乳痈肿溃治验

同学李云芝经商于苏，携眷同来。其妻产后患乳痈，始则乳房肿痛，继则溃烂成脓，赴医院求诊，谓速即割治，否则殆矣，惟病人惧割，复商于余。余曰：此病发于肝胃，由内而外，虽割奚益？治其肝胃，则病自愈。吾可为君设法，毋庸割也。乃与神效瓜蒌散加生黄芪三钱，三服而愈。云芝曰：吾尝以中医长于治内病，西医长于治外疡，不谓中医之治外疡更有胜于西医者，真令人钦佩之至矣。

女科医学实验录(第三集)

王慎轩　著

门人　沈潜德　王道济　管愈之
　　　张又良　王德箴　郁佩英
　　　何嘉济　朱企懿　唐景昭
　　　谈元生　龚敏仁　顾志道　同辑

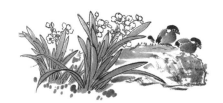

淋带重症治验

常熟翁建侯夫人,年逾不惑,病延二载,叠经各地名医诊治,已经服药三百余剂,而病势日见沉重,拟勿药以待毙矣。嗣得济公活佛乩训指示,谓求苏州王慎轩医治,必可痊愈,乃自租汽船,来苏就诊。曰病之初起,本甚轻浅,仅觉腹胀食少,溲涩带下,继则白带渐多,小溲淋痛,近则白带如注,小便极难,努责许久,仅下点滴,或如膏油,或带血水,小腹坠痛,痛势甚剧,腹不知饥,口不能食,每日早晨,神气稍清,一交午后,疲倦非常,百药备尝,一无应效,痛苦已极,求死不得,真如活受地狱之罪矣。言时泪涔涔下,余亦为酸心焉。望其形体瘦弱,惟两目尚觉有神,诊其脉象虚细,惟两尺略觉滑利。余曰:此乃误治之坏病也,差幸脉症相符,神气未脱,尚有治愈之望也。病人喜曰:先生若能愈我之疾,真神医矣。余曰:贵恙本系湿热阻于中下二焦,膀胱内膜炎及子宫内膜炎并发之症,前医早用补涩之药,以致由轻而重,由重而危,故变带下如注,小溲淋浊,小腹坠痛等症也,至于不饥不食、精神疲倦等症,乃由局部病而诱起全身病也。只需先退其子宫及膀胱之炎肿,则全身之病,亦可渐愈也。乃与防风、白芷、升麻、柴胡、赤芍、丹皮等消散其炎肿,佐以半夏、川贝、陈皮化其带浊,苦参、山栀、连翘清其湿热,连服五剂,坠痛大减,小溲已爽。再以前方加减进治,二载痼疾,半月痊愈。翁君伉俪,感激异常,每遇亲友妇女患病,必竭力劝其来诊,且常相往来,竟成莫逆之交矣。

带下奇症治验

疟疾,常恙也,人所易患,治所易愈者也。外疟不记,此何以记,记其症状奇特,收效迅速,足启后人治病灵活之道,而除用药固执之弊耳。胥门马生泰砖瓦行,主人马锦甫之妻,患疟已延半年有余,间日一作,作则甚剧,历经苏沪常州无锡诸医诊治,或执少阳为病,而投小柴胡等和解之剂,或谓久疟伤津,而投何人饮等腻补之药,或与青蒿鳖甲汤,或投常山截疟饮,诸药遍尝,竟无一效,自念疾必不起,惟有终日忧思悲哭而已。幸得伊友往告,曰余闻妇人之患病难愈者,若求王慎轩先生诊治,必有奇效,盍不往试之乎?乃偕来就诊。余诊得脉象沉迟乏力,望得面色淡白无华,闻其语声轻微低软,问其病状奇特异常。每隔间日,一交寅时,必觉腰痛如折,骨楚如杖，始则形寒，继则形凛，直至薄暮又作寒战颇甚。甚至四肢麻木，不如痛痒，迫至黄昏，始觉发热，发热亦甚，甚致神识昏瞀，不省人事，逾时汗出，始得渐退。余细审其病，与常疟不同。因再问带下甚多否？曰带多似崩。又问少腹瘕痛否？曰瘕痛颇甚。余乃恍然悟曰：此是奇经八脉之病也。《难经》曰："阳维为病，苦寒热"，《内经》曰："阳维之脉，令人腰痛"，又曰："任脉为病，女子带下瘕聚"。此病腰痛甚剧，寒热甚盛，带下亦多，瘕痛亦甚，确系奇经八脉中之阳维任脉为病也。阳维为动物性神经之分支，任脉为植物性神经之总干，此二种神经之所以受病者，必因忧郁过甚，寒湿乘袭，以致神经受极大之刺激，而使淋巴血管，不能流通如常。津液停留而为顽痰，血液凝阻而为郁血，顽痰郁血，皆与神经作梗，是以腰痛骨楚，腹痛带多也。神经之造温与放温之机能，俱乖常度，是以凛寒战栗，发热异常也。欲治此病，必明此理，庶可对症用药，而奏奇功，遂用参须、附片、干姜等药兴奋其神经之作用，桂枝、紫苏、蝉衣等药宣泄其放温之机能，以柴胡、半夏等药疏通淋巴管而化顽痰，赤芍、枳实等药行通血脉管而逐郁血，又佐苍术、草果以助其吸收管之化湿能力，杜仲、车前，以助其泌尿器之利湿作用，使其寒湿痰瘀，不得停留，而神经机能，得以恢复，则病有可愈之望矣。一剂之后，果觉腰酸大减，寒热亦轻，两剂之后，又觉寒热已退，腰酸亦瘥，惟督脉之神经总干，一时难复，脊间之骨节酸疼，时觉甚剧，遂于原方加鹿角霜，以补督脉之神经，加西秦艽，以止神经之痉痛，二剂后，诸恙均瘥。由此观之，治病贵乎明理，用药贵乎灵变，若遇此等病症，不究其原，不明其理，妄执普通治疟之法以治之，焉能有效哉！

子宫癌肿治验

近世妇人医学曰女子罹癌肿者，二倍于男子，盖以女子多子宫癌及乳癌之故，而子宫癌尤为主要，占女子癌肿三分之二。然则吾辈为女科医者，对于子宫癌之治法，安可不加深究哉！惟中医素乏解剖知识，既无子宫癌之病名，自不有确切之治法，而西医专重切除之手术，亦无内服之方药，然解剖切除，人所畏惧，苟无内治之良法，将何以拯其疾苦乎？窃思女子之多罹癌肿者，必因于气郁之所致也。余治乳癌，常以解郁化痰为主，恒有特效，若以此法治子宫癌，亦必有效，此余理想上所发明者也。曾有阊门外荣乐坊张姓妇人，患崩漏带下，少腹硬痛，先请西医诊断，谓系子宫癌，须用手术割除法，病人惧割，求治于余，用神效栝蒌散减去甘草，重加川贝，并加银柴胡、蒲公英、香附、郁金、橘皮、橘叶、旋覆、半夏、昆布、海藻、牡蛎、瓦楞等药，加减进治，果得日向痊愈。后以此法治愈此症者，已有数人，特志之，以供医界之采用，而减妇人之疾苦焉。

室女倒经治验

左邻李姓女，年十六岁，自去年春间起，每月必出鼻衄一次，头痛眩晕，面红烦热，腑行燥结，月经不通，自服益母草汤及乌鸡白凤丸，无效。因其饮食如常，起居尚安，初不介意，故已延至一载有余矣。不料今夏四月，鼻衄大出，头痛益甚，甚至骤然昏厥，不省人事，急请王师往诊。师令先用冷水喷其面，醋炭熏其鼻，并用附子葱盐同打敷足心，逾时始得渐苏。再用醋炒川军、川牛膝、鲜生地、侧柏叶、鲜竹茹、丝瓜络、焦山栀、茜草根、白茅花、炒藕节等，煎汤服之，一剂而大便通畅，头痛轻减，再剂而烦热渐退，鼻衄已止。后再与通经之药，经通而病遂痊愈矣。

室女痛经治验

娄门外大街如茂竹行，徐姓之女，每届经期，腹痛颇甚，经行淋漓，带下连绵，头眩泛恶，胸闷脘痛，腹胀腰酸，来寓诊治。脉象沉迟，沉为气郁，迟属寒凝，舌苔白腻，白为胃寒，腻属脾湿。知系肝气内郁，寒湿留患，血不能随气以流通，气不能输血以畅行，是以经期腹痛，淋漓不爽也。气郁伤肝，肝用亢逆，肝阳挟痰浊上逆，则为头眩泛恶。肝气与寒湿中阻，则为脘痛腹胀。寒侵肾脏，则为腰酸，湿注任脉，则为带下。欲调其经，当以理气解郁为主，欲理其气，则宜温中化湿为佐，遂用淡吴萸、上官桂、全当归、京赤芍、元胡索、制香附、春砂仁、旋覆花、沉降香、陈广皮、制半夏、紫石英等药。次日复诊，脘腹之胀闷已松，疼痛未止，知其气分之郁结渐解，血分之瘀阻未通，再以前方去砂仁、沉香、陈皮，加茺蔚子、紫丹参、高良姜、荜澄茄，令服三剂。逾两月后，再来就诊，据云前次服药，腹痛已瘥，经期亦准，病已愈矣。不意今次经来，又觉形寒发热，胸闷腹痛，是何故耶？诊其脉象浮弦而缓，知系外感风邪，引动寒湿，与前症不同矣。乃与桂枝汤合正气散加减，亦得渐愈。夫前后二方，同治经期之腹痛，用药不同，取效俱速，是在辨证清晰，识理明白，庶几药能对病，而病无不愈也。

室女经闭治验

接驾桥同寿堂国药号，经理邱儒卿先生之令嫒，经闭三月，痰多纳少，腹胀便溏，迭经数医诊治，皆用桃仁、红花、三棱、莪术、山甲、艾绒、归尾、赤芍等通经之药，而经终未通，乃求王师诊治，断为痰湿内阻，用厚朴、半夏、橘红、赤苓、车前、茺蔚、牛膝、香附、砂仁、旋覆、降香、沉香曲、紫石英等药，连服两剂，而月经通行如常矣。

受业德箴按：蒙见王师治愈此病，不禁有所感焉。盖缘昔有戚友妇女数人，俱患经闭，就诊于庸医，均不求其原因，妄投通经之药，卒致命随药亡，可不哀哉。

妇人经闭治验

昆山南门，顾姓妇人，经闭半载。脘腹胀痛，烦热咳嗽，嘈杂健忘，面色黯黄，肌肤甲错，形肉羸瘦，饮食衰微，服药已近百剂，病势日见加重，闻王师名，来苏求治。观前医诸方，俱系补肺养阴顺气化痰之药。师曰此病之病灶，不在肺而在子宫，补肺何益？不在气而在血分，顺气奚为？乃与大黄䗪虫丸三两，每日服三钱，分三次，陈酒下。服竟，诸恙已减，月事未行，再诊用红花散加香附、丹参、桃仁、泽兰、茺蔚、车前，三剂经通，诸恙霍然。

倒经错经治验

吴江平望，英美香烟分公司蒋梅石之夫人，患吐血便血，呕恶噫气，月经不来，已逾两月，求治于慎师。脉象弦细而数，用旋覆、代赭、瓦楞、枳壳、牛膝、茜草、鹤草、茺蔚、车前、藕节、竹茹、川贝、合欢皮、紫石英、左金丸等药，两服而月经已通，诸恙均愈。佩英问于师曰此何故耶？师曰人身之血液，流行于全身，一则赖乎心脏搏动力之输送，由左心室而送出，由右心耳而收回，故以心为血之主也。一则赖乎肝脏门静脉之蓄藏，有余则藏之于肝，不足则取之于肝，故以肝为血之海也。然心之搏动，肝之蓄藏，犹赖乎植物性神经之作用。若夫情志之郁怒太过，神经之刺激太深，则其心之搏动失常，肝之蓄藏无权，未有不酿成血症者也。此病初因抑郁太过，神经郁结特甚，以致心不能输送血液下注冲任，而为经停两月。继则暴怒过甚，神经兴奋异常，以致肝不能蓄藏血液上逆妄行，而为吐血便血。且其症兼呕恶噫气，即是肝胃不和，胃气上逆之明征。脉见弦细而数，乃是血虚肝旺，血液妄行之确据。故药用旋覆、代赭、瓦楞、石英、左金丸等降其气之上逆，即所以镇静其神经之过于兴奋者也。又用茜草、鹤草、侧柏、竹茹等药制其血之妄行，即所以导引其血液归于正路者也，又以合欢、川贝解其郁，茺蔚、车前通其经，药病相合，故能两服而愈也。

血崩多病治验

宋仙洲巷，贩卖古董旧货之冯阿三，其妻患血崩，已延半载有余。初由门人王德箴女士诊治，崩已渐减矣。继因烦劳不节，风寒不慎，致增形寒发热、头眩、耳鸣、鼻塞咳嗽、心悸嘈杂、腰酸力乏等症，自知病重，乃求余诊。初用炒黑荆芥、炒白薇、炒归身、黑穞豆、香（附）（紫）苏、橘（皮）半（夏）、郁金、砂仁、藕节、震灵丹，寒热渐退，诸恙均轻。惟胸闷尚甚，甚则呕吐，再诊以前方去荆芥、紫苏、白薇、穞豆，加旋覆、代赭、杏仁、川贝、沉香曲，胸闷已松，呕吐亦止。惟因多言劳神，烦心动阳，又增头晕、目眩、耳鸣心悸等症，三诊用龙骨、牡蛎、龟板炭、潼蒺藜、制香附、炒白芍、旋覆、半夏、砂仁、震灵丹等，诸恙遂得渐愈矣。越半月，复因阿三病重，烦劳忧急，以致血崩又发，崩下甚多，色紫成块，少腹硬痛，胸闷纳少，头眩腰酸，乃与香附、郁金、丹参、山漆、旋覆、新绛、半夏、陈皮、砂仁、沉香曲、炒藕节等药，胸闷腹痛已轻，瘀下紫块亦减。再以前方去丹参、新绛，加震灵丹、炒归身、荆芥炭，血崩已减，诸恙均轻。惟头晕腰酸，心悸力乏，再以前方去山漆、荆芥炭，加龙牡、白芍、龟板炭，血崩止，头眩轻。惟带下连绵，肢体乏力，乃以四君子汤，加黄芪、白芍、杜仲、香附、砂仁、陈皮、愈带丸等，调理而愈，迩已强健如常矣。

血崩重症治验

西医唐仁缙先生之夫人，始则经停三月，继则血崩甚剧，屡打止血针，服麦角精，而崩下依然不止，且头目眩晕，胸胁窒塞，甚致昏厥几次矣。余诊其脉，弦大而涩。余问曰此症起于郁怒之后乎？曰然。余曰人身之血，所以能循行脉中而不妄行者，胥赖乎交感神经之统摄及肝静脉管之蓄藏。若夫郁怒过甚，刺激太深，则神经肝藏首当其冲，而其统摄蓄藏之职，安得不失常乎？始则经停三月，即是神经郁结，不能输血下注之征。继则血崩甚剧，必系统藏无权，不能导血归经之故。况头脑为神经之总枢，胸胁乃肝脏之分野，头目眩晕，胸胁窒塞，其为神经与肝脏之病，更可明矣。凡神经郁结太过而起挛痉者，脉必弦，肝气抑郁太过而碍血行者，脉必涩。今其脉象弦大而涩，其为郁怒所伤之病，更无疑矣。夫治病之道，贵求其本，本于郁怒者，必须解郁平肝为主，固非见血止血所能见效者也，乃投以四制香附、醋炒郁金、荆芥炭、当归身、杭白芍、潼蒺藜、旋覆花、仙半夏、陈广皮、川贝母、春砂仁、炒藕节等，解肝郁，舒神经。以此加减进治，果得崩下渐止，胸胁亦舒，惟因血去过多，恢复非易，肢体乏力，头目易眩，肠鸣便溏，腰酸带多，迭与杜仲、白术、牡蛎、泽泻、白芍、茯苓、陈皮、郁金、砂仁、愈带丸等药，调理日久而愈。

经期痧子治验

西北街石塘桥陈学道之令堂，年逾五秩，经水犹潮。客腊咳嗽，延至今春，复感风寒，又增寒热，头眩胀痛，喉痒声哑，胸闷泛恶，心悸不寐，适值经期，淋漓不止，大便不通，小溲亦少。始因新年家事纷纭，又因病人畏服汤药，任其延误，不求医治，延至病势已剧，始来邀余往诊。诊其脉象浮滑而数，望其舌苔白腻而厚，遍体痧子隐约，彻夜不得入寐，呕恶频起，粒米不进。余用荆芥、薄荷、蝉衣、前胡、杏仁、贝母、旋覆、半夏、枳壳、茯神、蒌皮等药，一剂之后，胸闷大减，痧子已透。次日去荆芥、薄荷、蒌皮，加鸡苏散、全瓜蒌，服此之后，大便已通，发热亦减，头胀咳嗽等症，均已渐瘥。惟夜不得寐，兼有自汗，经漏未止，小溲甚少，乃改用牡蛎、紫贝、竺黄、朱茯神、酸枣仁、枳实炭、仙半夏、北秫米、益元散、琥珀多寐丸等药，服后夜寐稍安，自汗亦止。再于前方中去牡蛎、枣仁，加白芍、白薇、二至丸等，于是诸恙均愈矣。

门人元生谨按：此案用药，看似平淡，实有奇妙。盖其病表里复杂，虚实混淆。表之实证，则有寒热头痛，里之实证，则有便秘溲少。表虚则自汗，里虚则经漏。若攻邪过甚，恐其转虚，若补虚过早，尤虑恋邪，顾表失里，顾里失表，皆不可也。必当审其所急，察其所主，先治其所急，先伏其所主，谨慎诊察，从容进治，庶能获效而无害也。试观此案之辨证用药，先后有序，缓急有条，实足为吾辈取法焉，不然，不辨缓急，不分先后，漫用大队峻猛之药，败事有余，成事不足，安足以语此哉。

暗经不孕治验

近世离婚案件,与日俱增,其有因妇人不孕而离婚者,最足为妇人悲也。如前年陆墓镇史福生君,因其夫人结缡三年,不得孕育,遂向法院诉请离婚,谓其月经不行,生育无望,为子嗣计,必须离婚,俾便另娶也。但其戚友闻讯,咸来劝解,谓月经不行,本系疾病,曷不请医诊治乎?乃求诊于王师,问可治否?师曰可治,此系暗经,尚可生育。但其脉象虚细,气血不足,故一时难获麟儿。请服鄙人所制之调经种子丹,保可受孕。服丸三月余,果得受孕,明年产后有小恙,曾来就诊,故知之。

受业又良按:王师治愈不孕之症,奚啻千百,但皆有月经而不孕,尚不足奇,惟此无月经而不孕,亦得治愈,可云奇矣,故特濡笔志之。

孕妇吐衄治验

都亭桥,李裁缝室人,忽患吐血,吐血甫止旋即鼻衄,鼻衄方减,又病吐血,诸治不应,已延旬余。曾有某名医用犀角地黄汤,加羚羊角、石决明、生石膏、生知母等,大剂凉药,可谓尽心竭力矣。然服药之后,仍无寸效,医家束手无策,病家惶恐已甚,夜间三更,请师往诊。脉象弦数,面色娇红,目瞑音低,肢冷汗出。师曰头部充血颇甚,恐将昏厥矣。急令先用热酒三斤,浸洗两足,再用吴萸、附子研末,米醋调敷足心,俾其头部所充之血,得以导引向下也。处方用鲜生地、鲜竹茹、侧柏炭、仙鹤草、龟板炭、阿胶珠,水煎,冲人藕汁、童便各半杯,顿服之,血即止,后以元参、麦冬、沙参、石斛等,调理而愈。

妊娠喘肿治验

谢衙前,孙芝生夫人,孕七月,患胎肿甚剧,气喘不得卧,足(肿)大不能步,举家惶恐,易医甚多。后因一医议用参术补脾,一医议用葶苈泻肺,相去天渊,益增疑惧,乃请王师往诊。诊其脉象弦滑,望其舌苔白腻,闻得气急痰多,问得形寒头胀,知系风寒外束,痰湿内阻,肝气上升太过,肺气下降不及也。若投参术温补,必致肺气壅塞。若进葶苈泻下,恐致正气伤亡,皆非所宜也。当与豆卷、防风、苏叶、前胡表散其风寒,云苓、橘红、枳壳、桔梗宣化其痰湿，佐以旋覆、代赭降其肺气，甘草、大枣缓其急迫，煎服之后，果获奇效。始则肠鸣辘辘，继则后气频频，夜间气喘大减，已可平卧。次日复诊，仍以前方加减，服两剂而病如失。孙君伉俪，感激颇深，乃诣师寓，称谢不绝云。

孕妇肠鸣治验

绍兴佃户鲁根生之妻，年二十岁，怀麟八月，腹中响鸣，认为儿啼。前医用傅青主扶气止啼汤，反增胸闷脘痞，嗳气呕恶。适王师因事返绍，偶遇根生，述妻病状，问可医否？师曰：此非儿啼，乃肠鸣之重症也。夫儿在母腹，以母之饮食为饮食，以母之呼吸为呼吸，既不能自行呼吸，又余于羊水之中，安能啼哭乎？古人谓为腹中儿啼，或称子啼，皆谬也。乃与仲景治腹中雷鸣之生姜泻心汤，一剂即愈，乡间知者，莫不诧为神医云。

妊娠赤痢治验

王天井巷，邹渭泉令媳，怀麟六月，忽患赤痢，日夜四五十行，腹痛肠鸣，里急后重，胸膈烦闷，小溲窒塞，形寒头胀，腰酸胎动，已易三医，不获向愈，咸谓胎将下坠，子母俱难保矣。幸其同居有马姓者，劝伊请余诊治。诊其脉象浮滑，望其舌苔白腻。余曰此因风寒外束，湿热内蕴，宿滞阻于肠曲，大肠内膜炎腐，乃用荆芥炭、防风炭、广藿梗、老苏梗、苦桔梗、炒枳壳、陈广皮、大腹皮、炒归身、全瓜蒌、莱菔英、荠菜花炭、保和丸，午后煎服，夜半得汗，腹痛大轻，痢下亦减。次日再诊，以原方去瓜蒌、保和丸，加炒谷芽、干荷叶，连服二剂，痛止痢除，诸恙均差。逾三月，举一雄，余曾往赴汤饼会焉。

妊娠白崩治验

仁孝里，孙姓妇，即门人许毓澄女士之令姊也，因湿热素盛，子宫起炎，前年曾患带下甚多，由余治愈后，始得怀麟。但子宫湿热未楚，内膜炎症又发，因而下白如崩，少腹作胀，此时孕仅两月，胚胎娇嫩，腰部已酸，胎系已摇，大有暴下晕厥之变，急宜清湿热，止白崩，退内炎，安胎元，乃用白术、黄芩、樗皮、川柏、贝母、陈皮、香附、砂仁、杜仲、寄生、左牡蛎、白龙骨、白扁豆花、威喜丸等药,一剂之后,崩势大减,腰酸已愈,更宗前法进治,调理而愈。

小产血晕治验

本城马医科张绳田医室内,高金宝之令室,小产之后,瘀下甚多,忽然昏厥,不省人事,急请西医徐维达,打强心针,嗅阿摩尼亚,虽幸苏醒,旋即再厥。时而形寒,时而发热,头晕如空,耳鸣如蝉,心悸震荡,肉瞤筋惕,骨楚自汗,胸闷泛恶,请王师往诊。脉象沉细而弦数,沉为神经衰弱,细乃血液缺乏,弦属脉管之虚性急迫,数乃神经之虚性兴奋。参合脉症,细察病情,知其病之初起,必因血液素虚,无以荣养胎元,神经本衰,不能固摄胞胎。故致小产之后,瘀下过多,气血益虚,气即神经之作用,血乃荣养之资料,神经既鲜强健之作用,又乏血液之荣养,则心藏之搏动衰弱,知觉之运用失脱,故致骤然昏厥,不省人事,即西医所谓脑贫血也。头晕如空,亦是脑中血液之空虚,耳鸣如蝉,乃是听觉神经之衰弱。大凡神经衰弱者,则其淋巴腺之液体,必有停留之患,停于肌表,则筋惕肉瞤,停于心包,则心悸震荡,停于胃中,即为痰湿,故致胸闷泛恶也。全身之血液缺乏,不能荣养骨骼,则为骨楚,不能调剂燃烧,则为发热,表部之神经衰弱,不能抵御外寒,则为形寒,不能收缩汗腺,则为自汗。病至如此,大有岌岌可危之势矣,乃急以清魂散去泽兰,加丹参、当归补益其血液,强健其神经,再加龙齿、磁石镇静其神经之虚性兴奋,茯神、灯心安定其心神之急性昏乱,又以旋覆、橘红、半夏化其胃中所停之痰湿,合欢、郁金、瓜络通其全身之经络。一剂服后,昏厥已止,诸恙均减,再以前方加减,连诊四次而愈。

产后虚脱治验

马大箓巷胡百荫君之夫人,素体本虚,产后益甚。始则头目眩晕,精神恍惚,继则四肢厥冷,知觉麻痹,兼之痰多咳嗽,气短汗出,脉象沉迟无力,舌苔淡白无根。王师用熟附片、生白术、龙骨、牡蛎、茯神、远志、橘红、天麻、磁石、旋覆、杏仁、钟乳石,一剂服后,诸恙顿瘥,后与调理而愈。

受业德箴按:此乃神经衰竭,细胞涣散,为虚脱之急症也。盖神经为知觉运动之主,细胞为生活机能之原。神经与细胞,俱已虚竭,故现眩厥麻冷等症也。附子有强壮神经之功、白术有增殖细胞之效、龙牡磁石镇涩虚脱、天麻钟乳交通神经，且神经虚者，全身津液，不易周流，必致停留为痰，益增神经之障碍，连累肺气之清肃，故兼痰多咳嗽，而用远志、橘红、旋覆等化痰之药也。

产后支饮治验

产后眩晕，方书咸称血晕，或主补血，或主攻瘀，从未有论及支饮者。然有景德路杜姓妇，产后头眩，昏昏摇摇，如居暗室，如坐舟中，如步雾里，如升空中，居室器具，如旋转而走，虽闭目静卧，亦不能止。请数医诊治，无寸效，求治于王师。师曰：此支饮也。投以泽泻汤合六神汤，加天麻、磁石。一剂病稍减，继服两剂，全治。由此而知。产后之眩晕，亦有属于支饮者也。

受业德箴按：支饮之名出自《金匮》。支者，停也。饮者，水也。即淋巴腺之腺液及血脉中之水分停留太多也。但支饮不止一种，如支饮在肺者，则咳逆倚息，气短不得卧。支饮在胃者，则呕家反不渴。支饮在膈间者，其人喘满，心下痞坚。支饮在胸中者，咳烦，胸中痛。若其人神经衰弱者，则支饮在神经之间，必变头目眩晕之症也。《金匮》云：其脉虚者，必苦冒，其人本有支饮在胸中故也。又曰：心下有支饮，其人苦冒眩。泽泻汤主之。此二条，论支饮在神经间之症治也。王师所治杜妇之病亦即此症，良由产后神经虚弱，水饮泛滥，上犯于脑，故现头眩昏晕等症，用泽泻汤而愈，亦即遵仲圣之法也。

产后喘肿治验

临顿路醋坊桥，王鸿翥药号顾君之令媛，已归于横街李姓，即李君直方之夫人也。小产后，遍体浮肿，脘腹胀满，头眩气喘，心悸惊惕，形寒肢冷，脉象沉微而迟。前医投以五皮饮加通草、车前等药，不应，乃求诊于王师慎轩。初诊用附子、桂枝、茯苓、杏仁、砂仁、陈皮、沉香曲、大腹皮等，夜半手足得温，明晨肿胀略减。二诊用附子理中合肉桂五苓散，加葫芦巴、沉香曲、鸡金皮、砂仁、陈皮，连服两剂，诸恙十减七八，后与调理而瘥。

受业又良按：此症由于小产后，心脏之搏动力衰弱，血之流行迟缓，故其脉现沉微而迟之象。血行既迟，则新陈代谢及发生温度之机能因而减退，故觉形寒肢冷。静脉血及淋巴液之归流，亦因而稽迟，停积于末梢部下，蕴酿而成水毒，从薄膜管壁渗漏于各组织中，遂成满身肿胀。且水毒积于神经系则为眩悸惊惕，积于呼吸系而为气息喘促。是则本证原因基于心脏搏动之衰弱，而根本疗法当用附桂等辛热之药刺激运动中枢，强健心脏搏动，促进新陈代谢，佐以茯苓、白术、泽泻等，增进淋巴管之吸收，而助肾脏之分泌，使其水毒从小便而下泄，是为必要之图。仲景先师早已昌明其法矣，无如近代时医视附桂如鸩毒，以平稳图侥幸。凡遇此等病证，不论虚实，不求本源，惯用五皮、薏仁、通草等轻淡之剂，幸而痊愈，矜为己功，不知其遗误甚多也。世谓风劳臌膈，实病难医，非无法也，实失传耳。惟吾师治之此，每用仲景圣法，辄奏奇功。章太炎先生赞谓扁鹊替人，岂虚誉哉。

或问：此症水毒既已泛滥于外，何不先仿《内经》开鬼门之法，用麻黄、豆卷等发汗之药，使从汗孔以外泄乎？王师曰：此症体温已衰，岂可复用发汗之药？独不虞其体温消散殆尽，而现亡阳厥脱之症乎？仲景云：伤寒厥而心下悸者，宜先治其水，当服茯苓甘草汤。又云：病发热头痛，脉反沉，若不瘥，身体疼痛，当救其里，宜四逆汤。夫以伤寒发热头痛之症，本宜发汗，而兼厥冷、心悸、脉沉迟等体温衰弱症，便不可发汗。此症既有心悸、肢冷之虚证，又无发热、头痛之表证，岂可误投发散乎？

产后危症治验

中张家巷钱梓初君之令妹，初因临产之前，适有失怙之悲，奔丧归宁，娩于母家。产后襄理丧事，悲哀烦劳，以致诸病蜂起，渐入危途。始则恶露早止，胸闷腹痛，继则饮食不进，胸满脘痛，甚则头眩昏厥，不省人事。且咳嗽气逆，不能平卧，时而形寒发热，时而泛恶呕吐。大便不通，已逾两旬，小溲不利，亦有多日。虽药石频投，终鲜效果，甚至昼夜不得卧寐，沉迷不欲言语，诚为危险之至矣，邀余往诊。诊其脉象右部浮滑而实，左部浮弦而滑，舌苔垢腻中后尤甚，余曰此乃表里三焦俱实之危症也。表实则形寒不解，里实则便闭不通，上焦实则喘满不得卧，中焦实则脘痛不能食，下焦实则腹痛不得下。其所以如是之实者，必有风温、痰食、肝气、瘀血等多种原因结合而成，固非平常小恙所可比者也。况以产后大虚之体而患大实之症，虚实相兼，攻补两难。药轻则药不胜病，恐有塞厥之虞，药重则正不胜药，恐有虚脱之变，必须通盘筹划，审慎处方，先伏其主，先治其要，细察此病之要最者，在乎喘满呕痛，而喘满痛呕之所本者，在乎大便不通。通其大便,使浊垢得降,上气得平,则诸恙自瘥矣。但其恶寒未罢,呕吐未平,仲景有不可用承气汤攻下之训,又当另谋良策以图两全。爰思肺为五脏六腑之华盖,外与皮毛相呼应,下与大肠为表里,可与宣肺泻痰之药,俾其肺气宣通,则表邪可解,里实可下,既不犯仲景之戒,亦可得两全之益。遂与紫苑、牛蒡宣其肺气,葶苈、白前泻其痰热,佐以二陈、杏仁、川贝、枳实、竺黄、旋覆、代赭、合欢、郁金、沉香、姜汁、竹沥等药。一服后,大便已通,瘀露亦下,寒热已退,咳嗽亦平,而呕吐满痛等症,均已大减矣。惟夜寐未宁,精神未振,次日再往诊治,乃于前方中减去紫苑、牛蒡、葶苈、白前、竹沥,加入猪心血拌炒丹参、朱砂拌炒茯神及琥珀多寐丸等药。服两剂,得安寐,而诸恙均瘥矣。

产后乳痈治验

濂溪坊陆永昌之妻,产后三朝,曾发寒热,由余治愈。七朝又发寒热乳痈红肿疼痛,头胀眩晕,胸闷泛恶,脘腹疼痛,瘕块攻撑,腑行不通,小溲亦少,恶露已止,夜卧不安,舌苔白腻,脉象弦滑。用神效瓜蒌散加银柴胡、炒赤芍、制香附、老苏梗、陈广皮、仙半夏、川贝母、旋覆花、炒枳壳、广郁金、青橘叶。再诊脉象滑数,舌苔黄腻,形寒已解,发热未退,乳痈肿痛已轻,脘腹疼痛亦减。以前方去香附、苏梗、陈皮,加连翘壳、合欢皮、越鞠丸,服二剂后,乳痈全消,诸恙均瘥。再以前方加减调理,后不复来,谅已愈矣。

产后血崩治验

经曰"治病必求其本",又云"必伏其所主"。盖言治病之道,贵乎寻绎其本来起病之原因,治疗其主要为病之根源,庶几握要锄根,而治效卓著也。奈何后世治病,惟知治标,即俗所谓头痛治头,脚痛治脚,不求其本,不除其因,安能愈病乎?如景德路陈洪泰漆器店主妇,产后半月,瘀下如崩,咳嗽痰粘,迭经某医诊治,或投清凉,或与止涩,专治其崩,而崩终不止,反增形寒发热,头痛骨楚,胸闷腹痛,小溲酸涩,乃来求王师慎轩诊治。师曰此非平常血崩所可比拟者也,此症之原因有二:一因外受风寒之刺激,汗腺紧闭,以致体温不得外散,蓄积于内,血得高温而妄行也。一因内伤忧郁之感触,神经郁结,以致血液不得畅行,郁积于下,血管胀破而出血也。乃用炒荆芥、前胡、苏梗等药放散其蓄积之高温,香附、郁金、砂仁等药解散其郁结之神经,又以丹参、三七化其因神经郁结而停留之瘀血,二陈、象贝化其因高温内郁而增多之分泌物,一剂服后,诸恙均减。惟咳嗽咯痰不爽,小溲酸涩未愈,再诊去苏梗、砂仁,加车前、通草、枇杷叶、冬瓜子,服后热渐退,咳嗽较爽,小溲已畅,腹疼亦轻。三诊去荆芥、冬瓜子,加荆芥炭、炒归身、炒藕节,连服两剂,病遂痊愈。夫此等异于寻常之瘀崩,稍不细察,便足误治。吾侪学医之时,安可不知探本求源泉之医法哉。

产后吐泻治验

甫桥西街周崇英君之夫人,小春新产后,陡患吐泻,头晕发热,恶露不下,急以电话召余往。入其室,见病人正在呕吐,吐出清水甚多,待其吐暂止,乃按其脉,脉象弦细而滑促。当按脉问病之时,病人已入迷睡状态,不能语言,盖其精神已倦极矣。细察病原,知系新产之后,覆被过多,且本属畏热之体,又值暴热之候,以致体温骤高,血压骤升,血升于上,头部充血过甚,则为头晕。热侵于脑,胃部反应特甚,则为呕吐。血既充盛于上,必致缺乏于下,子宫之血液不足,故恶露不下,大肠之蠕动失常,故大便泄泻,且泻而不畅,与霍乱不同,腹无痛苦,与停瘀亦异。当与旋覆,代赭、半夏等药止其呕吐,牛膝、牡蛎、白芍等药降其血压。一服知,二服已。

产后泄泻治验

上海盐务稽核所主任,徐铸九君之夫人,胎前患肿胀泄泻,因而早产。产后浮肿虽退,而腹部依然胀大,大便泄泻未已,舌绛口碎,饮食乏味。历经诸医诊治,或以为产后血虚,而补其血。或以为阴虚阳亢,而滋其阴。皆因其舌绛口碎,未敢稍进温燥渗利之药,故致时经半载,厥疾依然,嗣幸其戚陆颂侯先生,介渠来诊。余诊其脉象沉迟,观其舌苔光绛,惟舌虽绛而尚润,口虽碎而不渴,知系阳气虚弱之症。夫中医之所谓阳气者,即神经之作用及细胞之能力也。交感之神经衰弱,肠胃之蠕动轻微,以致消化失常,水谷不化,此腹胀便溏之所由来也。泄泻既久,津液自虚,且肠胃之生理机能,因病理之变化,只能将津液下输而为泄泻,不能将津液上承而润口舌,故致舌绛口碎也,但非因热所致,故其舌尚润而口不渴也。爰用附子理中汤佐吴萸、肉桂、故纸之类以助其阳气,更用赤石脂、禹余粮汤佐五味、肉果之属以止其滑泄。于是半载痼疾,数日霍然,所谓用药如锁之投簧,对症则其效立见,岂虚语哉。

产后下痢治验

本城接驾桥,华隆兴琢针号,主妇蓝氏,产后患痢。始则下利白垢,继则赤白相杂,里急后重,腹胀疼痛,前医误投温补止涩之药,以致下痢更急,后重益甚,胸闷窒塞,泛恶呕吐,头眩发热,神疲自汗,入夜尤甚,有如厥象,急于夜间来请王师往诊。是日王师出诊甚忙,尚未回寓,及至回来而往,时已更深人静矣。入其室,但见亲友聚集,议论纷纷,咸谓产后自汗下利,昏昏欲厥,恐将虚脱矣。师诊其脉弦滑而数,望其舌黄腻而厚,量其体温则有一百零五度。曰:此非虚证也,乃因湿热食滞,蕴积于肠,肠膜炎腐而累及全身也。乃以乌药、郁金、枳实三味磨冲开其胸膈,菔子、槟榔、酒军,三味煎服泻其积滞,服一剂。次日即能来寓就诊,据云服药之后,即觉胸腹舒畅而能安睡,睡醒之后,即觉大便畅行而得退热,诚有如仙丹之灵效也。再与苦桔梗、炒枳壳、防风炭、陈广皮、大腹皮、沉香曲、莱菔英、荠菜花炭、保和丸等三剂而诸恙均愈矣。

妇人暑咳治验

老阊门外吊桥堍,老兴盛席店,罗姓主妇,月事终身不行,形体素来不盛,年至五七,本属阳明脉衰,面始焦,发始坠之时矣。夏月受暑乘风,贪凉饮冷以致形寒潮热,咳嗽气急,头眩不能举,胁痛不能动,前医以其经闭形瘦而咳嗽,遂断为肺痨末期,不可治矣。病人恐甚,复速余诊,盖欲余一决生死而已。余诊其脉濡缓而滑,是与肺痨之脉象细数者不同。望其舌苔白腻而厚,是与肺痨之舌质光绛者大异。且面色垢晦,咳声重浊,俱系暑湿风痰互阻之实证,安得以经闭形瘦而误认为肺痨乎?夫终身不行经者,为暗经,属于生理之异。形体素瘦弱者,为木形,属于禀赋之异。皆与肺痨之因病而形瘦,因病而经闭者,绝然不同,请释尔怀,余当为尔治愈之。乃投前胡、青蒿、豆卷、苏叶、杏叶、象贝、半夏、橘红、菔子、芥子、苏子、旋覆、合欢、郁金、鸡苏散、枇杷叶等药,加减进治。一剂而病减其半,三剂而十去其九,后与调理之药而愈,现已健饭如常矣。

妇人中暑治验

闾门外，英美烟公司经理，胡亚北先生之夫人，戊辰之夏，因受炎热，骤患发热口渴，数小时后，卒然昏厥，醒后舌强言謇，头痛指麻，咳嗽呕恶，舌黄脉洪。王师投以羚羊、石决、钩藤、石膏、知母、连翘、朱砂、茯神、磁石、竹沥、竺黄、川贝、紫贝，一剂服后，头痛渐轻，热势亦减，呕吐亦平。再诊去羚羊、川贝、竺黄，加桑叶、菊花、芦根，连服两剂，诸恙大减，言语亦清。但大小便不畅，三诊去石决、钩藤、竹沥、知母、石膏、紫贝，加石斛、元参、花粉、滑石、枳实、麻仁，二便通畅，病遂痊愈。

受业又良按：此症患者，神经极敏，常易动怒，此次受剧热之刺激，神经兴奋益甚，因而热度增高，血液膨涨，上充于脑，脑部之微细血管，由充血破裂，以致骤然昏厥。虽幸须臾即醒，但已灼伤神经，烁干津液，其舌下喉头之运动神经受伤，故为舌强。食管粘膜之分泌液干竭，故为口渴。头部之大小脑受伤而为头痛，指部之知觉神经受伤而为指麻，肺胃发炎，分泌亢进，遂多痰涎及咳嗽呕恶等症。故用羚羊、石决、紫贝以镇静神经，石膏、知母、连翘以退肺胃炎热，川贝、竹沥、竺黄等清热除痰，故服后即效也。次日因其神经兴奋较平，故去羚羊，肺胃之痰涎较化，故去川贝、竺黄。加桑菊者，清神经之热也，加芦根者，退肺胃之炎也。热清炎退，神经安和，则诸恙自减矣。惟体内经过高热之燃烧，其水分必干枯，如二便不畅，即水分枯竭、肠膜干燥之明证，故三诊加石斛、元参生津以润燥，花粉、滑石清热以利溲，枳实、麻仁泄热以导滞，又因神经已静，大热渐退，发炎处之分泌液，亦已减少，故无需乎石决、石膏、竹沥等药也。辨证用药，丝丝入扣，故能效如鼓桴，实为吾辈所当注意研究者也。

老妇煤毒治验

衣则重裘，居则煤炉，此富贵家之冬日也，较诸穷苦之人，衣破絮，冒霜雪，不胜其寒冷者，固有天渊之隔矣。然煤炉之上，必须用铁管烟囱，导引煤气，出于屋外，否则，每有中煤毒之害，轻则头痛眩晕，重则窒息而死，不可不慎也。曹家巷，王公馆，有一老妇，素畏寒冷，每届寒令，必与火炉为伴，去冬骤患头痛，忽然发厥，急请王师往诊。师入其室，见其煤炉之火光正炽，四周之窗户尽阖，知系中煤毒所致。急令其家人，撤去火炉，开启窗户，先用白萝卜打汁灌之，其人始得渐苏，再用石决明、冬桑叶、小川连、连翘壳、净银花、生甘草、川贝母、白通草、青橄榄、白萝卜，煎汤服之，一剂即愈。

老妇黄瘅治验

阊门外小邾弄，汪公正茶叶栈主妇，去年患黄瘅，每隔七八日，必发一次，发则面目遍体俱黄，脘胁胀痛甚剧，形凛壮热，呕恶便难。延至今年，经水递少，迭经苏沪中西诸医诊治，中医谓系湿热所致，而用茵陈五苓等药。或谓系经少所致，而用补血通经之剂。西医则谓胆石病，而用亚尔加里之类，然终觉不能取效，日愈久而病益重矣。求诊于慎师，诊其脉象弦劲而涩，弦为肝旺，涩属血郁。舌苔薄白而腻，白为胃寒，腻属湿盛。知其病之初起，必因于情志抑郁，肝脏受病，饮食生冷，胃府受伤，胆失清宁，胃失降和，以致胃府四周之吸收作用衰退，则水谷之精微停留而为寒湿。肝脏门静脉之回血能力稽缓，则肝胆之血液停留而为郁血。郁血与寒湿交阻，肝胆与胃府起炎，脘为胃府之部，胁为肝胆之处，故致脘胁疼痛也。且凡人之消化食物，全赖肝脏制造胆汁，由输胆管而入于小肠，肝胆既炎，则制造胆汁与输送胆汁之作用失常，故致酿成胆石，妨害输胆管之流通，则右胁之疼痛尤剧。胆汁不能从输胆管而入小肠，则溢入于血管而发黄瘅。胆胃起炎，则和降失常，而为呕恶便难。中焦受病，则荣卫失和，而为形凛壮热。夫肝胆胃府，皆为消化之器官，消化之器官既病，血液之生化无源，故致经水递少也，中医以其经少而用补血通经之药，固可明知其非矣。惟西医谓系胆石病，尚属相符。但彼西医仅知胆石为病，而不知胆石之原因，仅用亚尔加里等溶化已成之胆石，不知解肝郁化寒湿以治其原。旧结之胆石未化，新结之胆石又来，故致屡治无效也。王师重用银柴胡、紫苏梗解肝郁而散炎肿，更用肉桂心、奇楠香温胃寒而止疼痛，佐以赤茯苓、炒枳壳、仙半夏、川贝母化除其炎症之泌分物，又用橘皮络、旋覆花、广郁金、制香附解散其郁结之停留物。服一剂后，诸恙渐平，其夫略识医理，将原方加减服之。数剂以后，病势大减，再请王师往诊，仍以前方加减，调理而愈。夫此病之治愈，既不用治黄瘅之通套药方，又不用化胆石之强烈药品，不治其瘅而瘅自退，不化其石而石自消，苟非吾师精究脉理，深明病原，探其原而治其本，安能有如是之速效哉！

妇人痹痛治验

　　阊门外北濠巷同源泉泰鸭行,谢姓妇,始则筋脉麻木不利,继则两足痹痛甚剧,且胸次痞闷,绕脐硬痛,时而气促,时而自汗,大便不通,小溲亦少。历请诸医诊治,或谓其血虚而投补血活血之品,反致痞闷增剧,而粒食不进,或因其便结而投润下攻下之药,反致腹痛益甚,而腑行更结。或由西医注以止痛针,痛虽暂止,而逾时复痛,灌以润肠蜜,便虽稍通,而隔日复闭,呻吟床笫,已延半载。甚致形肉瘦削,精神昏沉,时虞厥脱,危在旦夕矣。嗣闻邻人传说王慎轩能治人所不治之病,乃速余往诊。余细察病情,参合色脉,因问病人尔病起于郁怒过甚乎?曰然。余曰此即《内经》所谓气痛,亦即西医所谓神经痛也。盖气乃神经之作用,痛属神经之刺激。良由郁怒太过,刺激太甚,始则神经郁结,感觉麻痹,继则寒湿乘袭,血行郁滞,故致麻木痹痛也。《经》曰风寒湿三气杂至,合而为痹者,即此症也。至其胸次之痞闷,乃由于膈间之神经麻痹,淋巴稽迟也。其脐腹之硬痛,乃由肠壁之神经郁结,糟粕停留也。其大便之不通,小溲之不多,何莫非直肠与膀胱之神经郁滞乎?盖人身神经之作用,犹如机械蒸气之能力,气得流通,则机轮旋转而灵捷,气有阻碍,则机轮涩滞而停息矣。且神经郁结于中,则汗孔之末梢神经衰弱,故而自汗。痰滞停留于中,则肺叶之开合乖常,故而气促也。况恙延已久,羸瘦已极。《经》曰九候虽调,形肉已脱者死。今欲挽救此病,恐已难矣。奈病家再三恳求,余不忍袖手,乃与香附、砂仁、沉香等理气之药解其神经之郁结,二陈、枳壳、贝母等化痰之药通其淋巴之障碍,佐以代赭、旋覆、瓦楞等药和其神经而降气逆,秦艽、灵仙、橘络等药通其经隧而祛寒湿。一剂之后,胸次痞闷大松,两足痹痛亦减,气逆已平,自汗亦收。再邀余往诊,余仍宗原意进步,加入合欢、郁金解郁通络。翌日又由其令媛来寓转方,据云诸恙均瘥,痹痛又轻,遂将效方增入桑枝、寄生、丝瓜络等品,连服三剂而愈。门人问曰:前医用补血利便而不效者,何也?余曰:补血无非滋腻甘寒之品,利便不外寒凉刺激之属。此症本系神经郁结,气机窒塞,再用寒凉滋腻之药,是犹引水救溺,抱薪救火,安得不增病乎?于此可见临证治病之际,全在辨证精细,用药切当,汝等对于辨证用药之法,切宜潜心研究,毋自忽焉。

妇人不寐治验

上海裕源泉钱庄陈鸣皋先生之令室，常熟人也，去秋产后，偶染赤痢，经医治愈，又患失眠，遍请名医诊疗，而病转危笃，已待毙矣。忽接其母从常熟来函，云：据乩坛吕祖仙师指示，须请苏州王慎轩先生诊治，乃托其至戚王熙斋君来苏，邀王师往诊。询知目不交睫者已将半载，口不能食者已有两月，稍进粥汤即觉胀闷，稍闻木声即觉心惕，时而昏厥抽搐，时而烦热叫嚣，头目眩晕，少腹酸胀，小溲多少无定，大便溏结不一，面色黯赤，肌肤甲错，舌质紫红，脉象弦涩。闻其呼吸尚匀，量其体温如常，王师曰：此病不在气分而在血分也。良由初患赤痢，早投凉涩，病毒不能从肛门而下出，反入血分而内陷，阻滞血液之流行，障碍神经之交通，故致变为不寐也。当此之时，苟服疏通血分之药，数剂即可全愈。无如医者不究其源，不明其理，只知泛用普通安神清心之药，清心不离苦寒，愈寒则血行愈涩，安神不外补涩，愈涩则瘀阻愈多，面色黯赤，舌色紫红，肌肤甲错，少腹酸胀，皆是瘀血内阻之确据也。时而迷走神经受瘀血障碍而麻痹，遂致失去知觉，而为昏厥抽搐。时而交感神经起救济之作用而紧张，遂致骤增急迫，而为烦热叫嚣。消化器之工作，则因瘀血阻滞而蠕动停止，故食物难进。排泄器之机能，则因神经受病而调节失常，故二便无定。脉弦者，交感神经紧张也，脉涩者，血液流行瘀滞也。遂与血珀、桃仁、丹参、泽兰、旋覆、新绛、枳实、赤芍、丹皮、陈皮、半夏、川贝、合欢皮等药，日服两剂，再与大黄䗪虫丸一两，分三服，日二夜一，开水送下。两日后，大便畅行三次，色黑而粘腻腥臭，昏厥抽搐已止，烦热叫嚣亦瘥，夜间略得安寐，诸恙均已轻减。再宗前方出入，渐加补血安神之药，而病乃霍然全愈矣。

室女肺痈治验

横泾镇，郭姓女，咳嗽痰多，痰中带血，午后寒热，夜有盗汗，饮食不香，卧床不起，人以为肺痨已成矣，经数医诊治，无效，始迎余往诊。望其面色，不娇红而黯黄，诊其脉象，不细数而滑大，咳声重浊，痰如米粥，左膺隐痛，口有臭气，知非劳瘵，实系肺痈。先与葶苈大枣泻肺汤合三子养亲汤，加杏仁、川贝、桔梗、蒌仁、冬瓜子，一服后，病大减，再以肺痈汤合千金苇茎汤加减，数服即愈。

妇人肠痈治验

双林巷李庭君之夫人,秋日食山芋后,右少腹忽发剧痛,头胀发热,心烦口渴,胸闷呕吐,便秘溲少,先请西医诊疗,断为盲肠炎,须用手术剖割,且谓剖割宜早,迟则脓成,不可救矣。惟病人坚不肯剖,宁死不从,乃请王师往治。师曰此症西医名谓盲肠炎,实即中医所谓肠痈也。遂用金匮大黄牡丹汤加旋覆花、合欢皮、广郁金、炒枳壳、连翘壳、京赤芍、大贝母、全瓜蒌,服药至夜间,下脓血甚多。次日往诊,腹痛大减,发热已退,呕吐已止,诸恙均轻,乃再与金匮排脓散加合欢皮、旋覆花、川贝母、广橘络、全当归、杜赤豆、连翘壳、丝瓜络等,服三剂后,各症俱退,渐复康健矣。

妇人肝厥治验

阊门外,臭马路,勤益麻线号,沈姓主妇,素体血虚,迩来忽患形寒发热,呕恶泄泻,头目眩晕,时而昏厥,脘胁胀痛,甚则欲绝,病势危笃,大有旦不保夕之虞,先延西医治疗,打针服药,均无效验。幸赖陈姓介绍,急请王师往救,诊得脉象沉细而弦,望得舌苔白腻而厚,知系肝厥之症。良由血虚则肝易旺,郁怒则肝乃胀,肝为最大之腺体,亦为藏血之要区,肝脏受病,则全身之腺液血液,亦必受绝大之影响。胁为肝之分野,脘乃胃之部位,肝脏胀大,病及于胁,胁内之腺液血液,不得流通,则为胁内膜炎。而胁部胀痛,肝胀过甚,犯及于胃,胃中之腺液、血液不得流通,则为胃内膜炎而脘中疼痛。消化器之消化作用,因而失常,则为呕恶泄泻。神经系之神明机能,因而无权,则为眩晕昏厥。且表部之腺液不足则卫虚,血液不足则荣虚,荣卫俱虚,风寒易侵,故形寒发热也。乃与柴胡疏通淋巴腺管,紫苏疏通末梢血管,即所以和荣卫而退寒热也,又以半夏、橘红、川贝化其炎症所分泌之痰,旋覆、郁金、枳壳行其炎症所郁积之物,赤芍和荣行血而退炎,砂仁理气和中以止呕,瓦楞壳消郁血而定痛,玉枢丹泻停痰而止呕,更用制香附、沉降香等芳香之药,兴奋其神经,流通其血脉。一剂服后,寒热渐退,昏厥不发,呕恶已轻,诸恙均减。惟脘胁疼痛尚甚,午后胀闷不舒,再诊以前方去柴胡、紫苏、玉枢丹,加肉桂心、奇楠香、抱茯神之类,服此两剂,竟得诸恙日轻而渐愈矣。

室女胃炎治验

古市巷，孙姓女，年十四岁，夏日服冰淇淋太多，晚餐后，脘痛甚剧，呕吐不已，延西医诊疗，谓系胃炎，打针服药，脘痛不止，呕吐益甚。复延某中医，用旋覆、代赭、半夏、沉香、良附丸等药，药似与病相合，而入口即吐，甚至滴水不能下咽，下咽亦即呕出，惟有呻吟待毙，不敢稍进汤药矣。其舅父施长明，来请慎师往诊，不欲服药，但求一决生死耳。诊其脉弦紧而迟，望其舌白腻而厚，知系生冷伤胃所致，拟附子粳米汤加川椒、干姜、吴萸、良姜、砂仁、郁金、玄胡，令煎汤徐徐服之，逾时暖气颇爽，脘痛渐轻，而呕吐竟不作矣。是夜安眠如常，翌朝得食粥汤，复诊脉已和缓，遂与调治而愈。

受业德箴按：此病既名胃炎，又用辛热之药，不知医理者，必谓以热助热，益增其炎矣。庸知此种炎症，实与冻疮相似，冻疮之红肿疼痛，因受寒冷而起，故用辣茄、生姜等热药，煎汤洗之，可以消散。此症之胃炎呕痛，亦因生冷而起，故用附子、吴萸等热药，煎汤服之，可以痊愈。

室女痛厥治验

幽兰巷唐慎坊大律师之令甥女，患脘腹疼痛，痛甚而厥，不能饮食，食入则吐，时而凛寒甚剧，时而壮热甚盛，急以电话请王师往诊。据唐律师云，此病去年亦曾如是，初服中药，毫无片效，嗣赴上海某医院，打针服药，用去医药费千数元，始得暂止，不料今又发矣，未知中药能愈此病否？王师诊其脉弦迟而滑，望其舌白腻而厚，问其侍病者曰此人平日贪凉饮冷乎？曰喜食西瓜、生梨、香蕉等物。此病初起，亦由是焉，师乃拟方，用紫苏、香附、良姜、旋覆、瓦楞、元胡、郁金、陈皮、半夏、茯神、砂仁、枳壳、沉香曲、肉桂心等药，一剂而寒热已减，痛厥亦轻，再剂而疼痛已止，呕吐亦瘥。唐律师曰：奇哉，中医之治法，真足以远胜于西医也。

妇人霍乱治验

饮马桥南首，冯静慧女士，乃印光法师之信徒也，持斋已久，念佛甚虔，但因体质素亏，疾病易侵。秋间忽染霍乱，呕吐甚剧，泄泻颇多，形凛发热，头胀眩晕，骨节酸楚，胸次痞闷，腹胀疼痛，肠鸣辘辘，舌苔中剥，边黄腻，脉弦滑，左尤甚。王师断为类霍乱症，用炒荆芥、藿香、紫苏、青蒿、连翘、茯神、枳壳、竹茹、橘皮、半夏、旋覆、川贝、大腹、玉枢丹、左金丸，一服后，寒热退，呕吐止。再以前方去荆芥、紫苏、青蒿、连翘、竹茹、玉枢丹、左金丸，加白术、车前、香附、砂仁、沉香曲、保和丸、鲜荷叶。二服后，腹痛已轻，但觉腹侧牵痛，泄泻已减，反觉泻而不爽。三诊以前方去白术、车前，加桔梗、苏梗、鲜佛手，三服后，诸恙均差，乃与炙草、白芍、扁豆、石斛、茯苓、橘白、半夏、谷芽、范志曲、鲜稻叶、鲜荷叶、鲜佛手等，加减调理而愈。

妇人癃秘治验

闾门外小邾弄，方姓妇人，小产之后，始发湿疮，瘙痒不堪，外敷西药，顿觉全愈。讵料湿疮之病毒，不得从皮肤而外达，遂反从脏腑而内遏，以致骤变少腹胀痛，坐立难当，烦躁不得卧，胀闷不能食，大便秘结，小溲癃闭，肛门坠痛，带下连绵，来寓就诊。脉象沉滑，沉为湿遏于内，滑乃热郁于中，湿热客于子宫，子宫内膜炎肿，是以少腹胀痛也。夫子宫之前为膀胱，乃小便之所从出，子宫之后为直肠，乃大便之所从出，子宫既已炎肿，势必累及前后，大肠之蠕动失常，不能传送糟粕，是以大便秘结，膀胱之气化失宣，不能通调水道，因而小溲癃闭也。浊垢不得下达，势必反逆于上，此烦躁胀闷之所由来也。且其带下连绵，正是炎在子宫之明征，肛门坠痛，尤为病及直肠之确据。遂用川军、制朴、枳壳、腹皮泻其肠中之垢浊，赤芍、丹皮、连翘、炙草退其子宫之炎肿，滑石滑利二便，桔梗排除炎腐，旋覆、沉香降其湿浊，橘半、贝母，化其痰湿。服一剂后，腑行略通，胀痛已减。服两剂后，二便已通，湿疮复发，此是内蕴之湿热，已有外达之趋势。再诊用清水豆卷、鸡苏散、全当归、京赤芍、粉丹皮、净蝉衣、连翘壳、瓜蒌皮、绿豆衣等药。两服之后，湿疮渐减，小溲欠畅，且觉胸闷不舒，纳谷不旺，知其内蕴之湿热未除，膀胱之气化不宣也。三诊用旋覆、贝母、陈皮、枳壳、香附、乌药、萆薢、瞿麦、扁蓄、通草、车前、泽泻等味，令服数剂，后介其邻人来诊，知已愈矣。

女科医学实验录（第四集）

王慎轩　著

门人　王德箴　唐景昭　杨梦麒

　　　张又良　王道济　顾志道

　　　沈潜德　郁佩英　朱彩霞

　　　谈元生　管愈之　吴中民　同辑

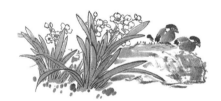

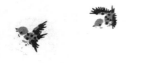

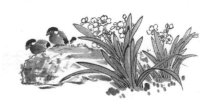

序

　　慎轩夫子编著女科医学实验录既竣，弟子等合词以颂曰：夫子潜究今古，精阐学验，内外儿妇百科无所不通，而于女科更有心得，故起沉疴而肉白骨如响斯。应对险症而用奇药，着手成春，登门乞诊者踵趾相接，执经问难者络绎于途。暇复从事著述，莫不阐解透彻，引证详明，出版行世者已得二十有六种。今更以历来治验得意之方案，不自珍秘抉择精华，汇辑成书公诸天下以诲后世，使天下后世学者，不必穷经研古而瞭然于妇女隐微繁疴之疾病，而知所温凉补泻之要诀。非学有渊源事有可征，明理立言诲人不倦者，其孰能之其孰愿之？顾允若先生谓夫子贪于学问，能贪人所不能贪，并贪人所不愿贪。今夫子之不吝诲人，亦可谓能奢人所不能奢，并奢人所不愿奢，将使天下后世女子无讳隐之疾有瓜瓞之叹。强我民种繁我民族胥有赖焉，夫子之功不在禹下。夫子莞尔而笑曰：利人济世医者之职，临诊有所得以供知医者之研究探讨，使具有悠久历史之国医代有发明，不致因时代潮流之变迁而淘汰于无形，则予之意也。非敢云诲人乌足以语功，即论有功亦皆诸生赞襄辑录之功耳。又良不禁失声而应曰：唯唯。同学有责之者曰：又良不能奢夫子之奢，贪夫子之贪，而乃贪夫子之功乎？又良不之辩，夫子不加责。遂退而记之因以为序。
　　中华民国二十一年十二月朔日门人张又良谨序于颐和精舍

带下腹痛治验

光福镇，朱厚载夫人，年三十四岁，前年因患带下，服市上所售之白带丸，带下略止，腹痛大作。再服西药小苏打片，腹痛即止，翌日复发，发即服，服即愈，迭发迭服，愈服愈勤，始仅一日发一次，继则一日发三四次矣。始仅一次服一片，继则一次须三五片矣。乃访名医诊治，医断为寒，治以热药，渐觉满腹膨胀，呕吐酸食，大便燥结，月经停止，再延月余，更觉头晕目花，形瘦骨立，群医束手，已待毙矣。嗣闻慎师医名，勉强来城求诊。望其面色黧黑，形容枯瘦，舌质紫黯，舌苔垢腻，按其脉象沉滑，尺部尤甚，腹部坚膨，击之有声。师曰此症初因湿热蕴于下焦，子宫内膜起炎，分泌增多而为带下，继因早投止带之药，子宫实质炎肿，刺激神经，而为腹痛。再因迭服止痛之药，肠胃神经麻痹，蠕动失常，消化乏力，故为呕吐膨胀便结也。久则血液日虚，荣养日乏，故为头晕形瘦经停也。治此之法，决不可因其羸瘦而投滋补，岂不知叔和有曰大实有羸状，误补益剧乎！必当泻去其子宫所积之湿热，消散其子宫所起之炎肿，方有治愈之望也。不然，湿热不去，炎肿不退，血液何以自复，元气必将虚脱矣。但羸瘦若此，攻伐实难，惟有遵仲景大黄䗪虫丸补中缓下之意，乃用酒炒大黄五分，制甘遂一分，制黑丑三分，炒黄柏一钱，肉桂心一分，研细末，饭为丸，再用全当归一钱半，人参须八分，陈广皮八分，煎汤送丸，一服而大便通，再服而胀痛止。复诊用制香附、制苍术、炒川柏、全当归、京赤芍、紫丹参、赤茯苓、福泽泻、车前子、沉香曲、大腹皮、春砂仁、白葵花，连服八剂，诸恙顿愈。后与调补之药，迩已康健如常矣。

带下淋浊治验

接驾桥巷，钱姓妇，因其夫性喜渔色，致染梅毒。梅毒挟湿热蕴于下焦，膀胱与胞宫内膜起炎，因而小溲浑浊，淋沥疼痛，带下连绵，生育艰难，恙延多年，元气日虚。又增溲时坠胀，溺意频数，日数十次，痛苦不堪，遍服方药，毫无功效。后经友人介绍来诊，见其垂首不语，面王下赤，脉象滑数，两尺尤甚，舌苔黄腻，尖边赤绛。经云女子于面王下，为膀胱子宫之病，参以脉舌，当是温热蕴于膀胱子宫之病因。问之曰尔病淋带乎？答曰然，先生何其神耶。遂将病源泉症状，和盘托出。乃用八正汤去大黄，加土茯苓、土贝母、牛膝梢、两头尖、血珀屑、清宁丸，二剂后，小溲频数稍减，淋痛带下亦轻。惟溺时坠胀尚甚，再以前方去山栀、木通、两头尖、血珀屑、清宁丸，加升麻、香附、乌药、益智仁，三剂后，坠胀大减，淋痛已止，仍守原方出入，嘱其暂忌房帏，必可痊愈。三月后，其母患病，携来就诊，询及旧恙，果已霍然。

热入血室治验

通安桥，赵氏妇，月经适来，感寒即止。寒热往来，头目眩胀，骨节酸楚，胸次痞闷，两胁疼痛如刺，少腹硬痛拒按，舌苔白而微黄，舌质红而带黯，面色微青，脉象弦数。王师先用小柴胡汤去人参，加荆芥炭、白蒺藜、西秦艽、京赤芍、桃仁泥、藏红花、旋覆花、橘皮络，服后寒热即减，表证均轻。惟少腹硬痛尚甚，二便均不通利，心神烦躁有如狂状，乃再用桃仁承气汤去桂枝，加肉桂心、当归尾、京赤芍、藏红花、旋覆花，橘皮络、制香附、金铃子、玄胡索，服后泻下黑粪，诸恙顿瘳。惟胸次不畅，纳谷不旺，乃与理气和荣药调理而安。

门人德箴谨按：此症先用小柴胡汤，后用桃仁承气汤，夫热入血室用小柴胡汤，仲师已有明文矣。但用桃仁承气汤者，何耶？盖仲师之所谓热结膀胱者，亦即热入血室之互词也。《伤寒论》曰：太阳病不解，热结膀胱，其人如狂，……外解已，但少腹急结者，宜桃仁承气汤。此即热入血室之瘀血停积症也，不然，膀胱为蓄尿之所，热结膀胱，只需用五苓散等通其小便，何必用桃仁承气汤下其瘀血乎？王师研究仲景之书，深有心得，故能应用其方而取效也。

血崩吐血治验

失血一症，本有禁用人参之例，盖人参功能兴奋神经及增进血压，神经兴奋则血行必速，血压增进则血易妄行，实有使失血加重之害也。惟古人又有血脱益气及补气摄血之法，常用人参以挽救垂绝之血症，此何故耶？盖血脱益气者，乃指大脱血之后，全身失养，机能衰竭，细胞涣散，势将虚脱，则当重用人参以挽救之。补气摄血者，乃指大病之后，或年高之人神经已虚，固摄无权，骤患失血，毫无热症，则亦当用人参以补摄之，除此二例之外，决不可妄投人参也。如乌龙巷口，顾姓妇人，初患吐血，曾经王师用祛瘀凉血药治之,病已略减。邻妇谓吐血属虚,宜服人参,适有家藏参末,遂吞服之。忽觉血冒如涌,经冲如崩,举家惊惶,急请王师往诊。诊其脉象,弦数而乱,望其面色,戴阳而紫,问其病状,头晕目花,察其呼吸,气短而急。师曰此乃误服人参,增进血压,血液妄行所致。遂与鲜生地、清阿胶、左牡蛎、花龙骨、灵磁石、龟板炭、侧柏炭、鲜竹茹、嫩白薇、女贞子、墨旱莲、参三七、鲜藕汁,一服血减,两服血止,后与调补而全愈。然则由是观之,血症误服人参,确有大害,负司命之责者,可不以此案为警戒乎。

惊恐血崩治验

本城东花桥巷潘经耜先生之如夫人,因旅居沪渎,值中日激战,骤闻炮声轰烈,人声鼎沸,惊恐非常,即欲返苏,惟铁道已被炸毁,火车已不通行,只得乘轮船而返矣。据云船至中途,因机坏而连停两天,因食尽而受饿竟日,以致到苏之后,骤患大病。始则大笑不止,继则血崩不已,迭延中西名医诊治,笑虽止而崩更甚,且头眩目瞀,心悸腰酸,乍寒乍热,不食不眠,病日危矣。幸得打线巷潘梅荪先生,介绍王师往诊。诊得脉象弦促,促乃神经衰弱中之虚性兴奋,兴奋则血流过速而易于妄行,弦乃血液失亡时之神经紧张,紧张则血管变硬而易于破裂,如此脉象,大有暴崩虚脱之虑。惟是医为仁术,义难坐视,辗转思维,冀图挽救,因思《内经》曰:惊则气乱,恐则气下。夫气乱者,当镇静之,气下者,当固涩之,遂用龙骨、龙齿、牡蛎、龟板、茯神、枣仁、远志、甘草、白芍、沙苑、地榆、棕炭、藕节炭、震灵丹,一剂知,两剂已,即能来寓覆诊,再宗前意调补而愈。

气郁血崩治验

卫道观前,许姓妇人,始则经期屡愆,继则经愆三月,忽患血崩,崩下成块,且患脘痛,痛势甚剧,医用止痛止崩药,不效,急延王师往诊。脉象弦涩,舌质淡紫,断为气郁而血液不循常道,血瘀而新血不得归经。用制香附、广郁金、荆芥炭、旋覆花、瓦楞壳、仙半夏、陈广皮、春砂仁、沉香曲、炒丹参、炒归身、参三七、炒藕节、失笑散,一剂知,两剂已。门人德箴:喜其取效之甚速也,故特濡笔以志之。

经闭咳嗽治验

横泾陈月庵夫人，感冒风寒，咳嗽多痰，医以滋阴补肺药治之，两剂而愈。旬余又发，又进两剂，咳嗽亦减。但从此干咳无痰，音哑不扬，渐至形瘦潮热，纳少经闭，复请前医诊治，曰阴虚已甚，恐难完璧，投以大补之药，如人参、沙参、生地、熟地、阿胶、麦冬等类无不重用，非特无效，反觉增病，痰鸣气逆，不能平卧，胸满腹胀，不能多食，大便溏泄，小溲涩少，易医诊治，亦无应效。嗣闻王师医名，买棹来诊，望其面色黧黑，舌质青紫，诊其脉象滑大，重按有力。师曰此因伤风误补而成者也，幸得脉症相符，尚可挽救，乃与炒荆芥、炒防风祛其风，半夏、橘红化其痰，杏仁、旋覆顺其气，厚朴、槟榔消其胀，莱菔子解其补药，炒枳壳消其壅滞，茯苓、通草通小便而止溏泄，干姜、甘草健脾胃以资生化。连服二剂，喘平咳减，胀消食增，再以前方去槟榔、厚朴、莱菔子，加川贝、远志、合欢皮，又服两剂，咳嗽大减，诸恙均瘥。乃用旋覆花、嫩前胡、苦杏仁、川贝母、云茯苓、远志肉、炙甘草、广橘红、仙半夏、炙款冬、冬瓜子、合欢皮、止嗽散，服至八剂，咳嗽已愈。乃再与调理脾胃，益血和荣之药，为丸服之，逾月而经通体健矣。

经闭腹胀治验

庙堂巷，钱姓女，年十八岁，夏月多食西瓜，始觉腹痛，继觉有块，逾三月，腹笥渐大，经水亦停。日进祛瘀通经之药，渐至形瘦肉脱，卧床不起，举家怆惶，已备后事矣。幸其病者之姑母，因病来诊，谈及渠病，王师认为可治，姑往一诊以试之。诊其脉象弦迟，望其舌苔白腻，按其腹部，膨大如鼓，轻击之咚咚有声，重按之隐隐作痛，知其病在气分而不在血分，乃气臌而非血臌也。血臌初起，月经必闭，气臌初起，月经时下。此症经闭于三月之后，乃因气病而累及血分，固不可误认为血臌而妄用祛瘀通经之药也。夫治病之道，贵治其本，此病起于多食西瓜，伤伐阳气，阳气既虚，湿浊不化，故致凝聚而为臌胀，必须助阳气而化湿浊，方有可愈之望。乃用附子、肉桂、干姜等药助其阳气，苍术、厚朴、陈皮等药化其湿浊。服一剂，腹中微响，腹胀略轻。服两剂，腹中雷鸣，腹胀顿消。后与调补之药，形肉渐复，月经亦通，迄已康健如常矣。

经期呃逆治验

左邻周锦记戏巾铺小主妇,经期忽患呃逆,医用丁香柿蒂汤合旋覆代赭石汤加味,无效,求王师诊。望其舌苔,黄腻而厚,闻其呃声,连续而高,问其兼症,腹满便闭,诊其脉象,滑数有力。师曰此乃宿食积于肠胃,浊气不得下达,上迫于横膈膜,横膈膜起挛痉而为呃逆也。夫今所谓呃逆者,即古之所谓哕也。《内经》云:哕,以草刺鼻,令嚏而已。《金匮》云:哕而腹满,视其前后,知何部不利,利之即愈。乃即遵照《内经》《金匮》之法,令用通关散闻鼻以取嚏,并用小承气汤下之。日晡进治,黄昏即愈,翌日来诊,仅觉腹部略有不舒,月经来而太多,乃再与调理之药,连服两剂即得康健。

经期咽痛治验

包衙前,方菊生夫人,素体肥盛,且多痰湿,偶患咽痛,适值经期,求治于医,初用桑丹、黄连清之,经水即止,继用大黄、枳实下之,忽然晕厥,急请慎师往诊。诊其六脉沉伏,抚其四肢冰冷,师曰此因阳虚之体,误服寒下之药,阳气暴脱,神经衰竭,虽有仙丹,恐难挽救,惟有先灸气海、关元,冀其苏醒,方可进药。乃用熟艾引火灸之,连灸数壮,始得渐苏,再与四逆汤煎服之,厥回脉起,乃获再生,且咽痛已愈,经行亦爽矣,由此可见咽痛一症,未可概投凉药,且中医灸法,实可补汤药之不及,吾侪学者,亟宜深加研究也。

痛经寒热治验

德安里,唐鹏程夫人,每逢经期,必发寒热,腹胀疼痛,胸闷泛恶,已延四年有余矣。一医与以四物汤加青蒿、黄芩、地骨皮等药,寒热反盛,腹痛益剧,甚至痛极而厥,神识不清,急请王师往诊。时已夜间九时矣,望其舌苔薄白而腻,诊其脉象弦细而涩,因问鹏程曰:尊夫人贵恙,起于悲思抑郁乎?曰:然,因殇子而起也。遂与香附、紫苏、柴胡、赤芍、茯神、枳壳、陈皮、半夏、肉桂、沉香、元胡、郁金、石菖蒲、失笑散,煎服之后,腹痛大减,昏厥亦差。次日复诊,再以前方去肉桂、沉香、石菖蒲,加荆芥、砂仁、沉香曲,连服二剂,诸恙顿瘳。逾月又来就诊,谓经来腹痛已止,寒热亦愈,但觉胸腹略有不舒之状,恳拟丸方以除病根,乃宗前意拟订,彼即欣然受方而去。

痛经不孕治验

濂溪坊,王永康夫人,夙患痛经,多年不孕,历访名医,终未获效。嗣求王师诊治,投以制香附、全当归、大川芎、紫丹参、赤茯苓、陈广皮、仙半夏、单桃仁、杜红花、川牛膝、川泽兰、元胡索、紫石英、沉降香。逾四月经不来,形寒头眩,胸闷纳少,恐系患病,复来就诊。诊其六脉细滑,左尺动甚,曰孕已三月矣。问男耶女耶?曰男也。惟素体血虚,脉见细象,恐其血不养胎,有小产之虞,务宜谨慎调治,以防不测。乃先与老苏梗、春砂仁、陈广皮、姜竹茹等理气和胃而止呕,白归身、炒白芍、焦白术、云茯苓等健脾补血以安胎,再与千金保孕丸常服之,果得十月满足,产下男孩。弥月汤饼之会,永康举樽而对王师曰今日之乐,乃先生之所赐也,其欣喜之状,诚有不可言喻者也。

小产不孕治验

上海中央银行徐壬麟先生之夫人,结褵多年,屡患小产,且因小产之后,叠患诸恙,头目眩晕,口舌碎痛,脐腹膨胀,腑行泄泻,带下连绵,经期不准,因来求治于王师。诊得脉象弦迟,望得舌色光剥。据述叠请诸医诊治,咸谓舌色光剥则治宜滋润,大便泄泻则治宜温燥,用药极难,治愈不易,故致久治不愈也。师曰此症之舌光者,乃因泄泻已久,津液不得上承耳。若泄泻一止则舌光亦愈,请释虑焉。遂用理中汤加木香、砂仁、牡蛎、泽泻、车前、通草、谷芽、麦芽、陈皮、荷叶,连服两剂,病果减轻,再以前方加减,遽获全愈。次年得生一子,合家均极欣喜矣。

孕妇子痫治验

严衙前,顾竹庵夫人,怀麟九月,患子痫症。咳逆头痛,瞀闷呕恶,甚则昏厥,面浮肢肿,大便不通,小溲涩少。曾见腹痛欲产之象,叠请诸医诊治,均用羚羊角散加减,浮肿虽轻,昏厥时作,幸赖名医艾步蟾先生介绍王师往诊。师曰此系胎病累母,必须胎下始安,否则不能为也矣。盖胎儿之血液循环，系由母体之鲜红动血由胎静脉输入于胎，营其新陈代谢之功能，于是吸取养料，排除废物，成为紫暗之静脉血，由胎动脉复还于母体。从大静脉而入心，经肺动脉以入肺，呼碳吸氧，复变鲜红之血，如此周而复始，无有止时，是则孕母以一体之脏器行二体之工作。若其胎体之废物较少，母体之工作强健，则尚能安然无恙，倘其胎体之废物过多，母体之工作衰弱，必与酿成疾病矣。如此症之发生，亦必因胎儿之组织异常，排泄之废物过多，初时尚不发觉，厥后愈积愈多，废物变为毒质，一身尽蒙其害。在肺则为咳逆，在心则为督闷，在胃则为呕恶，甚则刺激于脑神经而为头痛，再甚则神经麻痹而为昏厥。且九月重身，胎儿已大，前压膀胱则溲少，后碍直肠则便闭，二便既不通，废物更乏出路，故致病势日重，昏厥日作也。夫治病之道，必须求其所因，伏其所主。此病之原因，既在于胎，则下去其胎，实即为此病之根本疗法，况日前已见腹痛欲产之象，胡不乘势下之，当此胎儿已大之时，下胎之后，母子均尚可活。倘再姑息养奸，任其屡次发厥，深恐母子两命，俱难保矣。病家深信王师言，但问下胎之后，母命可保全乎？师曰只须用稳当下胎之法，必可使产母安全，请弗虑焉。何谓稳当下胎之法，盖不用毒药堕胎，不与峻药破血，惟服催生之药，使其早日产下耳。遂用滑胎饮加旋覆、代赭、沉香、枳壳、茯神、半夏、贝母、莱菔子、橘皮络、石决明等，一剂而呕吐咳逆大减，头痛晕厥亦轻。再剂而胎胞俱下，子母俱安，从此诸恙霍然矣。后因偶感风寒，小有寒热，复请王师治愈，故知前恙已痊。

门人元生谨按：王师用催生药下胎以愈子痫，可谓奇妙之至矣。尝见治子痫者，仅知用羚角、牡蛎、紫贝、茯神等药治而病势不退，束手无策矣。下胞胎者，只知用红花、牛膝、棱莪等药因而血崩晕厥，不知几多矣。呜呼，数千年来，因此而死亡者，不知几千人矣，岂不深可悯哉。今得王师发明此法，既使吾侪学者，得以遵循斯法，亦使后世妇人，得以减少枉死，诚大幸也。故特谨将此症之病及治疗之原理，详述如上。

孕妇腹痛治验

横马路，陈姓妇，经水三月不行，脘腹胀痛甚剧，一医误断为经闭，作癥瘕治之，几濒危矣。来寓就诊，六脉滑利，两关尤甚，师曰此孕兆也。病人曰余已生过四胎，自知非孕。师曰受孕徵象，各不相同。迩因年近四旬，血液渐衰，既须自顾其身，又欲兼养其胎，荣养不足，肝气亢逆，故致脘腹胀痛也。遂与四物汤加香附、乌药、陈皮、砂仁、沉香、茯神、甘草、佛手、桑寄生等药。一剂服后，腹痛略减，以手按腹，胎已微动。翌日来诊，曰先生脉理，真高明也。再以前法加减服之，至冬果举一雄，产后因患牙痛来诊，故知之。

坠胎中毒治验

呜乎，世道不古，人心险恶。常见有稳婆用毒药堕胎者，既使胎儿早殇，又累产母受病。甚有胎未下而母体大伤，或有非受孕而误进堕药，遂使产母大受痛苦甚至死亡。余见甚多，岂不深可哀哉！如猪行河头，张姓妇人，经停二月，误为受孕，请稳婆堕胎，用药条置入子宫，一周时候骤然血下甚多，观之并无血块。即形寒发热，呕恶泄泻，胸闷腹痛，头目眩晕，似欲昏厥，病势甚危，即邀王师诊疗，知系堕胎中毒所致。勉拟一方用大黑豆、荆芥炭、白扁豆、生甘草、旋覆花、春砂仁、沉香片、制香附、赤茯苓、炒枳壳、仙半夏、橘皮络、陈佛手之类。翌日复请往诊，据云服药之后，血下渐止，吐泻亦差，头眩寒热、胸闷腹痛等症均已轻减，仍守前法，去荆芥炭、大黑豆、沉香片，加广郁金、元胡索、广藿梗、鲜荷叶，服二剂后，诸恙均已痊愈而身体亦复原矣。然此症幸遇王师竭力挽救得庆更生，否则此人之生命又伤于稳婆之手，实可痛恨也。

早产急症治验

大石头巷，许菊甫先生之令媳，怀麟七月，漏红已久。忽然腰疲甚剧，腹痛阵作，谷道挺急，尿道坠胀，乃急延产科女西医，用腹诊听诊之后，云势将早产，无法挽救矣。然病家以为胎未足月，遽而早产，恐于母子有碍，急以电话托其令亲曹松乔先生来请王师往诊。时已夜间八九点钟矣，遂即驱车前往，诊其脉象弦细而滑，舌苔薄白而腻。夫脉者循环器之血管也，血虚无以充大脉管则脉管缩紧为细，血虚无以荣养血管则血管变硬而为弦。舌者消化器之表现也，脾虚不能资助消化则水湿停留而为腻，肝郁不能制造胆汁则黄色不现而为白，此脉象弦细舌苔白腻之所由来也。据此论断则此病之漏红，亦不外乎血虚肝郁脾弱湿盛也。血虚则血管变硬而易破裂，故致漏红。脾虚则统摄无力而易堕下故将早产。肝郁则血液流行之郁滞而易腹痛，湿盛则肾脏之分泌障碍而易腰疲，况胞胎居于腹中，胎系于腰肾，胎儿将堕，腰腹必痛，是以腰疲甚剧，腹痛阵作也。且子宫前近尿道后近肛门，今之谷道挺急，尿道坠胀，盖即早产将下之症状也。病家问曰胎能保乎？师曰此症胎儿已将产下，病势已至极峰，若强用补涩之药，恐其愈补而湿愈盛，愈涩而气愈郁。若妄用催生之剂，恐其暴下而血暴脱，愈催而病愈急。拟用古方保产无忧散合佛手散加减，使其肝气之郁滞者得以宣通，血管之变硬者得以柔和，则破漏者可以弥补，病剧者可以缓和，或可有保全之望也。服药之后，果觉病势大减，再以前方出入，不多数剂而胎安病瘳矣。如此濒危之症，得能挽回，亦云幸矣。然非有悬崖勒马之方，焉能回此一发千钧之症乎。

产后湿温治验

观前街，同仁和绸缎洋货号，陈铭昌令室。产后三朝，陡觉形凛，且有自汗，头晕心悸，胸闷泛恶，精神疲倦，两目闭合，急延西医治疗，谓系心脏衰弱，打强心针，服强心药，病势不减，合家惶急，幸得该店之同事介绍，邀请王师往诊。望其面色油晦，舌苔厚腻，按其脉象濡滑，右关尤甚，闻其呼吸粗大，问其恶露如常。师曰此系湿温初起之重症，非虚证也。形凛乃发热将来之预兆，自汗乃内热迫之蒸之征象。头晕心悸为水湿上凌之症，神疲目合为痰湿蒙蔽之象。急宜芳香宣化、辛开苦降，用苍术皮、广藿梗、橘皮络、抱茯神、炒枳壳、仙半夏、旋覆花、苦杏仁、白蔻仁、炒苡仁、白通草、福泽泻、佛手柑。并谓病家曰此药服后，必致发热，是属病机外达之佳象，弗虑可也。服后果觉形凛渐解，发热渐扬，胸闷略松，精神略振。再守前法加减，病势日轻，至七日而诸恙悉愈。

产后冬温治验

宜兴财政局科长朱馨吾之夫人，产后三朝发热，略有咳嗽，自服生化汤益母膏，益觉心胸烦闷，热势壮盛，头痛眩晕，神识模糊，入夜尤甚，急请王师拨冗往诊。脉象滑数，舌苔黄腻。师曰此乃冬温误服温药之坏症，症势非轻，颇虑增变。姑拟栀子豉汤加桔梗、枳壳、郁金、旋覆、陈皮、半夏、象贝、瓜蒌、茯神、灯芯、佛手，煎服之后，即得安寐，寐后醒来，烦闷又剧。次日又请往诊，脉象转浮，目眦红润，知其病机渐向外达，有发出疹痦之势，再以前方去栀子加紫苑、牛蒡，并嘱病人曰：今日服药之后夜间亦必烦躁，但此乃疹痦外达之兆，请耐心勿虑可也。是夜始则烦躁，继则汗出，时而入寐，时而惊醒。翌晨启襟视之，则胸前红疹白痦，俱已满布矣。午后又请往诊,据述胸闷烦躁等症,均已大减,惟咳嗽咯痰欠爽耳,乃再与紫苑、牛蒡、蝉衣、茯神、象贝、枳壳、橘络、瓜络、连翘、蒌皮、冬瓜子等。服此药后,颇得安寐,而诸恙亦均减矣。再往连诊两次,遂得霍然痊愈。

产后风温治验

苏皖邮政管理局会计处主任顾子黥君之夫人,产后八朝,忽患风温,邀师往诊。恶寒发热,头痛咳嗽,胸闷呕恶,脐腹疼痛,恶露不多,腑行不通,脉象弦滑,苔腻微黄。脉症合参,知系太阳阳明为病,法当先解其表,用荆芥、前胡、苏梗、稽衣发汗解表,旋覆、杏仁、二陈、枳壳化痰和中,一服得汗,恶寒渐罢头疼亦减余症尚甚,腑行不通,此乃太阳之表症渐减,阳明之宿滞未下,遂以前方去荆芥、苏梗,加全瓜蒌、莱菔子,翌日大便得通,腹痛已止,惟阳明余热未清,发热轻而未退,咳嗽减而未愈,口渴心烦,苔黄脉数,再以栀子汤合桑菊饮加减,二剂之后,诸恙皆退。继因抑郁忧闷,引动肝气以致病势略有反复,遂与平肝解郁理气化痰之药三四剂后,病乃告痊,后与调理而健。

门人德箴谨按:慎师治疗风温、湿温、春温、冬温等症,悉宗仲师伤寒六经之次第。如治此症,初者疏解太阳之表,继则导逐阳明之滞,再者清退阳明之热,无不应手而效,但此仅属数千万治愈案之一耳。要之六淫治法,决不能越出伤寒六经之范围。后世所立风温、湿温等名称,不过因气候病状之不同而定也。如兼伤风咳嗽者名曰风温,兼太阴湿症者名曰湿温,病于春者名春温,病于夏者名暑温,病于秋者名秋温,病于冬者名冬温。试观叶天士吴鞠通之书,虽分三焦而用药实亦不离乎六经,上焦之治法即宗于伤寒论太阳阳明篇,中焦之治法即宗于伤寒论阳明太阴篇,下焦之治法即少阴厥阴之症治也。其所以另创三焦之说者,乃欲别树赤帜眩人耳目而已,反致后之学者有望洋之叹。世之病者有不治之痛,此予深为悲叹者也,故特附论于此,以就正同道焉。

或问于师曰此症兼患腹痛而恶露不多,胡不用祛瘀之药乎?师曰擒贼先擒王,治病须治要。若因瘀露停留而发寒热者,固当以祛瘀为主,但此症痛在脐腹而不在少腹乃食积也。恶露虽少而日数已多是血虚也,且有头痛咳嗽等表症,明系风温挟滞之症,安可误认为瘀血停留而妄投祛瘀之药乎?况即使有瘀停留,亦因风温所致,解其风温则瘀自下,倘若早投祛瘀之药,必有反引病机转入血分之虑,可不慎欤。

产后风湿治验

江苏高等法院庭长宋芷生令次媳,产后旬余,忽患风湿,形寒发热,头痛骨楚,两足痹痛,不能步履,舌苔白腻,脉象浮缓。用桂枝、秦艽、荆芥、当归、茯苓、薏仁、橘皮、橘络、牛膝、郁金、丝瓜络、桑寄生、嫩桑枝,一剂而寒热退,头痛轻。再诊去桂枝、荆芥,加附片、甘草,连服两剂,诸恙顿瘥。三诊与以调理之药,得以全治。

门人元生谨按:中医所谓风湿痹痛,即西医所谓倭麻质斯症也,每难速愈,且有变成风瘫之虑,今幸王师治愈,且得早复康健,实属大幸,故特记述如上焉。

产后痹痛治验

娄门内,大柳贞巷,西医胡瑞珍女士之令嫂,去秋因类疟殒胎,产后恶露不下,瘀血散走血络,酿成痹痛重症,始则少腹两胯痹痛,继则腰髀两腿俱痛,甚至放温机能失职,体温不得外散,变为形寒发热、头胀眩晕,小便不利等症。医以为普通风湿之症,与以辛温发散之药,忽增右目红肿疼痛,胬肉突出如球,右脑掣痛颇甚,周身痹痛更剧,昼夜不得寐,饮食不得进,危险甚矣。复延中西名医并诊,中医谓为厥阳肝火上扰,投以羚羊角等清凉肝火,西医谓为神经过于兴奋,与以臭素剂等镇静神经。当日服后,痛果大减,次日不服,则痛如故,再以前法投之,却无大效矣。病家焦急万分,遍访名医诊治,幸得友人之介绍,始来邀请王师往诊。诊其脉象弦涩,望其舌苔紫黑,知是瘀血为祟,始因恶露不下,瘀血内留,阻于经络,刺激神经,故致两腿痹痛。继因辛温发散,瘀血上窜,阻于目系,发为炎肿,故致两目肿痛。医者不知攻去瘀血以除其本,只知镇静神经以治其标,故屡治而无效也。乃用琥珀、桃仁、茺蔚、泽兰祛其瘀,旋覆、郁金、橘红、瓜络通其络,牛膝、车前导血下行,乳香、没药行血止痛,一服之后,果下紫黑之恶露少许,而目肿头痛以及周身痹痛等症,均已轻减。翌日再诊,复以前方重用祛瘀之药,服后瘀下又多,寒热渐退,目肿大减,痹痛亦差。再循前法加减进治,服至五六剂,诸恙已十去八九。惟纳谷不旺,大便不通,病人急欲通便,王师谓正气尚虚,未可遽下,奈渠性急而不肯耐守,遂请西医用手术通之,果然便虽下而正益虚矣,头晕耳鸣,头痛又作,心烦颧赤,心悸不寐,此乃神经之虚性兴奋，正是宜用镇静药剂之际，遂以石决、龙骨、龙齿、牡蛎、磁石等为主，牛膝、郁金、茺蔚、泽泻、茯神、旋覆、代赭为佐，一剂知，二剂已，后与调理而健。惟目痛已久，瞳子已伤，诸恙虽瘥，一目已瞎，虽迭经眼科专家医治，终已无法挽救，亦憾事也。

门人谈元生按：此症之痛处，散漫在头目周身，既似风湿，又类风热，谁知瘀血之为祟乎？此等证治，不难在用药，而难在辨证。若再误断为风热风湿，则此人之性命，必难保矣。尝问于师曰先生何以知其病由于血乎？师曰：脉涩、舌紫，瘀血确据，且始于恶露不下，少腹疼痛，明是瘀血为病之证也。又问曰近世论者，有谓产后瘀血无上冲之理，未知然否？师曰此实未曾经验之故耳，试观此症用药半月，瘀下亦半月，而病始瘥，岂非确是瘀血之证乎？

产后厥逆治验

仲夏上浣，天方破晓，赤轮未吐，妍霞相映，忽闻扣门声，启视之，乃东中市协大祥线店之学徒，因其杨姓主母有病，欲请王师拔早往诊焉。吾师尝谓救人之急，当如己事，治人之病，当如己病，凡清晨晚间来邀诊者，必系急病，必须即往。故是一闻杨姓请诊，面未盥，口未漱，趋车即往。入其室见病人面白如灰，肢冷如冰，腹痛欲绝，神昏欲厥，脉象沉涩，舌苔白腻。细问病情，据其夫云昨系产后三朝，忽然形寒发热，遍体骨楚，四肢麻木，胸闷泛恶，腹痛甚剧，昨夜曾经痛厥，举家惊恐之极矣。师曰：恶露不通否？曰：然。师曰：二便不通否？曰：然。师曰：此症实由体元本亏，神经衰弱，外则营卫抵抗之无权，风寒因而乘袭，故为形寒发热。内则子宫之缩复无力，瘀露因而停留故致少腹疼痛。且子宫前邻膀胱，后毗直肠则便秘，阻及膀胱则溲涩。恶露既停，前后又闭，不通则痛，痛极则厥。且神经失其作用，体温不得四达故致四肢冰冷麻木也。遂用肉桂、沉香兴奋神经而止痛，元胡、郁金疏通血管而止痛，又以古拜散加藿梗疏其表，失笑散加血珀、桃仁祛其瘀。一剂之后，恶露即下，二便亦通，寒热渐退，腹痛亦愈。翌日复请王师复诊，脉已复，肢已温，复与前方加减，二剂之后，即告痊愈。

门人王德箴谨按：尝读仲师伤寒论，有曰诸四逆者，不可下之。今观此症，厥逆颇甚，何以先下其瘀而反见效耶？细究其故，乃知仲师所谓四逆不可下者，指少阴纯虚之症不可妄投承气峻下之剂也。此症既非纯虚，用药亦不纯下，乃仿仲师四逆散之意耳。质之王师，王师云然，故附记之。

产后肾泄治验

阊门内，西中市永丰钱庄缪敬之夫人，产后患五更泄泻，次数甚多，已延日久，复增口碎干渴，舌光剥苔，前医迭用石斛、洋参、扁豆、戊己丸药而病反剧，乃来求余诊治。视其精神疲倦，闻其言语轻微，诊其脉象沉细而迟。予曰此肾泄也，当以温药治之。岂可以口舌碎痛而误投养阴清热之剂乎？因问病者曰：尔之小便清白乎？曰：然。余曰：此乃肾脏虚寒之确据也。仲景曰自利而渴者属少阴也，虚故引水自救。小便白者，以下焦虚寒不能制水，故令色白也。今而泄泻而小溲清白，口渴而口舌碎痛，正与仲景此条相同，岂非虚寒之症乎？良由产后失调，神经衰弱，肾脏之交感神经不能分泌尿液，排除水分，肠府之交感神经不能振动肠壁，吸收水分，故致水液积于肠中，而成泄泻也。然何以不泻于平时，而泻于五更耶？盖以日间行动则血脉畅流，尚能协助神经以资消化，夜间静卧则血行缓慢，不能协助神经，以资消化。且丑寅之时，外界温度减低，内脏神经益疲，故至五更而泻也。因泻已久而津液专向下走，阳气不足而津液不得上承，故口舌失濡润而为干渴，甚则口碎舌剥也。为今之计，急当甘温辛热之药，兴奋交感神经之中枢，以恢复肾之分泌，肠之吸收，庶几泄泻可止，而诸羔可瘳焉。遂用附子理中汤合四神丸，参入茯苓、车前等药。二剂之后，泄泻大减，干渴已瘳，投剂既效，仍守原法，乃令再服二剂，果然泄泻止而诸羔均愈矣。惟其中枢之神经虽得渐强，而末梢之神经尚嫌不足，以致静脉血归流障碍，小血管内血压增加，而血中之水分渗漏于肌肉皮肤间，变为遍体肿胀，乃仍守前意，用附子理中汤合五皮饮，加芪皮、姜皮等药，兴奋神经而行表分之水液，数剂之后，肿胀即退，再与四君汤合金匮肾气丸加减，调理而健。敬之伉俪，欣感异常，每遇亲友，莫不竭力揄扬，谓王慎轩之诊病用药，诚可称为神医仙医也。然余非神非仙，何克当此，不过余临证之际，必须详细诊断，力求精确，决不肯稍有疏忽，故能用药中肯而已。

产后便闭治验

《金匮》云：产后有三病，一者病痉，二者病郁冒，三者大便难。是则大便秘者，实为产后三大病之一也，且产后之病，泰半属虚，通便峻药，殊难妄投。尝见王师治产后便秘，每用当归、苁蓉、元参、麦冬、阿胶、麻仁、瓜蒌等药,养血润肠,无不获效。惟治唯亭一妇人产后便闭,头眩呕吐,胸闷腹胀,舌苔白腻,脉象弦迟,用旋覆、代赭、半夏、苏子、杏仁、枳壳、槟榔、莱菔子等药治愈。又治舒巷李姓妇,产后便闭,潮热谵语,腹硬而痛,舌苔垢黄,脉象滑数,用小承气汤而愈。然均系详察脉证,谨慎处方,未有妄投攻下而误人者也。

乳汁不通治验

曹家巷汪姓妇,产后乳汁不通,自服猪蹄汤,反增胸闷呕恶,乳房胀痛,求治于王师。用旋覆花、川贝母、青橘叶、橘红络、仙半夏、赤茯苓、白通草、丝瓜络、合欢皮、制香附、沉香曲、钟乳石、王不留行,一剂而乳通,再剂而乳多。或问于师曰此症服猪蹄汤而病反增剧,服理气化痰药而病反痊愈,此何故耶?曰治病之道,当分虚实,虚则补之,实则泻之,此岐黄之所垂训者也。虚而乳汁不通者,固当用猪蹄汤以补益之。实而乳汁不通者,安可概投补益乎?是症舌苔白腻,白为痰多腻属湿阻,脉象弦滑,弦为肝旺滑属痰湿。是其乳汁之所以不通者,实因肝郁气滞,痰多湿阻,以致乳腺不得流通而耳。故用理气解郁化痰利湿之药即能获效也。

乳痈肿痛治验

西海岛郑番溪夫人,产甫满月,忽患 乳痈,焮红漫肿,坚硬疼痛,憎寒壮热,头痛目眩,胸闷泛恶,脘痞腹胀,夜卧不安,腑行不通,延外科医用生地、黄连等药,胸脘痞闷益甚,乃请王师往诊。诊其脉象浮弦而滑。望其舌苔白腻微黄,用银柴胡、青防风、炒荆芥、老苏梗、炙僵蚕、大贝母、全瓜蒌、制乳香、川郁金、旋覆花、仙半夏、炒枳壳、橘红络、青橘叶,一剂而寒热已灭,肿痛略轻。再剂而寒热已退,乳痈渐消。再以前方加减连服数剂,即得痊愈。

老妇类中治验

辛未夏月,王师正在门诊繁忙之际,忽有东中市品胜馆之小主人,来请拔早出诊,谓主妇年已六旬有余,初觉头晕肢麻,今晨忽然昏厥,务请速往救之,王师立即驱车往诊,德箴随焉。入其室但见合家惶恐,大呼小叫,病者合目僵卧不省人事,口眼歪斜,四肢抽搐,喉间痰声如锯,形体硕大而肥,脉象弦滑而数，舌苔垢腻而厚。家人以为急痧症，师曰：非也，此乃类中风症，缘于年高而阴虚阳亢，体丰而湿盛痰多。阳即神经之兴奋太过，痰即病理之分泌亢进，阳旺则血液之流行增速，脑部之充血过甚，血管破裂，脑筋模糊，此为昏厥之第一原因。痰多则淋巴之流行慢缓，心包之积液太多，心窍阻塞，神经蒙蔽，此为昏厥之第二原因。其始觉头眩肢麻者，亦即脑神经有病之征兆，倘早治疗，必不至此。为今之计，急宜镇静神经以降血，清化痰热以开窍，遂用羚羊、石决、贝齿、珠粉镇静其神经，旋覆、代赭、牛膝、石英镇降其血压，以猴枣、竹沥、胆星清化其痰热，以郁金、菖蒲开宣其心窍。一剂之后，上得吐出痰涎，下得泻出黑粪。于是神识略清，痰鸣亦平，脉象稍和，苔亦渐化，仍宗前意加减。翌日神识已清，夜卧亦安，诸羔均得减轻，已能来寓就诊，遂与调理之药，连服数日，即健饭如常矣。德箴喜其收效之捷也，故于侍诊之余，濡笔记之。

老妇昏迷治验

常州中国银行陈奎俊先生之令堂，年逾知命，体属阳虚，加以家事纷纭，操劳过度，脾阳受伤，水谷难化，不为精微，悉成湿痰。复感时令湿邪，弥漫中上二焦，以致神识昏迷，言语模糊，面色黯淡，筋力衰竭，两足飘飘然、漾漾然，如在云雾之中。形寒形热，头胀头晕，胸闷泛恶，痰多纳少，腑气不通，小溲亦少，舌苔薄腻，脉象濡细。欲攻其邪，唯恐正气不支，将有虚脱之忧，欲扶其正，又虑湿邪不化，则有闭厥之虞，当此危急存亡之时，又属攻补难施之际。幸赖慎师诊治，用参须、白术、苡仁、茯神、远志、郁金、菖蒲、藿佩、半贝、陈皮、通草，嘱令温服一剂，以取微汗。明日复诊，据云服药之后，果得微汗，寒热稍退，神识已清，惟不更衣者，已达旬日，因以前方去参术、菖蒲、藿佩加瓜蒌、杏仁、枳壳、旋覆、滑石等品。服一剂，腑气已通，寒热亦退，诸羔均轻。惟正气未充，筋力尚疲，胃气未复，纳谷不旺，复以四君子汤加味，调理数剂而瘳。

门人元生谨按：此症神识昏迷，腑行不通，颇似阳明实热之症，应用承气攻下之法。不知此乃阳气衰微，湿邪蒙蔽，误投攻下，必致不救。盖中医之所谓阳气虚也，即西医之所谓神经衰弱也。神经衰弱则知觉之感触迟钝，故致神识昏迷，肠胃之蠕动无力，故致大便不通，必须用辛甘温和之药，兴奋其神经，强健其作用，庶几神经灵敏，而神昏可愈，肠胃蠕动而大便可通也。若投攻下之药，适犯虚虚之戒，必致神经衰竭，正气虚脱，尚有再生之望乎？王师诊断精确，用药妥切，故能救活此人也。元生钦佩之余，因特濡笔记之，以备来日之参考。

歌女发狂治验

歌女月英，偶遇时疾，乍寒乍热，口淡乏味，自认为虚，误服人参，烦躁壮热，神昏谵语。王师往诊，正在发狂，夺门欲出，举步如舞，强执其手，立诊其脉，脉象滑数，举按有力，舌苔黄腻中后尤甚。知系实热，当予攻下，大黄为主，菔子为佐，二味煎服，即得安眠。诘旦便通，诸恙顿瘥，濡笔记之，以期不忘。

老妇烂喉治验

慕家花园，徐姓老妇，年逾耳顺，忽患咽痛，两旁红肿，内关白腐，请医诊断，谓系白喉，惟服药数剂，反觉增剧，已延八日矣。遂由门人杨家乐女士介绍，邀请往诊。先阅前医所拟之方，纯系养阴清肺之药，若是虚证，必能见效，何致反加剧耶？乃详询病情，据述始觉形寒，继则发热，咳嗽痰多，胸闷纳少，夜卧不安，大便不畅。诊其脉象浮滑，望其舌苔白腻，脉症参合，详细研究，始恍然悟曰此非阴虚火旺之白喉，乃风热郁闭之烂喉症也。急宜仿《内经》火郁发之，结者散之之意，辛凉疏解，尚可挽救。倘再拘执白喉忌表抉微之法，阴腻清滋，郁遏留恋，势必血凝毒滞，病益深而命益危矣。遂用薄荷、牛蒡、荆芥、前胡、桔梗、甘草、马勃、射干、连翘、赤芍、僵蚕、土贝、挂金灯、藏青果，一剂服后，即得汗泄，咽痛大减，白腐亦化，发热渐退，咳嗽亦轻。惟年老体弱。头眩耳鸣，仍宗前法去荆芥、薄荷，加白蒺藜、稽豆衣，连服两剂，即愈。

少妇肺炎治验

大柳贞巷西医胡瑞珍女士之令嫂，去年产后大病，经慎师治愈后，今秋又患肺炎，初起咽喉疼痛，乳蛾红肿，先延专科医士诊治，投以清凉之药，顿觉全愈。不意喉头之炎肿甫解，而肺管之炎症又起，骤致咳嗽甚剧，痰鸣气逆，夜不得卧，胃不思纳，形寒发热，头眩胀痛，脘痞胁胀，胸闷刺痛，腑行秘结，小溲短赤，急来请师往诊。脉象浮弦而滑，舌苔厚白而腻，细审症状，参合色脉,知系外受风寒之刺激,而体温不得放散于外,故现表证之形寒发热。内因高温之蕴积,而炭气不及呼出于外,而为肺炎之胸闷刺痛。肺叶起炎,分泌亢进,肺部神经受多量分泌物之刺激,即起反抗之作用,故致咳嗽气逆也。炎热薰蒸头部因而充血,故致头眩胀痛也。肺叶之下,心、胃、肝脏居之,肺炎既甚,必被累及。累及于胃,则为脘痞,盖以脘为胃之位也。累及于肝,则为胁胀,盖以胁为肝之部也。累及于心,则为夜不得卧,盖以心藏神、神不得安故也。肺炎于上,津涸不下,故为便秘溲短也。遂用三子养亲汤加竹沥、葶苈泻其痰,旋覆代赭汤去人参、大枣降其气,佐以半夏、秫米安其心神,桑叶、瓜络退其肺炎,一剂以后,病减大半。次日往诊,仍以前方加减,连诊四次,即得渐愈,后与膏方调补,遂复康健矣。

室女咳嗽治验

学士街周冲士先生之令嫒,年十四岁,客腊咳嗽月余,形肉骤瘦,历经数医诊治,咸谓已成虚劳,或进养阴清肺之剂,或投化痰止咳之药,非特无效,反觉增病,其母忧急颇甚,乃求王师诊治。细审脉症,并非虚劳,盖其脉弦细而滑,不似虚劳之细数,舌苔白腻微黄,不似虚劳之光剥,且形寒形热,头胀头晕,胸闷纳少,腹痛便垢,一派风邪痰滞互阻之实证,岂可以咳嗽形瘦而遽认为虚劳乎?遂用香苏饮合杏苏散,加减治之,一剂服后,即得汗泄,白痦随之而出,寒热随之而减。更以前方加紫苑、牛蒡进治,翌日晶痦满布,发热大减,咳嗽较爽,胸闷亦松,再服原方一剂,白痦渐回,咳嗽亦减。惟余热未清,宿滞未下,腑气不通,腹痛时作,遂用小承气汤微下之,服后大便即通。惟时而形寒,时而形热,知其荣卫未和,遂以桂枝汤微和之,寒热乃退,诸恙均瘥,调理旬余,即健饭如常矣。或问曰如此形瘦咳嗽之症,先生反进汗下而全治,此何故耶?师曰病有虚实之不同,治有攻补之悬殊,贵乎辨证审治,庶能药到病除。此症虽似虚劳之状,但脉不细数,舌不光剥,形虽瘦而大肉未脱,色虽痿而神光未散,况有寒热腹痛等实证,故可汗之下之而愈也。不然,再投清养,仍进止涩,虽非虚劳,亦必陷入劳途,尚有回生之望乎。

少妇咳血治验

阊门内,吊桥堍,元元帽庄,小主妇冷浦氏,素体瘦弱,常患小恙。今春咳嗽吐血,昼夜不得安宁,医视体虚吐血,误投滋补,遂增气喘不能平卧,胸闷不能饮食,形寒形热,头胀头眩,形体更见羸瘦,筋力顿觉衰疲,咸谓已成肺痨,恐难完璧矣。其母仅此一女,焦急万分,访知王师善治肺痨,特来乞诊。脉象左弦右涩,舌苔黄腻罩白,药用紫苑、白前、前胡、牛蒡、杏仁、象贝、竹茹、茜草、侧柏、射干、郁金、枇杷叶、仙鹤草两进而血止嗽减,诸恙均轻。改方去茜草、侧柏、牛蒡加茯苓、橘红、生草,三易方而病如失,诚幸矣哉。

受业德箴谨按:治血症之法,必须求其所因,伏其所主。如因于风者祛其风,因于寒者,散其寒,因于热者清其热……。断不可一见虚弱,便用滋补,一见失血,即投清凉。如此症之风邪外袭,变成血症,前医不察病情,误用滋补,故致增病。王师审知病原,改投疏解,故得治愈。然此症幸服滋补而即增病象,故尚能即请王师而挽救。更有服滋补而不见增病者,惟愈滋而病根愈深,愈补而身体愈瘦,遂成扁鹊难医之症。且由病而瘦,由瘦而死,人皆认为虚死,而不知为补死。死而不悟,良可慨也。德箴因鉴误药而死者甚多,故特附书于此,俾医家病家知所警戒焉。

老妇咳喘治验

本城古市巷,中医叶伯良先生之令姑母,年逾花甲,素患痰饮,时而咳喘,时而呕吐。去年仲冬,因事赴乡下,烦劳过度,忽然咳嗽气喘大作,夜不得卧,食不得下,遂请王师赴乡诊治。诊得脉象弦迟,望得舌苔白腻,嗽痰稀薄,气喘痰鸣,胸闷泛恶,头眩心悸,四肢厥冷,小溲清长。脉证参合,知系神经虚弱,心力衰微,津停为湿,湿停为痰,痰饮泛滥于呼吸器管也。遂遵仲师温药和之之意,用苓桂术甘汤加附子、干姜、五味、杏仁、厚朴、半夏、橘红、远志、鹅管石。一剂之后,咳喘大减。惟神经既虚,痰湿又盛,神明被其蒙蔽,言语略有错乱,仍于原方去附子加医门黑锡丹,服后病势益觉轻减矣。继因在乡不便,即乘汽船来苏。路中复感风寒,咳嗽气喘又剧,且加形寒发热,头痛骨楚,神识昏迷,语言错乱,舌苔白腻,脉象浮弦。际此正虚邪实,危急存亡之秋,王师犹欲竭力挽救,勉用桂枝汤加化痰顺气之药进治。次日寒热虽减,喘咳未平,胸膺隐痛,精神萎靡,复请西医诊治。据云,此系肺炎重症,已属不治,暂用消炎之药,敷于胸膺,聊尽人事而已,因之再请王师往诊。细察脉证,知其外感之风寒渐解,内蕴之痰湿尚盛,遂以三子养亲汤合旋覆代赭石汤、二陈汤,加姜汁、竹沥治之。明日咳喘渐平,精神较振,再以前方加减,服十余剂而病减七八,继以六君子汤加减,调理而愈。如此重症,得以全治,实属大幸也。

室女胃癌治验

本城天后宫桥塊，吴天顺木机作主之女，年已卅余，尚未出嫁，情志不遂，饮食不慎，致患脘痛䐜胀之症，已延数年。今夏忽又增剧，按之坚如卵形，兼患形寒发热，胸闷呕吐，吐出之物，腥臭粘腻，黄中带紫，饮食不进，得食则呕，二便不利，便带黑血，脉象弦滑，舌苔白腻。知系肝旺气郁，血瘀痰凝，凝结而成胃癌也。胃癌虽系西医所定之名，但《内经》已有详论，《灵枢·百病始生篇》曰厥气生足悗，悗生胫寒，胫寒则血脉凝涩，血脉凝涩则寒气上入于肠胃，入于肠胃则䐜胀，䐜胀则肠外之汁沫迫聚不得散，日以成积，率然食饮则肠满，起居不节，用力过度则络脉伤。阳络伤则血外溢，血外溢则衄血。阴络伤则血内溢，血内溢则后血。肠胃之络伤，则血溢于肠外，肠外有寒，汁沫与血相搏，则并合凝聚不得散，而积成矣。此与西医所论胃癌之理，相差无几也。惟中医之所谓肝气厥气，实系神经郁结之病，良由情志郁怒，神经郁结，肝脏之疏泄无权，胆汁之分泌不旺，消化机能因而阻滞，此饮食不进，二便不利之所由来也。神经郁结则造温之机能不健，体温减低则津血之流行不畅，津凝为痰，血聚为瘀，痰瘀互结，结成胃癌而为胸闷呕恶，脘痛腹胀，此即《内经》所谓寒则血脉凝涩，寒气上入于肠胃，肠外之汁沫与血相搏聚而成积也。积聚日久，血管胀破，偶借外因，即致出血，故致疼痛益剧而兼吐血便血。但其出血不因于热，实因于瘀，故吐出色紫而便下色黑也。且在内之津血，既不流通，则在外之荣卫，亦不调和，风寒易袭，体温难散，故致形寒发热也。乃用肉桂心刺激神经中枢，而流通在内之津血。炒荆芥刺激末梢神经，而驱散在外之风寒，枳壳增进消化器之作用，代赭镇静胃神经之亢逆，半夏、橘红、茯苓化其凝聚之痰，旋覆、新绛、三七消其郁积之瘀，香附、郁金解神经之郁而消积聚，瓦楞、牡蛎消胃中之癌而止疼痛。服药之后，诸恙均减，再以前方加减进治，竟获全愈。考胃癌一症，西医尚无特效之治法，而中医多不知其病之所在，但称其症，不名其病。或因其脘腹有块，则名癥瘕积聚。或因其呕吐不已，则名反胃膈气。且诿谓痨瘵膈膈，实病难医，以致学医之时，不知疾病之真相，行医之时，只知轻淡以塞责。此医道之所以日衰，而民命之所以多夭也，悲夫。

老妇胃痉治验

首都公安局科长王雨亭之夫人,府居护龙街德安里。今年秋季,忽患胃痉,胃脘疼痛甚剧,如刺如绞,如钻如咬,上连肩胛,旁及胁肋,头痛眩晕,胸闷呕恶,甚则面色苍白,四肢厥冷,冷汗淋漓,神昏痉挛,举家惶恐,焦急万分。一面急以电报召雨亭回里,一面更以电话请王师往诊。脉象细小而乱,舌苔薄白而腻。师曰:此即西医所谓胃痉,亦名神经性胃痛也。《金匮》曰:腹中寒气,雷鸣切痛,胸胁逆满呕吐,附子粳米汤主之,即是症也。遂以附子粳米汤加肉桂心、沉香片、奇南香、旋覆花、瓦楞壳、玄胡索、荜澄茄、良附丸,水煎一服,分四次徐徐服下,是夜呕吐即止,脘痛亦减,痉厥已愈,诸恙均减。次日再请复诊,隔日即能来诊,前后连诊三次,其病顿如失矣。雨亭应召回里,知其夫人病已痊愈,甚感王师之德云。

妇人吐粪治验

曹胡徐巷钱铭文先生之夫人,素患便秘,常服西药,始尚服药能通,继则屡攻不下,甚至脘腹胀满疼痛,呕吐清稀粪汁,乃再延西医诊治,谓系肠管痈肿壅塞所致,宜赴博习医院剖腹割治之。病人因苦于疾病之呻吟,又恶吐粪之臭秽,急欲入院就割。惟其母痛哭再三,不许剖腹,因鉴于亲友剖割而死者已有多人,深恐其女亦踏前车之覆辙耳,遂请王师往诊。脉象虚涩,舌苔薄白、面青唇白,肢冷汗出,大有虚脱之象矣。急与四逆汤加人参、陈皮,服后肢渐温,汗渐止,呕吐粪汁亦略减。次日复诊,脉搏较昨有力,再与大半夏汤加旋覆、代赭、沉香、橘红、枳壳、全瓜蒌,吞服千金备急丸七厘,至夜间,腹中大响,泻下甚多,而呕吐粪汁顿止矣。此症幸遇吾师诊治,得庆更生,若就医院,如此虚体,奚堪刀割,安有复生之望哉。

老妇重痢治验

时交秋令,患痢疾者甚众。王师治痢,颇奏奇效,虽极危笃之症,亦有回生之能。如阊门外臭马路福泰源麻线号小主人之岳母,年逾花甲,患噤口痢,请医治疗,病势益重。腹痛而急迫颇甚,下痢而次数甚多,胸闷呕恶,不能饮食,心悸惊惕,不得安卧,且时而恶寒,时而发热,脉象滑数,舌苔垢腻。《内经》曰，肠澼身热者死。又曰人绝水谷者死。此症身热下痢而水谷不进，诚属至危之症矣。惟王师遵《伤寒论》之法，《论》曰阳明少阳合病，必下利，脉滑而数者，有宿食也，当下之，宜大承气汤。又曰下痢不欲食者，此有宿食，当下之，宜大承气汤，此症适与此二条相合。但年高体虚之人，难任峻下之剂，姑仿其意，而用酒炒川军、荠菜花炭、苦桔梗、炒枳壳、莱菔子、沉香曲、杜藿梗、炒赤芍、半夏、陈皮、木香、砂仁、荷叶等药。一剂服后，寒热渐退，下痢略爽，腹痛较轻，余恙均减。再诊以前方略与加减，连服两剂，诸恙霍然。或问于王师曰此症身热下痢，水谷不进，据《内经》所云已属死症，何以今能治愈乎？师曰岐黄时代，针刺为主，医理虽已昌明，汤药尚未进化，此病用针刺固属死症，用汤药实可救疗。试观仲景论治下利，不以此为死症，盖已有汤药发明，足以治愈此症矣。是在后世学者，细心探讨，竭力研究，必求起死回生之术，方无滥竽素餐之愧，安可徒读死书，而不知深究乎哉。

妇人阴挺治验

丹阳码头，朱姓妇人，阴户突去一物，状如菌盖，痛痒交加，彻夜不寐。一医以补中益气汤加减治之，痛益甚，乃求王师诊治。师曰此系湿热为患，当内服龙胆泻肝汤泻其湿热，外用防风、蛇床子煎汤熏洗，消其炎肿。依法进治，果觉有效，痛痒大减，夜卧亦安。惟突出之物，虽减未消，乃再用蛇床子、乌梅煎汤熏洗，并用猪油调白矾藜芦末敷之，内服三茱丸，半月而愈。

长子南山谨按：阴挺一症，当分虚实，虚者由于神经衰弱，膣壁之张力虚疲，膣壁之末，垂于膣管之中，而向阴门下脱，其症不痛不痒，治宜补中益气汤为主。实者由于湿热下注，膣腔廷孔阴核炎肿，肿突于外，必痛必痒，治宜龙胆泻肝汤为主，两者虚实不同，补泻迥异，临证之时，切宜细辨。

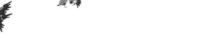

王慎轩医书

胎产病理学

王慎轩　著

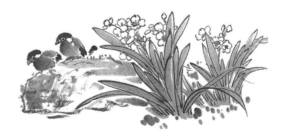

窃谓才必超乎所事之上，而专心于一事，则其事必成，学必博乎所业之外，而专心于一业，则其业必精。试观右军负不世之才，而专心于书法，故其书法独精，太白抱不世之学，而专心于诗词，故其诗词独胜。诚以才学为事业之母，必非无才无学者所能胜任者也。况夫医之一事，负司命之责，操生杀之权，尤必有胜人之才，超君之学而后专心于医事，专究于一科，庶足以出奇制胜，拯危起死，而为良医也。然而环观近世医家，良者甚少，推想其理，实由于世人之心，咸以医为小道，有才有学者，不愿专心于此耳。惟我友人王慎轩先生，有治世医国之才，而能专心于治病医人之术，有内外各科之学，而能专心于胎产妇科之方，宜乎治无不效，病无不起，远近妇女之蒙其救活之恩，不知凡几，洵非偶负时医盛名者所可比拟也。然先生犹谓治病医人，仅足以救近方一世之人，必须著书立说，始足以救远方万世之人，其仁心济世之怀，尤非徒守秘方者所可同语也。故于治病之余，辄事著作，焚膏继晷，夜以继日。且其所著之书，皆徒经验而来，一字一句，莫不切合于实用，已阅其书者，固已有口皆碑，无烦之余赘言矣。兹因先生昔日所著之《胎产病理学》初版售罄，已付再版。于此更足以知先生之著作，风行四海，群起争购，大有洛阳纸贵之势。推其所以得此者，岂非才超乎所事之上，学博乎所业之外哉。故于再版之日，乐为之序焉。

古吴赵瀛洲谨序于沪上爱读庐

医理阐明一卷该，治人心得付公开。始知起死回生术，尽自覃思好学来。仁术尤长带下医，颐微颖悟由天资。蓝田有种珠生蚌，最是先生得意时。已饥已溺早存心，活马医龙造诣深。阶下惜无千尺地，不然杏树早成林。虚实温寒辨得真，凡经着手总成春。香岩已逝沧洲老，吴地名医有继人。

慎轩夫子教政
受业　张又良拜题

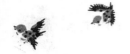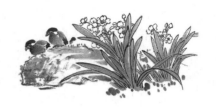

目　录

第一章　不孕症…………… 101

第一节　先天性之不孕…… 101

第二节　后天性之不孕…… 103

第二章　妊娠病…………… 105

第一节　孕母之病………… 105

第二节　胎儿之病………… 110

第三章　小产病…………… 113

第一节　属母之小产……… 113

第二节　属胎之小产……… 115

第四章　难产……………… 116

第一节　属母之难产……… 116

第二节　属胎之难产……… 118

第五章　产后……………… 120

第一节　产后子宫病……… 120

第二节　产后乳部之病…… 122

第三节　产后兼发之病…… 124

第六章　古说精华………… 130

第一节　妇人不孕………… 130

第二节　妊娠恶阻………… 132

第三节　妊娠下血………… 134

第四节　妊娠子烦………… 135

第五节　妊娠子悬………… 136

第六节　妊娠肿满………… 137

第七节　妊娠腹痛………… 138

第八节　妊娠腰痛………… 139

第九节　妊娠淋涩………… 140

第十节　妊娠转胞………… 140

第十一节　妊娠不语……… 141

第十二节　妊娠痫厥……… 142

第十三节　妊娠喘息……… 144

第十四节　妊娠胎动……… 144

第十五节　妇人小产……… 145

第十六节　妇人难产……… 146

第十七节　胞衣不下……… 148

第十八节　恶露不下……… 149

第十九节　产后晕厥……… 150

第二十节　产后狂妄……… 151

第二十一节　产后气喘…… 153

第二十二节　产后呕吐…… 153

第二十三节　产后寒热…… 154

第二十四节　产后汗出…… 155

第二十五节　产后浮肿…… 156

第二十六节　产后发痉…… 156

第二十七节　产后虚劳…… 157

第二十八节　产后腹痛…… 158

第二十九节　产后崩漏…… 159

第三十节　产后淋秘……… 159

第三十一节　产后阴病…… 160

第三十二节　产后乳病…… 161

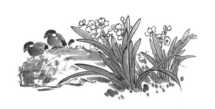

第一章 不 孕 症

　　观夫草木畅茂，禽兽繁殖，生生不息，孳孳无穷。人为万物之灵，其孕育繁衍之能，岂有缺乏耶。《易》曰："天地氤氲，万物化醇。男女媾精，万物化生。"有天地即有男女，有男女即有生育。生其所生，育其所育，有若草木之畅茂，禽兽之繁殖，纯由于自然，鲜有不孕之妇人也。然天有不生之时，地有不毛之域，则人有不孕之妇，亦为必然之势也。第善于莳花者，虽在严冬不生之时，亦能使花卉争艳。善于种田者，虽在硗瘠不毛之域，亦可使稻粱丰稔。故善于治病者，虽遇多年不孕之妇，亦能使其有子也。然有孕者，生理也，不孕者，病理也。欲使有病者化为无病，必先明其疾病之原理，此不孕之病理，所以亟须研究者也。

　　女在结婚之后，三年之内，不能孕育者，则其夫或妇必有不孕之病也。盖因受胎之始，系由男子之精虫，与女子之卵珠，互相会合而成。即《内经》所谓两神相搏合而成形是也。当交合之际，必具有下列三个条件，方能成胎。

　　（一）男子与女子之生殖器，发育完全，毫无缺乏者。
　　（二）男子与女子之生殖器，生理如常，毫无障碍者。
　　（三）男子之精虫与女子之卵珠，均极健全活泼者。

　　倘若以上三个条件，一有不全，便足为不孕之病，妇人不孕，即无产育。则研究胎产病理，当以研究妇人之不孕为始。

第一节　先天性之不孕

　　妇人不孕之病理，约可分为两大类：一则禀于先天有身之初，谓之先天性不孕，一则由于后天疾病所致，谓之后天性不孕。兹先论先天不孕之病理，夫先天之不孕，多由于胎生发育异常，盖以女生殖器基源之苗勒氏管，初为一对实质性索条，后乃生内腔而成管，两侧之管愈合，而成一条生殖索,遂变为子宫及阴道。其经过中如发育上有障碍,则变畸形及不全等状态,此为先天不孕之总因也。然有障碍与缺损之分,分论如下。

一、先天障碍症

精虫与卵珠会合发生障碍,以致不孕,此为先天障碍症。

1. 骒症　骒不生育,因其交骨如环,不能开坼。妇人骨盆畸形如骒者,谓之骒症,西医谓为漏斗形之骨盆。由于先天之肾阴不足,不能长大骨骼也,重则不能交合,轻则不能受孕,设或受孕,必致难产。妇女患此者,宜劝其切勿同房,以免危及生命焉。

2. 纹症　若女子膣腔痉挛,或子宫转位,以致阴道屈曲如螺纹之盘旋者,是谓纹症。既致交合有碍,亦使精虫难入,是亦不孕症之一也。然所以痉挛及转位之故,实由先天之阳气不充。《经》曰:阳气者,精则养神,柔则养筋。阳气不能熙养于膣腔,则膣腔为之痉挛,阳气不能托正其子宫,故子宫为之转位也。

3. 鼓症　妇人有处女膜坚韧如鼓皮者,谓之鼓症,西医谓之处女膜闭锁症。其间仅有小窍,只可通溺,以致不能交合,更且难以受胎。且使月经停蓄于内,成为癥块,西医名为血肿瘤,有时因受癥块之压力,或受药力之攻冲,其膜骤然破裂而为血崩,血崩之后,便易受孕矣。

4. 角症　女子阴核过大,欲性一至,亦能自举,状如阴中有角,故以角症名之。又名牛阴阳,俗称雌雄人,因其不能交合,故难受孕。其阴核何以过大,乃其生殖腺发育太过之故。更有左右大阴唇一部分连粘,尿生殖窦开口于阴核下面,一见宛如男子尿道下裂之阴茎。然其中仍具女性生殖腺及卵巢,只可称为假性半阴阳,若兼有男性生殖腺及睾丸则可为真性半阴阳矣。

5. 脉症　此指终身月经不来者而言。因其经脉不通,故名脉症,又名暗经。由于子宫血脉管之构造特异,不能容留回血,或卵巢输卵管之构造畸形,不能产生卵珠,或子宫闭锁,或输卵管闭锁,皆能使月事不来,且亦难于受孕也。

二、先天缺损症

前言先天障碍者,实证也,此言先天缺损者,虚证也。虚之由于先天者,有发育不全与天癸不充两症,皆足为不孕之病原也。

1. 发育不全症　女子先天不足,以致生殖器发育不全,或子宫全缺,或子宫发育不全,或因阴道欠缺而不能交合,或难能交合而不能容留精虫,或因卵巢缺损而不能产卵,或难能产卵而不能吸收精虫,皆为不孕之病原也。

2. 天癸不充症 《经》曰:女子二七天癸至。天癸者,即生殖腺也。天癸源于两肾,禀于先天有促进卵珠成熟之能力及补助胚核生长之功用。若天癸不足则卵珠不能成熟必难受孕。且胚核不能生长,又易堕胎,甚至情欲淡泊,不愿交合。西医名为生殖腺虚弱症,实为不孕之最大原因也。

第二节 后天性之不孕

又有不孕之病理,由于后天疾病所致者,谓之后天性不孕。其中亦可分为两类:一为后天障碍症,一为后天缺损症。容将各症之病理,分别论之。

一、后天障碍症

女子生殖器因后天患病发生障碍,使精虫、卵珠不能结合成胎者,是谓后天障碍。然有血瘀、气郁、湿热、痰饮、内寒、伏热之分。

1. 血瘀证 孙思邈以荡胞汤治多年不孕,谓系瘀血积于胞宫。余谓此即西说子宫肿疡之不孕及卵巢肿疡之不孕也。盖西说以肿疡等症,谓系血管充血,实与中医瘀血停积之意相同,故知之也。瘀血内阻,则卵珠之输出不利,精虫之进行受阻,故致不孕也。

2. 气郁证 妇人每因郁怒太过,忧思逾常,或妻妾嫉妒,望子焦急者,皆能使肝气抑郁以致不孕。盖气郁则精神萎顿,快感缺乏足为精卵会合之无形障碍,且气郁则排卵不利,行经不畅,西名月经困难,亦为不孕之病原。

3. 湿热证 湿热蕴于子宫,子宫内膜炎腐,或卵巢起炎,或输卵管起炎,或膣腔起炎,以致分泌粘腻及酸性之白带,障碍卵珠之辗转输送,阻止精虫之活泼进行。且子宫起炎,胚核难留,虽幸成孕,亦必早堕。又有湿热成毒,或杨梅毒,尤为不孕之大原因也。

4. 痰饮证 朱丹溪谓肥盛妇人之不孕由于湿痰,张子和谓心下冷积之不孕由于痰饮。湿痰与痰饮相类,终由脾虚生湿,积湿为痰,痰阻于中,神经不灵,以致交合无愉快之兴,两精乏会合之机。且肥盛妇人,下体肥胖,子宫缩入,难以受孕,故致不孕也。

5. 内寒证 妇人之子宫寒者,犹如沍寒之地,草木不生,重阴之渊,鱼龙不长,是以子宫寒者,必难生育也。盖因子宫寒,则卵珠不易成熟,经血不易流通，精虫来而难于生活，精卵合而难于发育，宜乎不能生育也。然子宫寒者，有虚实之分，寒由外来者为实证，寒由内生者为虚寒，投药当有分别焉。

6. 伏热证　夫阴寒之地，固不生物，而煤干之田，岂能长养？是以热伏于子宫而患子宫实质炎者，亦足为不孕之原也。盖热甚则阴液枯竭，荣血烁干，卵珠无荣血之涵养，子宫无阴液之滋润，是以不能受孕耳。

二、后天缺损症

若因后天之克伐太过，或后天之滋养缺乏，以致天癸亏耗，冲任损伤而成不孕之病者，此为后天缺损症。

1. 克伐太过症　有因汗吐攻利太过而致亡津者，或因吐衄、崩漏太甚而致亡血者，或房劳伤精，或劳倦伤气，或思想伤神者，精神气血津液一有损伤，则肾脏之天癸，冲任之血液，亦必亏耗。《内经》以天癸至而任通冲盛者为有子，今其天癸与冲任既虚，岂能受孕？

2. 滋养缺乏症　人身先天一点之精血，全赖后天水谷之补充，俾可日用不匮，荣养无缺，庶几精血日充，而生育不难也。若因脾胃虚弱者，则运化无权，气血乏源，或因饥饿太过者，则滋养缺乏，气血亏耗，天癸无阳气之催动，卵无津血之荣养，欲获麟儿，岂可得乎？

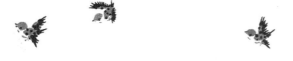

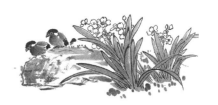

第二章 妊 娠 病

　　夫妙合而凝,自然而长,此其造化之理,本有好生之德,似无常疾害之可言也。然胚胎生长仰给于母,苟失卫生之法,逆其滋长之道,必致疾病丛生,胎孕难安。或孕而不固,或固而不育,形体缺损,气血薄弱,智识愚钝,寿命夭折。譬如果实之属,风雨侵之,虫鸟伤之,非立见萎落,即不能肥大。是故妇人受孕之后,无病切宜保养,有病急宜医治。医治之道,首当明理,理者何? 即胎孕之生理及妊娠之病理也。虽胎孕之生理,属于胎生学之范围,然欲明其病理,务必基于生理,盖以病理为生理之对面焉耳。

　　原夫胎之生长,需赖母体之气血调和,胚胎之组织健全。气以煦之,血以濡之,尤赖子宫蜕膜为胚胎发生之基础,绒毛膜为新陈代谢之枢纽,复有胎盘脐带输送气血,兼代呼吸排泄之功能。又有羊膜羊水滋养胎儿,兼防压迫打击之害,其结成之形体虽小,而生活之能力已大,苟得气血调和,组织健全,何疾病之有哉? 惟其母之气血不得调和,或受六淫,或伤七情,寒热乖常,虚实偏甚,或其胎之组织不得健全,或蜕膜羊膜为病,或胎盘胎体有恙,涵养缺乏,排泄阻滞,皆足以为妊娠病也。

　　而累子者当先治其母,而胎病自愈。所谓治病必求其本者,固必先期病之在母或在子也。爰分母病胎病,详论于下,幸祈读者细加研究焉。

第一节 孕 母 之 病

　　妊娠病之原因,由于母体者,为母体之病。凡外感六淫时气之邪,内伤七情郁结之病,或因饮食不节,或因房劳过度,以致荣卫气血失常,脏腑经络受伤。种种疾病,患于孕妇,皆得称谓妊娠病焉。但其病不由于胎,多由于母,故称谓母体之病。每因母病而累及于胎,或因有胎而病益加重,故亦为产科医家所当注意者也。兹举孕母易患之病,分内伤、外感及不内外症,略论于下,以见梗概。

一、孕母外感病

凡六淫之邪，从皮毛而入者，瘟疫之邪，从口鼻而入者，以致发生疾病皆为外感之病。孕妇患此，每易增剧。兹举伤寒、伤风、温病、霍乱、疟疾、痘疹等易见之外感疾病，略论于后。俾孕妇之患此者，得以按症审察焉。

1. **伤寒** 每见孕妇患伤寒者，在表发汗难出，在里二便难通，寒重则易于厥逆，热重则易于谵狂。诚以胎在腹中，既碍卫气之疾行，又阻营气之畅流，是以发汗难出也。且胎居胞中，前压膀胱之气化，后压大肠之转导，是以二便难通也。寒重则下焦之真阳，因被胎阻而难以复振，故易厥逆也。热重则体中之温度，因被胎阻而难以放散，故易谵狂也。是以孕妇患此，切宜及早医治，不可稍涉疏忽也。

2. **伤风** 伤风咳嗽，西医以轻者名曰鼻炎，重者名曰支气管炎。孕妇患此，古名子嗽。每有因咳而动胎者，或有久咳而不止者，此何故耶？以余之经验观之，大抵怀孕在五月以前者，胎体尚小，根底未固，咳嗽频仍，最易动胎而致小产也。怀孕在五月以后，胎体已大，给养颇多，气血不足，最易受邪而成久咳也。故妊娠前半期之咳嗽，切勿轻视，早投对症之药，俾无小产之虞也。妊娠后半期之咳嗽，难于治愈。若痰火盛者，须待分娩之后可愈。惟体质虚者，颇有变成肺痨之虞，亦不可忽也。

3. **温病** 温热病之原理，已详于余著"温病明理论"矣。如温病挟湿者，谓之湿温，挟风者谓之风温，挟暑者谓之暑温，病于春者为春温，病于夏者为热病，病于秋者为秋燥，病于冬者为冬温。若夫孕妇患此，病势尤甚，一因胎在母腹，壅遏气机则散热不易，增寒之药不求清透之剂，反用冰覆之法，以致热迫于内，胎死于腹。或不明《经》有故无殒之训，专顾胎元，反致养痈遗患。或不知叶氏透热转气之法，专清胎热，反致引热入血。此皆不可不注意焉。其详细治法，容于《产科治疗学》中详论之。

4. **霍乱** 霍乱吐泻，起于夏秋，西名虎列拉。俗以腹中绞痛者，名曰绞肠痧。两脚拘挛者，名曰吊脚痧。乃因秽浊之气，微菌之毒，漫布于空气之中，散播于饮食之间。或从空气而由鼻入，或从饮食而由口入，其来也骤，其发也速，传染最易，死亡最多，实为最危险之传染病也。孕妇患此，其死尤速。盖有多数孕妇，恒患呕恶之症，未病霍乱，胃气已伤，既病霍乱，胃气更竭。《经》曰有胃气者生，无胃气者死。胃气既竭，安得不速其死乎？且患霍乱者，泄泻无度，必致动胎。治霍乱者，燥热频投，难免伤胎。即幸而告愈之后，犹有遗疾之患，或因胃神经刺激太过而易起呕吐，或因胞胎脉受伤已甚而易于堕胎。故当本病流行之际,切宜谨葆身体,远避疫气,勿使传染而致难救也。

5. 疟疾　疟疾多发于夏秋之间,多因夏暑内伏,秋凉外束而成。寒多热少无汗者为寒疟,寒少热多有汗者为风疟,先热后寒者为温疟,但热不寒者为瘅疟,但寒不热者为牝疟。若孕妇患疟疾致小产,考起原因,实由疟疾之病所,本在少阳之三焦,三焦即是躯壳内之油膜,胎儿之居处本在下焦之胞宫,即是油膜之夹室。夫三焦与胞宫既有密切之关系,则疟疾与胎儿必有连累之大害。盖以胎在胞中,三焦之气化不宣,则疟邪易于留恋,少阳之相火不旺,则疟必寒战甚剧,寒战过甚,振动太剧,胞中之胎岂能安乎?

6. 痢疾　痢疾,古名肠澼,又名下利,《难经》名为火癏泄。近世以痢下色赤者为赤痢,色白者为白痢,惟西医统名曰赤痢。乃由外邪湿滞,留积于肠,肠膜发炎,传导失常,以致里急后重,腹痛下痢,欲止而不得止,欲畅而不得畅,频频努责,屡屡登厕,最易迫动胎元,酿成小产。况孕妇患痢,只宜用喻氏逆流挽舟之法,或仲圣清泄厥阴之方。他若攻下导滞等药,皆宜慎用也。或谓《内经》曾言有故无殒,后世又言有病则病当之,岂有不可攻下之理乎?殊不知此与伤寒温病之大便燥结者,绝然不同。彼因不用攻下,即有昏狂之变,且大便不通,胎元尚固,故可暂攻以去其病也。此因不用攻下,尚无昏狂之变,且下痢不止,胎元已伤,岂可再攻以动其胎乎?

7. 痘疮　痘疮古名虏疮,谓由马援征虏而得也。由传染而得者曰天然痘,由人工种得者曰人工痘,孕妇患痘,最为危险,多致母子俱死,死亦甚速。盖因孕母一患痘症,胎儿亦染此疾。以娇嫩之胎儿,罹患传染之痘症,气血不足,托达无力,胎火方炽,痘毒益甚。补其气血,适足以张其炎炎之势,清其热毒,又足以遏其薰薰之热。热迫于胎,胎必先死,胎死则内毒益甚,母命亦随之而亡。余尝究其原因,大抵母幼年曾患天然痘或种人工痘者,自身之胎毒,发泄已尽,抗毒之原素,备置已足,则至怀孕之时,必鲜痘症之患。惟因其母幼年未患天然痘,或仅种牛痘,自身之胎毒,发泄未尽,抗毒之原素,备置未足,则至怀孕之时,每有痘症之患。余谓欲免此患,凡未患痘者,切宜及早种痘,已种牛痘者,每越七年,必须再种一次,庶几怀孕之时,可免此厄也。

8. 麻疹　麻疹古名阳毒,吴俗名痧。孕妇患此,多属极重,殆与痘症相类,母病则子亦病耳。胎儿发疹,体弱难胜,始欲外达,正气不能推托,继将内陷,正气不能抵抗,或致胎死而热毒益甚,或致小产而母体益虚,终至母子皆亡,往往然也。又有发疹而兼咽喉疼痛者,中医名曰喉痧,西医名曰猩红热，其病势较麻疹尤甚，均宜及早施治，毋稍延忽。若至热势炽盛之时，发之恐增其炎，而母病增剧，清之恐遏其火而胎热益甚，虽或幸而有愈，终已危险甚矣。

二、孕母内伤病

内伤病症繁多，孕妇患此尤多。爰举普通最多之症，分述于下。至于胞阻与子痫、子痫等症，虽似母体之病，实由胎儿之祟。则当于下章详论之。

1. 气郁证　妇人性情执拗，气郁最多。怀妊之后，腹内为胎所阻，气机更不舒畅。若其人湿盛者，则肝气与湿相合，气湿交阻而为胸胁胀痛之症，即古名子悬者也。若其人火盛者，则肝气与火相合，气火升腾而为心神烦躁之症，即古名子烦者也。惟此非胎儿之病，又非胎悬于上，不应以子悬子烦为名耳。

2. 食滞证　怀娠之后，气机既滞，腹内又狭，于是肠胃间之运化能力异常薄弱，每致饮食减少，大便困难，即西医所谓消化不良是也。此时苟不节食，而反贪饕无度，势必宿食停滞，疾病丛生。盖缘孕妇偏嗜咸酸，喜食异物，一得所喜之物，即便任意多食，或因多恼多怒，不慎房室，以致水亏火旺，心烦口渴，乃喜食生冷之物以解渴，殊不知气分之热不能解，而脾胃已伤矣。于是嗳腐吞酸，呕吐腹痛，即西医所谓急性胃炎是也。甚或药石妄投，因其腹痛而妄投安胎之药，因有食积而过用攻下之品，反致增病，甚则殒胎。所谓病从口入者，即此类也。

3. 痰饮证　妇人素有痰饮者，受胎之后，必致增剧。或痰饮壅盛于肺而咳喘，或痰饮阻于心下而心悸，或痰浊阻于胃中而呕吐。此因痰饮素盛之人，本属阳气不足之体，以斯几微之阳，又欲分养其胎，以致阳气益虚，痰饮益盛，虽不致直接伤胎，亦难免间接害胎。盖以痰饮为水谷所化之物，水谷为气血所资之本，痰饮既多，气血必少，无以养胎宁无害乎？

4. 水气证　考方书已有子肿、子气、子满、脆脚、皱脚等病名。以头面偏身浮肿者，名曰子肿。腿足肿大者，名曰子气。大腹胀满者，名曰子满。两足肿而皮厚者，名曰皱脚。两足肿而皮肤薄者，名曰脆脚。以余论之，实皆由于水气为病，不必多分名目耳。且虽以子名，并非子病，实由其母脾阳衰微，水饮不化，或多饮茶酒油面之物，或久居卑下潮湿之地，以致水湿素盛，复被胞胎壅阻，不能下行膀胱而反外走肌肤，遂成肿满诸证矣。

5. 劳怯证　或疑虚劳之体，必难受孕，则孕妇当无虚劳之症。第不知病之所生，殊难逆料，往往有已患第一期之肺痨者，因其阴液不足，欲火偏盛，反易受胎，受胎之后，病势必增，既产之后，命必倾矣，古人名谓抱儿痨，实为难治之症也。倘室女已有此症，宜竭力劝其勿嫁，妇人已有此症，宜竭力劝其勿孕，此亦医为仁术之一端也。

6. 失血证　怀孕之妇，多食椒姜热物，过动五志之火，每致气火升腾，阳络损伤。伤在肺则为鼻衄咯血，伤在胃则为吐血呕血。血去过多，胎失涵养，或致胎不长而萎缩，或致胎不能固而堕下，甚或阴阳脉络俱伤，兼患崩漏便血，则有立刻小产之虞，虽有扁鹊莫能为力矣。又有因怀孕之后，子宫胀大，则阻静脉回血，有时能令阴道之静脉有曲张之患，患此者倘努力过度，或因跌打则血脉破裂，出血甚多。此虽无直接酿成小产之患，但因此而气血大虚，间有母子俱亡者也。

7. 积聚证　妇人宿有癥病，在卵巢子宫之外，故仍能行经受孕，即《内经》所谓肠覃是也。惟受孕之后，颇受其累，一因养胎之血，为癥所害，必患漏下。一因胎居之位，为癥所碍，必难发育。因是而小产者，比比然也。古圣对此证治，颇为注重，故岐伯有治妇人重身积聚之论，仲景有治孕妇癥痼为害之法。诚以孕妇有癥辨识既难，治疗不易，故余于《产科诊断学》及《产科治疗学》中，对此证治亦颇详也。

8. 淋带证　淋带二证，多由于酒色过度，湿热下注，或交媾不洁，梅毒留恋，病在膀胱尿道，则小溲涩痛，是为淋病，古名子淋，西名膀胱炎。病在子宫阴道者，则阴液下流是为白带，古名带下，西名蜕膜炎。患此二症者，每有小产之虞。盖因膀胱、子宫同居下焦，子宫为胎儿安居发育之地，其地有病，则不能安居，必为堕下，不能发育，必致萎落，此固必然之势也。且患梅毒之淋浊者，胎儿亦患梅毒，西医谓早产及产时胎死者，每百人中有八十三人，皆因其父母患梅毒所致。且即不小产，亦必难育，往往未及周岁大发梅毒而死，诚为最险恶之病也。

三、不内外症

凡跌仆打击压缢所伤、水火虫兽金刃枪炮所害，不属于内伤外感者，皆为不内外症。夫胎在母腹共安危、同休戚，既伤其母，必累其胎。故每于跌仆打击之后，即见胎漏小产之患，母受溺死缢死等祸，胎亦死于非命矣。又有其母之气血本亏，其胎之固摄无权，略有闪动，即致小产。又有其母暴死未久，其胎已逾八月，腹中尚动，急急剖腹取胎，而胎儿尚有可生者也。

第二节 胎 儿 之 病

妊娠之原因,由于胎儿者,为胎儿之病。可分为两大类:一曰自害病,一曰连害病。

一、胎儿自害病

胎儿之病有专害于胎而不累及其母者,为胎儿自害病。兹分四类详述于后。

1. 胎体异常症　胎有变为畸形块状泡样者,皆为胎体异常症。一因羊膜粘连成带而使胎变险要之畸形,即无脑或脏腑露于腹外或无四肢之类。一因胎体皮下之结缔组织,均发育过多,变为囊性胎生象皮,多兼有险要畸形而为早产,且产出时罕有生者。一因绒毛膜之绒毛过长兼变为泡囊,而胎亦同时沦亡,及至绒毛膜产出时多无胎矣,古书有鬼胎之名,即是症也。

2. 胎位异常症　其与精子相合之卵,间有栖于子宫腔之外,而即于其处发育者谓之胎位异常,或称子宫外孕,大约受孕五百人中患此者一人。由于输卵管之粘膜有病,蠕动受阻,以致精卵相合之后,不能输入子宫腔内,造成胎位异常之症,患此者多于一二三月间堕胎,倘不堕胎必致难产。盖因受孕不在子宫之内,则孕卵不经子宫之养护,必难安固,故多堕也。且受孕既在子宫之外,即在输卵管或卵巢或腹内其他地位偏僻,必难径出,故难产也。又有胞胎虽在子宫之内,因其位置不在子宫上段之内,而居下端者,名曰前置胎盘,以致胎盘离子宫壁而患崩漏。或位置虽正,因胎盘与子宫壁间展开路径,亦令出血,皆有小产之患。

3. 胞水异常症　胞内有水,中医名曰胞水,西医名曰羊水。此水平常只一磅至二磅,如过多过少,皆属病理。凡胞水过少者,能使胎体难以发育,每致小产或兼畸形,又无水之冲激,不能扩张子宫之口,每致难产。若胞水过多者,能使胎儿早殇而致小产,或虽大产而不能养育,间有累及其母者,能使胎之位置不正而为难产。或使子宫过涨,令其组织改变,致产时所出之血较多于常,或产时其液骤然流出,尤易致脑力虚脱。又有胞水早破者,古人谓怀胎六七月,暴下斗余水,或黄汁如胶,或如豆汁其胎必依而堕。又谓此非时孤浆预下,气血皆虚。然据新学家研究,谓孕时羊膜虽裂,但其卵亦有为绒毛膜所保全者。余曾见一人,怀孕六月,胞水大下,以益气之剂即无恙。由是可知羊膜早破,其胎亦有可以保全者,古人之说,未可拘也。

4. 胞衣异常症 包在胎儿外面之肉包,中医名曰胞衣,西医名曰胎盘。若胞衣之组织异常,能致胎盘出血或渗入胞衣之内,或渗入胞衣之后,以致胎变畸形或早殇。若在怀孕三月之内,则其血每能渗入蜕膜与绒毛膜松贴之间,强使分离以致小产。又有胞衣之血循环受阻,以致胎盘水肿,或致胎死而变为浸软之形,更有胞衣生肿瘤,或其构造变坏等,皆能令胎儿早殇,或荣养不足也。然此虽为胞衣之病,但有时每因其母肾脏有病,以致输入胎盘之血异常,而成各种胎盘异常之病也。

5. 脐带异常症 普通脐带至怀孕足月之时,粗如手指,长约一尺五寸左右。若过短者,每致胎成畸形及胎位不正。若过长者,则或缠胎之四肢项颈,能令胎儿初生窒息而死。或缠胎而结纽,能令胎儿早死。若过细者,则或血液之输入太少,以致胎儿不能发育而为小产。或胎儿初生之时,因脐带甚细,每致胎儿甫出脐带已断,倘使接生者手术不佳,则或胞衣留滞于腹而害及产母,或脐带出血太多而伤及婴儿,余曾数见不鲜矣。

二、胎儿连害病

因胎儿之病连害其母者,谓之胎儿连害病。兹分述于后。

1. 恶阻 恶阻者,谓恶心阻其饮食也。也有轻重二种,一种起于怀孕四月以内,朝起必起呕吐。此因受胎之后,月经不行,血液壅于胎盘,以致子宫收缩,致反射于胃而起呕吐。故晨起之先,宜先进饮食,或可减免其呕吐。因食后血多往胃以助消化,则减少胎盘内所壅之血也。至四月以后,呕吐渐愈者,则因胎体渐大,血液分布于胎,不致有壅激之患也,然此犹为恶阻之轻症耳。又有一种恶阻重症,亦起于孕之前半期。呕吐甚剧,胃不能纳,纳则必吐,甚则呕吐似咖啡渣,且现神识昏妄等症。此因胎之组织异常,而新陈代谢之废料,未能排泄,变化为毒。毒血壅于胎盘,以激子宫收缩,亦起反射而起呕吐。且毒血入于母之血脉,以致肝脏受病而呕吐甚剧,心脏受病而为神识昏妄。若在孕之后半期,亦因胎体渐大,血不壅激,遂不呕吐,但其毒发作,更甚于前,容于子痫条中详论之。至若因于食滞痰饮而患呕吐者,此系母病,已详前章。

2. 胞阻 《金匮》曰:妊娠腹中痛为胞阻。其因有三:一因胞衣充血,增大过甚,以致腹中气机被其阻滞,故致腹痛也。其所以充血之故,则胞衣之血管变硬,血行阻滞,故致胞衣充血耳。若血管之充血太过,每致破裂而为下血及半产者也。一因凝血瘀血而腹痛,其胞胎所以受寒之故,则由怀妊六七月之后,子宫扩张,子门已开,遂致寒邪易入耳。一因胞水太多,子宫之扩大异常，以致阻滞腹中之气机而为腹痛也，其水分所以太多之故，则由胎中新陈代谢之排泄作用不能全健耳。至若母体气滞、食阻、受寒之类而致腹痛者，则为母病而非胞阻，已详于前矣。

3. 转胞 《金匮·妇人杂病篇》有转胞之证治，即妇人不得溺也。余于《女科病理学》中，已详论其理矣。但此症患于孕妇者居多，大约在孕之后半期，胞胎重压于输尿管，以致膀胱之水不得从输尿管而出，故致不得溺也。所以名为转胞者，古时胞通作脬，脬即膀胱。盖因膀胱及输尿管之机能失职，不得输尿下出反而转向上逆，而现烦热倚息不得卧之症，故名转胞也。然胞胎何以过重而压及输尿管乎？则因胎儿之排泄无力静血太多，是以重量逾恒耳。

4. 子痫 子痫为孕妇最急之症，即骤然颈项强直，四肢挛急，神识昏迷，时发时止，古人又名妊娠中风，西医名曰孕妇晕厥。此因胎之组织异常，而新陈代谢之废料未能排泄，变化为毒，其毒入于母之血循环系，以致心肝变坏，心肝与脑神经有密切之关系，故致痫厥也。此理虽由西医所发明，但中医谓心肝有热，热极生风所致，略与西医所言相合，惟不甚明确耳。但自近世内分泌腺发明以来。而 sellhheim 氏又谓子痫之原因，由于乳腺内分泌，因患子痫者剔出乳腺内分泌即愈，惟其原理尚未明耳。

5. 子瘖 子瘖者即妊娠不语也。《内经》曰：人有重身，九月而瘖，此为何也？胞之络脉绝也。胞络者系于肾少阴之脉，贯肾系舌本，故不能言也。惟此理与西医解剖学相对，尚无确实之证明，或西医未遇此病，不曾发明其理软。惟余曾治一子瘖之妇人，投以大补肾气之药，未至产后，已得全愈，则《内经》所谓病在于肾之说，可以证明矣。惟《内经》又曰无治也，常十月复。谅因此病治法，昔未发明，故须待其自愈也。

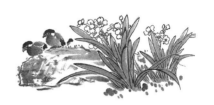

第三章 小 产 病

夫阳施阴化，精卵迎合，气充血足，经脉完固，依时而长，十月而产，此由造化自然之功，不其然而然者也。第有孕而不固，固而不育，亦犹苗而不秀，秀而不实，必由风雨不时，水旱太过，或人兽之践害，或螟螣之侵蚀。而孕妇之小产，亦不外乎摄养无方，疾病伤胎而已。所谓小产着，即未至期而产下也。先现痛而出血之症，痛者乃因子宫收缩逼胎将出血也。出血者，乃因胞胎与子宫连粘之处渐离也。中医以一月以内产下者为暗产，一月至三月以内产下者为堕胎，四五六月产下者，为小产，七八月产下者，为半产。西医以妊娠二十八个星期以内产出者曰流产，二十八个星期以外至三十八个星期以内产出者为早产。又有以孕者三月后产下者，谓之流产，满四月至六月谓之半产，未足月胎出而能活者谓之早产。然余以为名目繁多，无关实际，不如总名之曰小产。以已满四十星期而产下者为大产，未满四十星期产下者为小产，颇为简切也。惟小产大于大产，大产如果熟自落，毫无损伤，小产如未熟生摘，根蒂受伤，非特胎儿死于非命，而产母亦必多病甚至疾而危，母子俱亡。或致下次届期依然复堕，连续小产，终乏子嗣，良可悯也。

尝考小产之原因：有因于母病者，有因于子病者，大抵孕期有疾，疾之重者，几不免于小产，已于前编详论之矣。兹特再将小产之病理，分属母与属胎二因，详论以后。

第一节 属母之小产

胎之生活，需赖于母。若母体虚弱及母体有病者，皆有小产之虑。爰分两类，详述于下。

一、母虚之小产

凡母体气血不充,脾肾不足者,虽无重病,每致小产。爰分四节详述之。

1. 气虚证　夫胞胎之生成,禀于命门之真阳,藉此一点阳气,卵珠与以成熟,精卵与以结合,而胞胎之安居腹中,何莫非气之摄护哉?且命门之中,含有磁气,能吸引空中之气,下归丹田,吸引周身之血,下归血海。而胎在母腹,亦赖磁气之吸引,俾无小产之不幸。若夫此气一虚,胎失凭依,长养无资,吸引无权,是以孕妇阳气虚者,每易成为小产耳。

2. 血虚证　夫血之养胎,犹如水之养鱼,鱼无水则死,胎少血则堕,理无二也。盖因在母腹,由胎盘诸血管交流作用,摄收母体之血,经过脐带之经脉,以入胎儿之心脏,循行全身一周,复还心脏,从脐带动脉以出胎盘。若其母血虚乏,而患贫血症者,则必自顾不暇,安能荣养其胎乎?犹如草木无雨露之灌溉,则枝枯而果落,藤萎而花坠矣。是以孕妇血虚者,亦有小产之患也。

3. 脾虚证　脾为气血生化之源,气主摄胎,血主养胎。若脾虚者,则为消化不良之症,以致生化乏源,气血衰少,是犹源不深而望流之远,根不固而求木之长,欲保其胎,安可得乎?且胎居子宫之中,子宫为膜油中一个夹室,膜油生于胰脏,胰脏附属于脾,脾虚则膜油不足,子宫不固。夫子宫之与胎,犹根蒂之与瓜,根蒂不坚,瓜果自落,子宫不固,胞胎必坠,此固必然之势也。故凡孕妇脾虚者,虽无重病,每致小产,且足为小产之最大原因也。

4. 肾虚证　妇人两肾之肾上腺,在未孕之前,有催生卵珠成熟之能力,及既孕之后,有长养胚胎发育之作用。故肾上腺虚弱者,即有小产之患也。且中医用杜仲补肾之安胎则胎自安,用细针刺肾俞以下胎则胎自下。由此可知,肾脏虚弱之小产,非古人之虚言也。从前西医仅知肾主分泌尿液,未明肾主卵珠胚胎,曾经诋中医为谬。庸知最近发明之肾上腺,即昔日所诋者也。

二、母病之小产

凡母体有病,病之轻者,尚无碍胎之虞,病之重者,每有小产之患,兹分三节详论之。

1. 外感症　凡外感风寒暑湿燥火,以及时行疫疠之邪,而为伤寒、伤风、温热、霍乱以及疟痢、痘疹等病,病邪初在气分,切宜及早施治,久则传入血分，必致侵害胞胎，或致胎死腹中，或致胎即小产，余已详论前编，兹不赘述矣。惟因外感病重而小产者，产后体质益虚，邪气益盛，往往母命亦难保耳。

2. 内伤症　凡内伤气郁食滞等病，以及痰饮水湿等症，或劳怯失血，或积聚淋带，其病势重者，莫不有伤胎之可能，而为小产之祸阶。余亦详论于前编，兹亦不必赘述矣。但孕妇小产，每在三五七月者多，二四六月者少。盖三月属心，五月属脾，七月属肺，心脾及肺皆为五脏，五脏属阴，阴常易亏，故多堕耳。又有一月堕胎者，人皆不知有堕胎，但谓不孕，不知其已受孕而堕也。一月属肝，怒则堕胎，多洗下体，则窍开亦堕。既堕一次，则肝脉受伤，下次亦必如期而堕。今之无子者，大半是暗产，非尽不孕也。故凡交媾之后，最宜将息，切勿交合，以扰子宫，勿怒、勿劳、勿举动、勿洗浴，庶无暗产之患矣。

3. 不内外症　凡跌扑打击压缢所伤，水火虫兽金刃枪炮所害，不属内伤外感者，皆为不内外症。此症颇有直接伤胎之可能，亦已详论于前编孕疾之中矣。

第二节　属胎之小产

小产之因，有属于胎者，一者由于精卵之成分不足，乃因虚而小产也。一则由胞胎之疾病暗生，乃因病而小产也。兹仿前章，分胎虚及胎病两类，编列如次。

一、胎虚小产

胎之结成，由于父精母卵，是以胎之本身，全赖父精母卵之健全，庶能由此而胚，由胚而胎，由胎而婴，循序而长，历级而进，自无小产之虞。若其父之精子不足，母之卵珠不健，始虽结合，终必难成。是以未满孕期，早已堕落，甚至随结随堕而不自觉矣。

二、胎病之小产

胎儿之病，已详前编。其病重者，必致小产，尤以胎患梅毒者为最多。据医家之调查，凡小产及产时胎死者，每百人中有八十三人，是因其父母均患梅毒，或只一人患梅毒所致。盖梅毒传染于父母交合之初，种祸于精卵会和之中，病根既深，儿体尤嫩，宜其伤胎最剧矣。

115

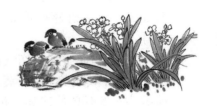

第四章 难 产

夫产育一事,乃造化自然之理,古今常有之事也。譬如瓜果,时至自落,不必忧疑,略无艰难。试观禽兽之生产也,因未尝用助手,而从未有难产,岂彼苍天者,厚于物而薄于人乎?殊不知造化原不令人逆生而人自逆之,亦不使人难产而人自难之。推究其故,多因于胎前之调摄失宜,临产慌忙失当,皆由人自造也。诗曰:诞弥厥月,先生如达。不坼不副,无灾无害。以是观之,生产本无灾害,宁非由人自造哉?只缘胎前失于调摄,荣卫必致亏损,轻则疾病,重则伤命,不亦大可骇哉?虽有属于胎位不正而难产者,或胞胎异常而难产者,然其所以不正及异常之原因,亦几由于母体不知调摄之所致也。其或孕期未满,痛阵未紧,因其坐草太早,遂似历时颇久,实非难产,遽变难产,大半由于人之自逆也。故在病理上之真正难产,必须怀孕已届二百八十日,腹痛甚急,一阵方已,一阵又来,此固子宫收缩,逼动胞胎而痛也。二便皆频,一次方解,一次又急,此因子宫颈张开,迫及膀胱与直肠也。且其时子宫颈张开,必有粘液下流,胎膜渐离,又有血液下流,已现此等症状,延至半日以上,其胎尚未下者,或见横生倒产等状者,方谓难产。兹分属母属胎两章,详论其病理。

第一节 属母之难产

难产之属于母者,有虚实之分,虚者交骨不开,子宫无力,实者气机壅滞,产道阻滞。爰分虚实两端,历述如次。

一、虚证

母体虚者,每有难产之虞。大抵阴血虚者,交骨不开,阳气虚者,子宫无力,皆足为难产之原因。爰述其理于下。

1. 交骨不开症　古人谓妇人阴户之上,有骨横贯,节骱相凑者,谓之交骨，临产此骨不开则为难产。然考于西医产科各书，无交骨之名，殆指小骨盘欤，西医谓骨盘狭小，阻滞胞胎必致难产。昔有一妇临产，西医谓系骨盘狭小，必须剖腹取胎，否则母子均死不可保矣，其夫疑惧未决，求治于余。余照古法外用开骨膏，内服开骨散，其胎遂得安然产下，是以益信中医之古法，确有不可思议之妙。又知骨盘狭小者，即交骨不开，而先天之狭小者，亦可以药力使其扩大也。因从开骨散之药理，研究交骨不开之病理，实由下焦阴气不足，血液不充，不能撑开骨盘，充润子门，故投以大补阴血之剂，即得交骨开而胞胎下矣。

2. 子宫无力症　子宫收缩无力，不能逼胎外出，此西医所谓难产之一也。但西医仅知收缩无力，而不知何以无力，实即中医所谓之气虚难产是也。盖因人身内脏之自动能力，如心之搏动，肺之翕辟，肠胃之蠕动，子宫之收缩，莫不赖其肾间动气，胸中之宗气，为之激动者也。此气一虚，激动乏力，勉强收缩，终难为力。有时收缩已甚，痛阵已紧，有时收缩又宽，痛阵又缓，以致儿顶甫露而缩回，子门方开而又闭，子宫颈收而不得收，胎儿欲出而不得出，皆由气虚不能激动之所致也。余治此等难产，往往重用参芪，无不立奏奇效，即可为其明证也。

二、实证

1. 气机壅滞证　每见妇人受孕之后，安逸太过，忧郁太甚者，分娩之际必致难产，此何故耶？实由气机壅滞也。盖因胎之产下，全赖气之激动，而血之运行尤赖气之健动。苟或安逸太过，气行迟缓，既不能运行血液以滑胎，又不能激动胞胎以助产，故致难产也。惟气为无形之物，解剖不能见，化验不能晓，只可与知者言，未可与外人道也，彼未知其理者每讥中医气化之说不合科学之理，殊不知中医之说，皆从实验中而来，试遇此等难产之际，投以理气疏滞之药，其效如影随形，彼必惊为神奇矣。

2. 产道阻滞证　产道为胎儿从出之路，即子宫颈及阴道是也，此道阻滞亦致难产。惟吾国素重礼教，不究阴器诸病，故对于产道阻滞之症，无人言及。幸得西医解剖，细究阴器诸病，故对于产道阻滞之症，发明甚多，实足以补助中医之不逮也。凡子宫颈及阴道曾受损伤或患疮疡，虽已愈合，尚有瘢痕，必致强硬不利，闭锁难开，此亦难产之一端也。或肌肉丰肥之妇人，阴道肥满而出路狭窄，会阴坚厚而出口艰难，此又难产之一端也。或子宫颈生癌，或子宫肌瘤，或阴道生瘤，或阴道水肿，以致胎儿受阻，产下困难，此又难产之一端也。然此三者，诚以中医之说，即败血壅滞及痰湿阻滞之难产也。如瘢痕癌瘤之类，不外乎瘀血凝结而成，故投以逐瘀活血之药颇有奇效，如肥满水肿之类，不外乎痰湿停留所致，故投以化痰利水之品亦获灵验，皆可以治效作为明证。

第二节　属胎之难产

难产之因，虽大半由于其母，然亦有属于其胎者，如胎之体积过大症及胎之位置不正症，此两种难产属于胎之实证。又如胞水干少症，胞血缺乏症，此二种难产属于胎之虚证。岂非难产之由，亦有属于胎哉，兹分虚实两类，详述如下。

一、虚证

夫胎儿之产下也，全赖胞中水血俱多，则胞破而水血俱下，胎儿随波逐流，冲激而下，自无难产之虞。若儿体本虚，胞中之水甚少，或破胎过早，胞中之血沥干，势必酿成难产矣。然有胞水干少与胞血缺乏之异，当分别论之。

1. 胞水干少症　胞水与生产，颇有极大之关系。当分娩之际，水囊裂后则胞水从胎先露之四周，冲激而下，代作扩张子宫颈之用，其内所留之水，代作压送胎儿之用，俗谓琉璃胎主易产者，以其胞水多也。若胞中此水因虚乏而短少，或胎破太早，因沥去而干枯，则临产之时，既乏扩张子宫颈之能，又乏压送胎儿之力，其难产之祸自然而至，即俗名沥浆生是也。然所以虚乏短少之故，则因津液亏耗也，所以早破沥干之故，则因气虚不摄也。故与益气生津之药，效如鼓桴，足以证明而无疑也。

2. 胞血缺乏症　分泌之初，有血从产道流出，系由胞衣与子宫壁渐离之后，则胞外之血先胞衣而出，能使子宫颈浸软而滑润，则子宫颈易于扩张，润滑则胎儿易于产下，实为临产必需之要物。倘使血液缺乏，必致产下困难，即古所谓血虚难产也。曾见一妇临盆三日，尚未产下，询知腹中阵痛甚紧，胞水流下甚多，惟血液甚少。余谓此必胞血缺乏，胎儿难下，此时胞与子宫已渐分离，补血与之莫及，可用外治法，用麻油、黄酒煎当归，令稳婆用新棉花蘸搽产道，药甫搽毕，胎已产下。盖以当归合黄酒有补血之功，当归合麻油有滑润之力，能使产道扩张而滑利，故有此效也。然此等治法，本已详载于产科治疗学中，兹不过略述以明病理而已。

二、实证

难产之属于胎实者,亦有两端:一为胎体过大,一为胎位不正。二者之原因不同,病理亦异,当分别之。

1. 胎体过大症 凡孕母过于安逸,恣啖肥甘,每致养胎过大,产下困难,或颅骨早硬,或头脑肿大,或胎生肿瘤,或双连怪胎,皆使胎儿难以产下。大抵此等难产,多在富贵人家,虽其真因未明,然由安逸肥甘过度所致,略可推测而知矣。试观安逸太过者每生奇病,肥甘过度者每患肿疡,殆由气血瘀滞,筋肉横生故耳。

2. 胎位不正症 临产有手先出者,名曰横产,俗名讨盐生。足先出者,名曰倒产,俗名踏莲花产。面先露、额先露、耳先露、后枕之先露者,名曰歪生。臀先露者,名曰臀产,俗名坐轿生。此四者大半由于重心不正耳。盖普通胎儿,头颅最重,重心向下,头得先出,故易产也。若其胞胎异常,势必重心偏向而致胎位不正,头难先出,故难产也。又或脐带先出,阻滞产道亦致难产,甚则脐带被胎所压断其胞衣之血循环,每致胎死腹中。或脐带过长,缠绕胎颈亦致难产,甚则脐带被胎牵紧,亦断其胞衣之血循环而致胎死于腹中也。惟古书有名盘肠生者,曰临产母肠先出,然后生子,缘人之二肠,俱有脂膜联络,间有生成无脂膜联络者,其肠随儿而下,且有种种治法,所以似属真确。但考于生理解剖诸书,西医产科诸籍,既无此种生产之名,且无如是生产之理。盖产户之内为子宫,子宫四周有膜壁,惟上角有二孔,即有输卵管而通卵巢,下面有一孔,即有子宫颈而通阴道。皆与二肠间隔不通,何能肠从产户而出耶?谅系脐带先出,误传为母肠先出,后人以误传误,人云亦云,造成确有其事之言之,曾不自知其误也。

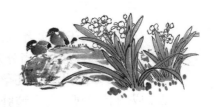

第五章 产 后

观夫庶草结子之后，即见枯萎，桃梅结果之后，更见畅茂，此二者之所以荣枯各异者，木强而草弱故也。妇人生产之后，强者无病，弱者多病，其理固无二也。丹溪谓产后之病，当以大补气血为先，诚以产后之病，多以体弱而得也。唯见其体弱则病易生，及其病焉治疗尤难，往往虚中有实，实中有虚，虚不可补，实不可攻，失之毫厘，差以千里，生命危于顷刻，杀人易于操刃。故于产后病理，务宜详细研究，俾立对症之方，庶几攻无不破，战无不克，乱可平而国可安矣。不然虽有几万之官兵，何能平乱？虽有许多之良药，奚克治疗？甚至乱未平而国已亡，病未治而人已毙。不责病理之未明，而责药品之不灵，天下宁有是理乎？

惟我国古时素无专论病理之书，更无专论产科病理之书。或有言焉，言而不详，或有论焉，论而不精。故于产后之病，或专主补，或专主攻，各据偏见，莫辨孰是，实皆由于病理之不明也。犹航海者无准确之指南针，茫茫大海渺渺前途，其有不迷航触礁者几希矣。爰草是编，专论产后之病理，以供学者之研究，庶几产妇之枉死得以减少，此即余之志愿也。

第一节 产后子宫病

胎儿既出，子宫暴虚，或子宫收缩乏力而胞衣不下，或子宫恢复欠速而恶露不下，或子宫出血太多而暴死，或子宫向外翻出而骤亡，此皆产后子宫病也。夫产后子宫之病，尤重于平常子宫之病，苟或审证未确，辨理未精，必难拯危救急于顷刻之间，故欲拯救产妇疾苦者，切宜注意于斯焉。

一、胞衣不下

胞衣者，护儿之衣也。临产胎儿既出，则胞衣亦随之而下，乃有儿下而胞不下者，古人名为息胞，西医名为胎盘滞留。中医谓系败血流入衣中，以致胀大难下，西医谓系子宫收缩乏力，不能收小逼出。余谓两说俱有至理，盖因子宫收缩乏力者，既不能收小胞衣，又不能收敛血管，以致出血太多，际此胎儿甫出，子宫空大之际，则所出之血，皆凝积于内而阻滞胞水，固亦意中事也。是以中医用行血逐瘀药以下胞衣，而胞衣果得自下，且行血逐瘀之药又能行散子宫血管之充血，俾其易于收缩，故有效也。

二、恶露不下症

恶露者，产后已离血管之废血，从阴道而下流者也。因胎儿在子宫之时，子宫四周常有血液从胞衣脐带以入胎，及其胞胎既下，血液犹出，必待子宫缩小而得收缩，瘀血欲下流而不得下流，愈积愈大，愈痛愈剧，往往因是而殒命，甚可惨焉。又有血水淋漓，数月不止者，其因有二：一者由于气虚而失统摄，一者由于瘀血复出之后，出血方止。其体强者，子宫恢复迅速，出血不多，且易流下。其体弱者，子宫恢复迟缓出血较多，且难流下。夫此已离血管之血，即为无用之物，必须流出，方为无病。若因气虚而子宫缩复无力，瘀血不能送出，或气滞而血液流行缓慢，恶露不能排泄。或因受寒而血凝，或因受热而血干，必致瘀血积于子宫，子宫愈难缩小，每致少腹有块攻痛，大如头儿，俗名儿枕痛，实即瘀血为患也。甚或瘀血流滞于筋骨经络之间，变为痹痛、麻木、肿胀、疮毒等症。且瘀血内停，易酿微菌，以致菌毒浸布，变为寒战发热，甚则毒冲于胃而为呕吐，毒冲于肺而为气喘，毒冲于心而为神昏，古人名曰三冲，乃产后最危急之症也。惟西医只知有菌，不知菌有瘀化，故其治此之法，尚不如中医之有效也。

三、出血太多症

产后恶露不下，固足为病，而出血太多，亦属危险。盖因血为养身活命之至宝，岂可多出哉？只缘临产之际，稳婆料理不善，阴道破裂难复，或产母元气不足，子宫难于缩小，子宫不缩，则盘胎位之静脉窦仍开，元气不足则血液之统摄无主，是以出血太多也。甚至脑部无血而为晕厥，即古人所谓产后血晕之属于虚者是也。且或血积子宫成血块，俨如外物，粘于子宫膜壁，不易脱离下流，反阻子宫收缩而成巨大癥块。斯时子宫收缩而血不归经，虽不致如骤然出血太多之危险，然日积月累，出血亦多而损人必矣。

四、子宫翻出症

胞胎甫下之后，有妇因瘤之物凸出于女阴之外，外悬夹于两股之中者，乃子宫翻出也。丹溪谓产妇阴户一物如帕垂下，或如合钵俗名产颓，即是症也。惟傅青主谓肝痿而下，名曰产后肝痿，实为谬也。夫肝脏位居中焦，上连膈膜，外连肋膜，何能痿缩而下出？真是不通之论，实皆由于不究真理而徒尚空论者也。其子宫所翻出之原因，西医谓系子宫弱或子宫瘫，或因难产而带出。然余曾治此症，用补中益气汤加减竟获痊愈，以此推究乃知子宫翻出，实有气虚不能收摄耳。且子宫翻出后，则胎盘位之静脉窦张开益盛，每致出血过多而骤然死亡。间有凸出之一部分，变成死组织脱去之后，方可收入。薛立斋医案中曾有此症，云妇人子宫肿大，二日方入，损落一片，殊类猪肝，此即变成死组织而脱去者也。又考古书有玉门不闭一症，谓产后阴户不闭，实即子宫翻出之轻症。盖因半翻出者，适塞在阴道之间，以致阴户不能闭也。

第二节　产后乳部之病

乳为哺养婴儿之唯一食品，产后乳房胀大，有乳汁从乳腺分泌而出，此属内分泌腺之作用，在未孕之时，主卵珠成熟，怀孕之后，主胚胎长养，分娩之后，主乳汁输出。当哺乳之时，易患乳病，亦为产后常有之病也。兹分四症详论之。

一、乳汁缺少症

凡乳腺组织之发育欠缺者，乳汁亦少。此其原因有三：一因遗传，一因内分泌腺衰弱，一因束乳太紧，此三者属生理之组织缺少也。又有乳汁生化之来源衰少者，乳汁亦少，此其原因有二：一因饮食减少，一因大便泄泻。此二者属脾胃之生化无权，即古人以乳房属胃之原意也。又有乳汁输出之来路阻塞者，乳汁亦少，此其原因有二：一因忧郁过度，一因思虑太深。此二者属肝经之疏泄失职，即古人以乳头属肝之篙矢也。又有发热重而耗液者，出血多而伤阴者，皆为乳汁缺少之原因也。至若产后弥月，月经即行者，当视其人之血液多少为衡。血液多者，月经虽行，乳汁不减，血液少者，月经一行，乳汁即减。且哺乳者，多食咸物，亦令乳少，故产母食物，务以淡薄为佳耳。

二、乳汁自出症

有未产前乳汁自出者，古名乳泣，生子多虽长养，盖因内分泌腺养胎之机能，未待分娩而先至于乳，则养胎之力薄矣，故其所生之子，难以长养也。有产后乳汁自出者，最易损人，盖因内分泌腺之力，全注于乳，水谷精微之汁，多泄于外，于是全体缺乏滋养之资料，故致形肉日瘦，精神大减也。然前症虽由于内分泌先至于乳，后症虽由于内分泌全注于乳，而其所以然之原理如何，实与植物性神经有关。盖因交感神经有抑制乳汁之力，而自律神经有促进泌乳之能。妊娠时交感神经紧张，故无乳汁，分娩后自律神经紧张，故有乳汁。自律神经者，即阴液充足之植物性神经，交感神经即阳气充足之植物性神经。故中医以乳汁缺少者，为阴液虚，乳汁自出者，为阳气虚，可以补充西医之不足也。

三、乳房结核症

乳房内之乳腺，如有一腺不通，每易结成肿块。然此有阴阳之分，属阳者红肿疼痛，当于下节论之。属阴者结核不痛，为最险恶之症也。当其初起之时，仅如棋子名曰乳核，以其毫无痛苦，人每忽之。及至数年之后，方为疮陷，名曰乳岩，必致溃如岩穴，不可救矣。考其病因，多由忧思郁怒太过，肝经疏泄无权，厚味恣食无度，痰块停结不化。故此症起初者，急需消释忧郁，淡薄滋味，更投以解郁、理气、化痰、消核之剂，始得消散于无形。此其摄生及治疗之法，实足以为病理之证明者也。

四、乳房肿痛症

中医以孕妇患此之初起者为内吹，乳母患此之初起者为外吹，谓因乳子之热气吹入乳房也。按此外吹之名，适与西医所云儿口发炎以致传染之理相合，惟内吹之名，殊不通也。若初起失于消散，必致变为乳痈，因一腺而累及许多之腺。又因营卫起抵御作用，使其已病之处酝酿腐化，变为脓血，幸得肝气未郁，正气尚足，故能迅速化脓，早日收功，不致如乳癌之缠绵难治也。惟此症之急者，火性急迫，每兼神昏，缓者脓血淋漓，恐成疮劳，若在产褥期中患之，尤为危险，切不可泛泛视之。

第三节 产后兼发之病

产后气血虚弱,疾病易生,非特子宫乳部,每致沾恙,而且全身表里,均易起病。《内经》所谓虚则着而为病,良有以也。爰将产后全身兼发之病,分为八节,各举数症,以明其病理之梗概。

一、荣卫病

产后荣卫不足,风寒易侵,荣卫不和,疾病易生。爰举四症如下。

1. **寒热** 荣虚则发热,卫虚则恶寒,此产后内虚之寒热也。寒束于外则恶寒,热郁于中则发热,此产后外感之寒热也。且产后又有瘀血酿菌,以致荣卫不通而为寒热者。或乳汁初来,以致荣卫不和而为寒热者。或食积停留,以致荣卫不行而为寒热者。然总不外乎阴血暴伤,阳气亦虚,故一经感触,每易寒热也,且发热甚者,颇易神昏,良以阴虚则阳易亢也。

2. **骨痛** 产后百脉空虚,荣卫循行失常,新血暴伤,不能骤生,无以荣养筋骨,调和血脉,是以虚弱产妇,每致遍身骨痛也。且腰为肾之府,背为肾之路,胎系于肾,产必伤肾,故虚弱产妇,又多腰痛也。其或风寒乘虚而入筋骨,瘀血停滞而入经络,皆使荣卫不得流通,而为骨节疼痛也。且骨节为人身幽僻之处,为客邪易留之所,故此症每致久而不愈,或愈而复发也。

3. **浮肿** 产后营卫虚弱,运行失常,则津气停留而为虚肿。或瘀血停积,流行失常,则荣卫阻滞而为瘀肿。或肺虚而风水冲激,则为风水肿。或脾虚而水湿泛滥,则为水湿肿。然余治产后浮肿,多以补脾获效。细究其故,盖因产后之肿,属荣卫虚者为多,荣卫起于中焦,故补中焦之脾有效也。

4. **汗出** 产后卫气虚者,则卫失外护而为自汗,即时自汗出是也。荣气虚者,则荣失内守而为盗汗,即夜寐汗出是也。若出不甚多,或偶出即止,尚无大患。惟大汗淋漓,狂出不止,恐有亡阳而变昏厥之忧。然间有属于湿热变蒸而汗出甚多者,多患于肥盛之人,慎勿误认虚证而妄投止汗之药也。

二、气分病

产后有气分不顺而为病者,约有四症。

1. **呃逆** 产后呃逆,多属肾虚,因胎系于肾,产必伤肾。肾阴虚而生热,热盛则横膈膜以下之气,涨而外散,急欲空中之气流来补之,或肾阳虚而少气,气衰则横膈膜以下之气,忽而不足,急欲空中之气流来补之,皆能骤起急剧短促之吸气,因声门未及开启,声带骤受激动,故发呃呃之声也。然间有胃中虚寒而呃者,其理与肾阳虚者略同。又有胃火内燃而呃者,其理与肾阴虚者相仿。又有因痰因气阻滞气机而为呃逆者,但产后患此甚罕耳。

2. 喘息　产后气喘,有虚实之分。虚证有二:一因肾阴大虚,孤阳无主而上升,名曰阴虚喘。一因肾阳衰竭,虚阳浮越而上脱,名曰阳虚喘。此由于胎系于肾,产必伤肾,以致肾虚不能纳气耳。实证有二:因瘀血酿菌,冲犯于肺而为喘,名曰瘀血喘。一因风水泛滥,冲激于肺而为喘,名曰风水喘。然此多由于难产伤气,肺气虚弱,以致肺虚不能降气耳。惟此症甚急,多致不救,诚以呼吸为生活之紧要机能,不容变化太过也。

3. 咳嗽　产后咳嗽,其症不一。有因肌腠虚松,邪袭皮毛,内应于肺而咳嗽者,曰外感咳嗽。有因荣阴亏耗,虚火内炽,上烁于肺而咳嗽者,曰阴虚咳嗽。有因瘀血内停,酝酿为菌,上犯于肺而咳嗽者,曰瘀血咳嗽。有因痰饮停留,乘虚上泛,阻溃于肺而咳嗽者,曰痰饮咳嗽。总皆由于肺失肃降也。又有胎前咳嗽,延至产后未愈者,其症常分虚实。若胎前因痰火盛实而咳嗽者,产后痰火自降,略投药饵即可痊愈。惟胎前因肺痨而咳嗽者,产后亏耗益甚,往往病势日剧,而不能救也。

4. 呕吐　产后正气既亏,胃气尤虚,盖缘胃为五脏六腑之海,各处虚乏,莫不仰给于胃,产后供不暇给,是以胃气尤虚也。虚则寒邪乘袭,或食物积滞,或痰饮停留,或肝气犯胃,或寒冷伤胃,皆使胃神经中枢受刺激而为呕吐也。若久呕吐不止,食入即出,饮入即吐,产后得此,恐多不治。更有恶露停留,酝酿生菌,菌毒漫布,上犯于胃,亦为产后呕吐之大原因,即三冲中之一症,其为危也。

三、血分病

产后有血液妄行而为病者,除子宫出血太多之外,尚有四症。

1. 吐血　产后吐血,其血多由冲脉而来,盖因冲脉起于胞中,上隶于胃,若其子宫之恶露凝瘀,不得由阴道而下出,每致循冲脉而上逆,于是吐血之症起矣,故投以降逆逐瘀之药,瘀露一通,吐血即止,是可证者。然又有寒热二症,阴虚则热,热则血沸而不循经。阳虚则寒,寒则气虚而不摄血,皆有吐血之虞。但血因瘀而吐,瘀因寒而结,产后吐血,属寒为多,慎勿专执血热妄行之说,而妄投凉剂也。

2. **衄血** 血从鼻出者为鼻衄,从目出者为目衄,从耳出者为耳衄,从齿出者为齿衄,从舌出者为舌衄,从肌肉出者为肌衄。产后患此,多由于营阴暴虚,虚阳上亢,逐致上焦热盛,迫血妄行。或由瘀露停留,不得下出,逐致血向上溢,窜走各窍。但产后吐血衄血者,多致阴血虚竭,虚阳益亢,晕厥而死也。

3. **便血** 产后便血,多由脾虚不能统血所致。然脾虚者,不尽便血。考其原因,脾虚固为便血原因之一端,而湿热尤为便血原因之要端。良由胎前多食热物,多饮茶酒,湿热蕴于大肠,大肠内膜腐穿,加以产后体虚,脾不统血,遂致血渗大肠而为便血,此即《金匮》所谓远血也。又有素患痔疮者,因分娩劳伤,亦必出血,即《金匮》所谓近血也。且大肠与子宫相近,若子宫出血太多,又难流出,每致渗入大肠而为便血,此又与远血近血不同,名曰旁流便血。

4. **溲血** 产后小溲出血,由于肾虚所致。诚以胎系与肾,产必伤肾,肾脏分泌尿液之机能失常,逐致血液与尿不能分清,此为肾虚溲血。然亦有属于湿热者,湿热蕴于下焦,肾脏分泌不清,亦致小溲下血,名曰湿热溲血。且子宫与膀胱同居一处,若子宫出血太多,又被瘀血阻于出口而难流出,每致旁渗膀胱而为溲血,名曰旁流溲血。

四、虚劳病

妇人素体虚弱者,产育之后,每成虚劳之病。爰举四症,述其病理如下。

1. **蓐痨** 妇人因难产劳倦过度,或产后劳动太早,以致筋力疲极,气血虚甚。气虚则自汗怯冷,血虚则潮热口干,筋骨虚则四肢无力,百节疼痛。或兼咳嗽,或兼头痛,颇似外感之症,却忌表散之药,表散轻者,诸恙依然不退,表散重者,病势反见增进。间有静养不药而愈者,盖因劳倦所伤,脏腑无损,不如肺痨之肺已伤而难愈也。

2. **肺痨** 肺痨一症,常人患之,已极危险,而况产后乎?大抵胎前已患肺痨者,产后气血益虚,病必增剧,多致不治。产后新患肺痨者,亦因气血亏耗,病进颇速,但尚可治。惟肺痨病理,中医主虚,西医主菌。然补其虚而病未退,杀其菌而病犹在,吾知其病原必未确凿也。余尝治此用解郁化痰之药,辄奏奇效。因悟此症多由于气郁痰凝,故致肺中结核,西医名为肺结核也。惟若肺病传脾而增泄泻羸瘦者,虽有良医,亦难救矣。

3. **羸瘦** 产后有形体羸瘦,肌肤甲错,少腹胀满,不能饮食者,人以为虚弱之极也，谁知是瘀血内阻乎？夫产后瘀血不下，新血不生，无以荣养脏腑，灌溉肢体，故致赢瘦，即仲景所谓内有干血是也。余见产后患此者甚多，常用《金匮》大黄䗪虫丸治之，辄获灵效。夫大黄䗪虫丸，为活血祛瘀之剂，治而有效，即可证明此症属血瘀而无疑矣。惟因蓐劳肺痨泄泻久而不止，以致赢瘦者，为不治之症，非血瘀为病，慎不可混同而不分辨也。

4. 虚烦　产后荣血大亏，阴液不足，又因郁怒太过，思虑无度，遂使心肝火炽，痰热上乘。火旺则肾水不得上济，痰多则心神不得安宁，故为虚烦不得眠也。惟患此症者，或兼咳嗽，必变肺痨。或受刺激，多变癫狂。此余从经验而知者也。良由虚烦病原，颇与肺痨癫狂相类，故易变成也。

五、神经病

夫神经之生成由于肾，神经之灵性由于心，已详于余著之生理学中矣。产后妇人，其心因血去太多而失荣养，其肾因胎系于肾而受劳伤。心肾既虚，神经易病。兹举四症以明之。

1. 癫狂　癫疾俗名文痴，狂症俗名武痴。《金匮》以阴气衰为癫，阳气衰为狂。所谓阳气阴气者，指魂魄之灵气而言也。魂属阳，魄属阴，产后气血大虚，魂魄不安。夫魂附于阴血之中，阴气衰者，则阳魂浮而为癫。魄寓于阳气之内，阳气衰者，则阴魄扰而为狂。然血气之化源在心，魂魄之主司在神，总由于心血不足，神气不充，故致魂魄不宁，神经错乱也。更有心神既虚，复因瘀血痰热，乘虚入心，则虚中夹实，病尤甚焉。

2. 怔忡　怔忡者，心悸善惊，神乱善忘，实即神经衰弱之症，为癫疾之基础也。往往初病怔忡，久变癫疾。以其病之来源，皆由于精神过用，心血大亏，又加情志不遂，忧郁太过，或兼瘀血痰热，乘虚入心，遂致心神不宁而怔忡成矣。产后气血骤虚，心神失养，倘或精神过用，情志不遂，则变成怔忡之症，尤易易耳。

3. 痉厥　产后亡血太多，神经失于荣养，若风寒乘虚而入，则为角弓反张之痉病，古人称谓产后痉病。若肝火乘势化风，则为瘛疭昏仆痉厥，古人称谓产后中风。或因产后汗出太多，或因产后泄泻太过，此为重夺其津，必有痉厥之变。此等危急之症，在平人患之，已虞难救，产妇患之，更属难矣。况医者每每不知产后虚痉之治法，反投以发汗化痰之药，益耗其津，或投开泄功利之品，益伤其正。是犹落井下石，安望其能救乎？

4. 昏晕　产后昏晕，古名血晕。但此症非尽由于血，不应名为血晕耳。考其病源，厥有四端：一因难产之后，疲倦已极而昏晕，一因血去过多，心脑乏血而昏晕，此二者为产后昏晕之虚证也。一因瘀血停留，菌毒上冲而昏晕，一因痰热内阻，神明蒙蔽而昏晕，此二者为产后昏晕之实证也。其势颇急，竟有顷刻之间，昏晕卒仆而不及救治者，实为产后之大急症也。

六、头脑病

脑为髓海，髓生于肾，产后肾亏，易患头脑之病。约述两端如下：

1. **头眩** 《内经》曰：诸风掉眩，皆属于肝。夫头目眩晕，病在头脑，何以属于肝耶？然肝经之脉，上会于巅，头脑之血，由肝而来，肝充血则脑亦充血，肝贫血则脑亦贫血，充血贫血，皆令眩晕，故以眩晕属肝也。且头目掉眩，宛如风之吹动而摇撼，故谓诸风，实非风病也。产后去血太多，或阴血素亏者，则令肝脑贫血而为头晕。瘀露不下，或郁怒生火者，则令肝脑充血为头晕，其头晕甚者，则有昏晕之变焉。

2. **头痛** 产后气血大虚，风寒乘虚外袭，则脑被寒束而头痛。或瘀露不下，菌毒上犯于脑而头痛。或荣阴既亏，又动肝火，肝脑充血而头痛，其头痛甚者，且有痉厥昏晕之变。诚以头为神经主要之机关，岂容头痛太甚乎？且产后头痛，虽有风寒，不宜专投发散，恐其汗出亡阳，致成厥脱之变，不可忽也。

七、脘腹病

脘腹之内，脏腑居焉，产后脏腑受病，每见脘腹诸病。爰分两段详论之。

1. **脘痛** 脘痛古名心痛。但真心痛者，朝发夕死，且甚罕焉，古人所谓心痛者，实即胃脘痛也。产后荣血亏耗，胃旁神经失于涵养，再因肝气犯胃，或因寒食伤中，或因痰饮留恋，或因瘀浊内阻，于是胃神经受其刺激，而脘痛不止矣。或旁及两胁，或上连于胸，甚或胃气不降而兼呕吐，疼痛过剧而致昏厥，亦为产后危症之一也。

2. **腹痛** 产后腹痛，厥有多端：凡阳气虚弱者，寒邪侵袭，则气机不通而腹痛。恶露停留，则血脉不通而腹痛。宿食阻滞，则肠胃不通而腹痛。阴血亏者，血不养肝，则肝气横逆而腹痛。血不养经，则神经虚弱而腹痛。仲景所谓产后腹中痛者，即是证也。故遇产后腹痛之症，必当分别虚实，随症施治，切不可概谓血瘀而妄投攻逐也。

八、二便病

子宫之前为膀胱，子宫之后为直肠，直肠为大便之出路，膀胱为小便之出路。产后子宫受伤，每致累及膀胱及大肠，是故产后二便之病，亦甚多也。

1. 泻痢　产后脾胃虚弱，食物难化，若食生冷坚硬之物，或食油腻滑润之品，或感受风寒，或误服泻药，必成泄泻下痢之症。若日久不愈，重则变成脾泄劳，而有死亡之忧，轻则变成虚滑病，而贻终身之患。常见妇人有一食油腻便泻，一伤食滞便痢，时时发作，久而不愈，甚至形瘦成劳者，多因产后泄泻所致也。且平常泄泻，投以利水之药，每能减轻，或竟治愈。而产后泄泻，投以利水之药，多无效果，或反增剧。盖因脾虚已甚，肾脏亦亏，苟其邪滞已清，必非大补脾肾不可也。

2. 便闭　《金匮》以大便难者，为产后三病之一。诚以血液枯耗，大肠干燥，且胎前儿居腹中，产后腹中宽空，推迫之力，因而减少，是以大便难也。但若三五日大便不行者，切不可妄投攻利之药，稍待数日，气血渐复，自能下也。惟便闭已久，腹中不舒，始可稍与养血润肠之药。至若阳明实热太过，少阴阴液将涸，则急下承阴之法，虽在产后，亦不可缓也。

3. 遗尿　产后小溲不禁者，一由于稳婆损破尿脬也，因难产胎儿难下，用手或钳取出，以致子宫损破，兼及子宫旁之膀胱，膀胱气化不足，故遗尿也。一由于尿道括约筋弛缓也，其所以弛缓之故，则由尿道口之括约筋略受损伤，且其阳气亦虚也。《内经》曰：阳气者，精则养神，柔则养筋。凡吾人精神之充旺，筋络之活动，莫不赖阳气为之主宰。若妇人阳气虚者，尿道口之括约筋，略受损伤，便足以使其约束弛缓，而为遗尿之症也。

4. 淋秘　产后有小溲淋沥，秘塞难通者，多由于瘀露停留，阻塞尿道之出口，或湿热蕴积，阻碍膀胱之气化。故治此者，投以攻瘀及利水之药，颇有效验，即可证明其病理也。惟产后气阴不足，不宜过用攻利之药。倘若久而不愈，当审寒热而投化气养阴之药，气化则能出，阴足则能利。余尝用此法以治愈此病，已不鲜矣。以此更可证明产后之淋秘，泰半属于虚者也。

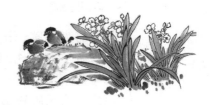

第六章 古 说 精 华

胎前产后之病理，既已详论于前矣。犹恐古人精华，尚未完全蒐辑，致有遗珠之憾。爰再选录精华，添辑是编，既足以补前文之不逮，更可以广读者之学识，幸勿以抄袭而忽之。惟古人之说，颠顶殊多，虽经选择，犹难纯粹，是在读者参合前文，互相对照，庶无迷途望洋之叹也。

第一节 妇 人 不 孕

一、天癸衰竭症

帝曰：人年老而无子者，材力尽耶？将天数然也？岐伯曰：女子七岁肾气盛，齿更发长。二七而天癸至，任脉通，冲脉盛，月事以时下，故有子。三七肾气平均，故真牙生而长极。四七筋骨坚，发长极，身体盛壮。五七阳明脉衰，面始焦，发始堕。六七阳脉衰于上，面皆焦，发始白。七七任脉虚，太冲脉衰少，天癸竭，地道不通，故形坏而无子也。丈夫八岁，肾气实，发长齿更。二八肾气盛，天癸至，精气溢泻，阴阳和，故能有子。三八肾气平均，筋骨劲强，故真牙生而长极。四八筋骨隆盛，肌肉满壮。五八肾气衰，发堕齿槁。六八阳气衰竭于上，面焦，发鬓斑白。七八肝气衰，筋不能动，天癸竭，精少，肾脏衰，形体皆极。八八则齿发去，肾者主水，受五脏六腑之精而藏之，故五脏盛乃能泻。今五脏皆衰，筋骨解堕，天癸尽矣，故发鬓白，身体重，行步不正而无子耳。（《黄帝内经·素问》）

慎轩按：此论男女之有子无子，由于生理者也。有子者，由于天癸至，即西医所谓青春腺已发育也。无子者，由于天癸竭，即西医所谓青春腺已衰弱也。西医最近发明之青春腺，盖我国早已发明于四千余年之前矣。

二、劳伤虚羸症

凡人无子，当为夫妻俱有五劳、七伤、虚羸、百病，故有绝嗣之患。(《千金要方》)

三、冲任虚寒证

妇人所以无子者，由冲任不足，肾气虚寒故也。《内经》谓女子二七天癸至，任脉通，太冲脉盛，阴阳和，故能有子。若冲任不足，肾气虚寒，不能系胞，故令无子。(《圣济总录》)

四、血液衰少症

妇人之无子者，率由血少不足以摄精也。血之少也，固非一端，欲得子者，必须补其精血，使无亏欠，乃可推其有余，以成胎孕。若轻用热剂，煎熬脏腑，气血沸腾，祸不旋踵矣。又曰瘦怯性急之人，经水不调，不能成胎，子宫干涩无血，不能摄受精气也。(《格致余论》及《丹溪心法》)

慎轩按：上列三条，论妇人不孕由于虚也。盖以卵珠之发育，精卵之会合，胚胎之结成，莫不仰赖于气血冲任之摄养。倘或气血不足，冲任虚寒，岂能孕乎？

五、月经不调症

妇人所重在血，血能摄精，胎孕乃成。欲察其病，惟于经候见之。欲治其病，惟于阴分调之。盖经即血也，血即阴液，阴以应月，故月月如期，此其常也。及其为病，则有或先或后者，有一月两至者，有两月一至者，有枯绝不通者，有频来不止者，有先痛而后行者，有先行而后痛者，有淡色、紫色、黑色者，有瘀而为条为片者，有精血不充而化作浊带者，有元气下陷而变为崩漏者，有子宫虚冷而阳气不能生化者，有血中伏热而阴气不能凝成者，有血瘕气痕、子脏不收、月水不通者，皆真阴之病也。夫真阴既病，则阴血不足者，不能育胎，阴气不足者，不能摄胎。(《景岳全书》)

慎轩按：此论妇人不孕由于月经不调也。盖月经准调，为子脏无病之报使，卵珠强健之征象。若月经不调，则子脏有病，卵珠不健，故致不孕也。

六、风寒乘袭症

缪仲淳曰：女子系胞于肾及心包络，皆阴脏也。虚则风寒乘袭子宫，则绝孕无子，非得温暖药，则无以去风寒而资化育之妙。（《女科经纶》）

七、伏热留恋症

妇人久无子者，冲任脉中伏热也。夫不孕由于血少，血少则热，其原必起于真阴不足，则阳胜而内热，内热则荣血枯，故不孕者，宜益阴除热则血旺易孕矣。（《丹溪心法》）

八、湿痰闭塞症

若是肥盛妇人，禀受甚厚，恣于酒食，经水不调，不能成胎。此为躯脂满溢，湿痰闭塞子宫故也。（《丹溪心法》）

慎轩按：以上三条，论妇人不孕，由因风寒伏热湿痰所致也。

九、瘀血内阻症

薛仲昂曰：家传秘方种子丸，用益母草为丸，甚效。（《坤元是宝》）

自明曰：妇人有全不产育及二三十年断绝者，荡胞汤主之。（《妇人良方》）

慎轩按：益母草及荡胞汤，皆有去瘀之功。该因瘀血阻于胞宫，瘀血不去，新血难生，是以难受孕也。

第二节 妊娠恶阻

一、水渍于脏证

妊娠恶阻者，心中愦闷，头目眩晕，四肢懈怠，恶闻食气，欲啖咸酸果实，多睡少起，世言恶食，又云恶阻是也。三四月以上，不自胜举。此由妇人本元虚羸，血气不足，肾气又弱，兼当风饮冷，心下有痰水挟之。妊后经血闭塞，水渍于脏，脏器不宣，故心烦愦闷，气逆呕吐。血脉不通，经络痞塞，则四肢沉重。挟风则头目眩晕，又不知患之所在，脉理和平，即是有胎也。（《巢氏病源》）

132

二、气血壅盛证

凡受孕二三月，必呕吐恶心，此月水不通，阳明壅盛，故不安食。但此是始膏始凝始胚之时，骤然壅盛故耳。迨四五月则血渐荫胎，儿形体成，便具五行生克循环之理，则血有所归而不壅盛矣。或曰血壅盛，何独于胃有病？曰胃为多气多血之海，五脏之母也。女子应有是生，应有是化，今不行而成孕，骤然不化，阳明气血俱盛，遂有是上僭之势，久之自平，不足虑也。(《医宗己任编》)

慎轩按：巢氏所谓精血闭塞，水渍于脏。实与高氏所谓月水不通，阳明壅盛之意，略相类同。总皆由于经停之后，浊气不得随月水以排泄，故致上逆而为呕吐耳。此惟安逸之妇人，气血壅滞，痰湿素盛，则受孕后之恶阻，多由于是也。

三、肝血太燥证

妇人怀妊后，恶心呕吐，思酸解渴，见食憎恶，困倦欲卧，人皆曰妊娠恶阻也，谁知肝血太燥乎？夫妇人之受妊，本于肾气之旺也。肾旺是以摄精，然肾一受精而成娠，则肾水生胎不暇化润于五脏。而肝为肾之子，日食母气以舒，一日无津液，则肝气迫索，而肾水不能应，则肝益急，肝急则火动而逆也，肝气既逆，是以呕吐恶心之证生焉。(《傅青主女科》)

四、胃火上冲证

恶阻者，恶心阻其饮食而呕逆也。其原属火，盖阳明诸阳之总，阳明之外，无大热也。体本火盛，而更为壮火奔腾，则胸膈扰乱，而食少善吐矣。《内经》所谓诸逆冲上，皆属于火是也。(《女科指南》)

五、虚阳上越证

张山雷曰：恶阻是胎元乍结，真阴凝聚，不得上承，而虚阳上越，故为呕吐恶心，头眩恶食等证。(《女科学笺疏》)

慎轩按：上列三条，总由于受孕之后，血养其胎，阴血不足，虚火上亢。大抵阴虚之孕妇，多因于此而为呕吐也。

六、脾胃虚弱证

薛立斋曰：妊娠饮食停滞，腹胀呕吐，此是脾胃虚脱，不能消化。(《女科撮要》)

七、痰饮上泛证

叶困庵曰：恶阻多因胃有痰饮，随气上逆相参。（《女科指掌》）

慎轩按：妊娠恶阻，因痰饮食滞者甚多。

第三节　妊　娠　下　血

一、癥痼为害证

妇人宿有癥病，经断未及三月，漏下不止，胎动在脐上者，为癥痼害。妊娠六月动者，前三月经水利时，胎动于下血者。后断三月衃也，所以血不止者，其癥不去故也。（《金匮要略》）

慎轩按：此症本难受孕，即前论瘀血内阻之不孕症也。若其瘀血不多，癥痼微小，或尚可以受孕。但因瘀血不去，新血不归，每致积至三月而漏下一次，颇有小产之虑也。

二、荣经有风证

曾有以妊娠月信不绝而胎不损者，问于产科熊宗古，答曰：妇人血盛气衰，其人必肥。既娠之后，月信常来，而胎不动。若便以漏胎治之，则胎必堕。若不作漏胎治，其胎未必堕。今推宗古之言，诚有旨也。巢氏云：妇人经闭不利，别无所苦，是谓有子。以精血蓄之养胎，壅为乳汁也，有子之后，蓄以养胎矣。岂可复散动耶？所以然者，有妊而月信每至，亦未必因血盛也。妇人荣经有则经血喜动，以风胜故也。（《产乳集》）

慎轩按：风能动血之理，即内经所谓卒风暴起，则经水波涌而隆起也。余遇失血诸症，常用荆芥防风为炭治之，辄有奇效，深信此说非虚也。

三、冲任气虚证

凡妊娠经水，壅之以养胎，蓄之以为乳。若其冲任气虚，不能约制，故月水时下，名曰胞漏，血尽子死。然亦有妊妇血盛，月信常来，而胎不动，俗呼狗儿胎实也。（《胎产心法》）

四、子宫虚滑证

问妊娠胎漏，经血妄行者，何也？然此为胎息未实，劳力触犯，或食毒物，或房劳惊恐，令子宫虚滑，经血淋漓，败血凑心，子母难保，此急症也。

慎轩按：子宫虚滑与冲任气虚相类，盖冲任起于胞宫，古人多以冲任二字，代子宫而言也。

五、气实血热证

满洲少妇，怀妊漏血，医投补药，漏如故，间或不漏，则吐血，延逾两载。腹中渐动，孕已无疑。然血久溢于上下，甚至纳食即吐，多医不能治。王孟英诊之，脉滑数有力，是气实而血热也，证不属虚。补药反能助病，愈补愈漏，胎无阴而不长，其所以不堕者，气分坚实耳。(《王孟英医案》)

六、气虚血热证

妊妇有胎不动，腹不疼，而阴户时有流红者，人第知为血虚胎漏也，谁知是气虚血热乎？夫血能荫胎，而胎中之阴血，必赖气以卫之。气虚下陷，则荫胎之血，亦随之而下矣。盖气乃血之卫，气虚则血无凭依，必躁急而生邪热。血寒则静，血热则动，动则外出而莫能遏，又安得不下流乎？(《傅青主女科》)

慎轩按：妊娠下血，因热者多。但有气实与气虚之分，不可不详写焉。

第四节　妊　娠　子　烦

一、痰湿郁热证

妊娠烦满闷瞀，谓之子烦。此由痰湿埋郁，热气熏蒸，上焦之气，不得流畅，热郁过甚，则胎动漏下。(《产孕集》)

二、心虚火热证

妊娠五六月，少阴君火以养精，六七月少阳相火以养气。平素火盛，或值天时炎热，内外之火相亢而心惊胆怯，烦躁不安者，名曰子烦。责之心虚有火。(《叶天士女科》)

三、肺虚热盛症证

夫妊娠而子烦者，是肺脏虚而热乘于心，则令心烦也。(《产宝》)

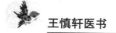

四、胎热上冲证

子烦由胎元壅郁，热气上冲，以致烦闷。(《丹溪女科》)

慎轩按：综观以上四说，则子烦之因，不外乎痰火湿热也。

第五节　妊娠子悬

一、胎热气逆证

妊娠至四五月，君相二火养胎。平素有热，故胎热气逆，上凑心胸，胀满痞闷，名曰子悬。(《妇人良方》)

二、痰多火盛证

妊娠四五月，气上升，紧塞心胸，名曰子悬。此因平素痰多火盛，值君相二火养胎，内风动扰，痰火交争，故有是症。(《通俗妇科学》)

三、寒气停饮证

妊娠心腹胀满者，由腹内素有寒气，致令停饮，与其相争，故令心腹胀满也。(《大全良方》)

四、下焦气滞证

子悬是胎元之上迫，良由妊妇下焦气分不疏，腹壁逼窄，所以胎渐居上，而胀满疼痛乃作。(《女科辑要笺疏》)

五、浊气上凑证

妊娠怀胎，近上胸膈，气逆，腹满痞闷者，名曰子悬，此因浊气举胎上凑也。盖人身之气，周流不息，如环无端。若七情交攻，五志兼发，则清者变而为浊，浊则失于大过，丹溪云：气有余便是火。火性炎上，任其纵横而无制，则胎为其所载而上逼矣。(《女科指南》)

六、肝气郁结证

妊妇有怀抱忧郁，以致胎动不安，两胁闷而疼痛，如弓上弦，人知是子悬之病也，谁知是肝气不通乎？夫养胎固系于肾水，而非肝血相助，则肾水实有独立难支之势。今肝气因郁而闭,则胎无血荫,子必上升,此乃郁气使然,莫认为子之自悬,而妄用泄子之品也。(《傅青主女科》)

七、肝火上行证

孕妇子悬之为病,虽曰胎气上逼,而其所以上逼者,实由肝气化火上冲,肝火挟胎气,上逆逼肺,肺如悬钟,因被上逼太甚,肺若有倒悬之象,定名曰子悬者以此。(《钱氏产科经验方》)

慎轩按:子悬多由于肝气挟痰上逆。若肝火上冲者,必兼子烦也。

第六节　妊娠肿满

一、脾虚湿盛证

妊娠三月后,肿满如水气者,俗呼为琉璃胎是也。古方一主于湿,大率脾虚者多,脾虚不运,则清浊不分也。(《何松庵女科》)

二、水气湿邪证

头面偏身浮肿,小水短少者,属水气为病,故名曰子肿。自膝致足肿,小水长者,属湿气为病,故名曰子气。偏身浮肿,腹胀而喘,在六七个月时者,名曰子满。但两脚肿而肤厚者,名曰皱脚。皮薄者属水名曰脆脚。大凡妊娠水肿、胀满、子气、皱脚、脆脚等证,皆由水气湿邪,伤于脾肺为病也。(《医宗金鉴·妇科心法》)

三、风寒湿冷证

凡妊娠宿有风寒湿冷,妊娠多脚肿。(《三因方》)

慎轩按:妊娠肿满一症,大率由于脾阳不足,寒湿留恋。以上三条,洵至言也。

四、脾肺气虚证

妊娠四五月,肢体疲倦,饮食无味,先两足肿,渐至遍身头目俱肿,人以为湿气使然也,谁知是脾肺气虚乎?夫妊娠虽有按月养胎之分,其实不可拘于月数,总以健脾补肺为大纲。盖脾统血,肺主气,胎非气不生,非血不成,脾健则血旺而荫胎,肺清则气旺而益子。苟肺衰则气馁,气馁则不能运气于皮肤矣,脾虚则血少,血少则不能运血于肢体矣。气血两虚,脾肺失职,所以饮食难消,精微不化,势必气血下陷,不能升举,而湿邪即乘其所虚之处,积而成浮肿之证,非由气血滞虚而然耶。(《傅青主女科》)

五、胞中蓄水证

胎孕至五六个月,腹大异常,此由胞中蓄水,名曰胎水。若不早治,恐其胎死,或生子手足软短。(《大全良方》)

六、水血俱多证

孕妇两足浮肿,行步艰难,俗名皱脚,大率易产,此为胞脏水血俱多,故知易产也。(《郑氏济阴要语》)

慎轩按:以上两条,即西医所谓羊水过多症。大抵羊水稍多主易产,太多主伤胎。二说虽似不同,实可并存者也。

第七节　妊 娠 腹 痛

一、阳气虚寒证

凡妊娠腹痛时作,小腹重坠,此缘气虚下陷,间有兼寒者也。(《钱氏胎产秘书》)

二、子脏寒冷证

妇人怀妊六七月,脉弦发热,其胎愈胀,腹痛恶寒者,少腹如扇。所以然者,子脏开故也,当以附子汤温其脏。(《金匮要略》)

三、风寒痰湿症

妊娠心腹疼痛,多是风寒湿冷痰饮,与脏器相击,故令腹痛。(《大全良方》)

慎轩按:妊娠腹痛,风寒者多,惟有虚实之分,第一条为虚寒,第二三条为实寒也。

四、血虚气滞症

《金匮·妇人妊娠篇》云:妊娠腹中痛,为胞阻,胶艾汤主之。夫胞阻者,胞脉阻滞也。由孕妇冲血有限,聚以养胎,势必阴亏血虚,腹中聚增一

物,脏腑气机为之不利,此胞阻之多因血虚气滞也。(《钱氏产科经验方》)

五、脾肾亏弱症

妊娠少腹作痛,胎动不安,如有下坠之状,人只知带脉无力也,谁知是脾肾之亏乎?夫胞胎虽系于带脉,而带脉实关于脾肾,脾肾亏损,胞胎即无以胜任矣。(《傅青主女科》)

六、气滞食阻症

妊娠四五月后,每常胸腹间气刺满痛,或肠鸣,以致呕逆减食,此由愤怒忧思过度,饮食失节所致。(《大全良方》)

慎轩按:妊娠腹痛,由于气滞食阻者甚多,《良方》此说,确有经验。若误投补益,必致增剧。是以古人之书,不可不遍阅也。

第八节　妊　娠　腰　痛

一、劳伤风冷证

肾主腰足,因劳伤损动其经,虚则风冷乘之,腰痛不止,多动胎气。妇人肾以系胞,妊娠腰痛,甚则胎堕。故妊娠腰痛,最为紧要。(《大全良方》)

二、肾脏虚弱证

大凡腰痛,皆属肾虚,在孕中最宜急治。盖胞胎系乎带脉,带脱则胎下坠矣。(《产科心法》)

慎轩按:前条论妊娠腰痛,属于肾虚而兼风寒者。此条论妊娠腰痛,纯属于肾虚者。盖腰痛虽属于肾,而有虚实之不同也。

三、血热气滞症

汪石山曰:有妇人怀妊八月,常病腰痛,不能转侧,大便燥结,脉稍洪近数,此血热血滞也。(《女科经纶》)

四、欲火伤肾症

腰者肾之候也,男子以藏精,女子以系胞。妇人心神恬静,肾不扰而体自安,胎不伤而孕日长。若欲火动于心,害即应乎肾。以肾为易泄之藏,故萌而不遂，即虑其移祸无穷。而况男女俱炽，乐及于纵者乎？既事不谨，火必扰肾，肾伤则胎系困乏，轻则延月难产，重则经血复下，而胎毙矣。其危同于风烛，所以古者有孕即居侧室，不共夫寝，良有以也。（《女科指南》）

慎轩按：前条论血热，此条论欲火。可知妊娠腰痛，亦有属于热者。俗医一见腰痛，辄投杜仲性温等药，殆未明此种病理欤。

第九节　妊娠淋涩

一、肾虚胕热证

肾者作强之官，伎巧出焉，与膀胱为表里，男子藏精，女子系胞。妊娠小便淋者，肾虚而膀胱有热也，肾虚不能制水则小便数，热客膀胱则水道涩而淋漓不爽，名曰子淋。（《产宝百问》）

二、气虚下热证

凡妊娠小便淋漓，此由调摄失宜，酒色过度，伤损荣卫，致令子宫气虚而然，又或下焦有热而闭塞。（《胎产秘书》）

三、血虚热郁证

陈良甫曰：孕妇小便涩少，由气血聚养胎元，不及敷荣渗道，遂使膀胱郁热。法当养血以荣渗道，利小便以导郁热。（《女科经纶》）

慎轩按：妊娠患此，每因湿热蕴于膀胱，膀胱内膜炎腐，尿道因而不利。故西医以此为膀胱内膜炎也。

第十节　妊娠转胞

一、胞系了戾证

妇人病，饮食如故，烦热不得卧，而反依息者，何也？师曰：此名转胞，不得溺也，以胞系了戾，故致此病。（《金匮要略》）

二、气虚不举证

妊娠八九月，小便不通，此气虚不能举胎，胎压脬胞，展在一边，胞系

140

乖戾,水不能出,名曰转胞。胎若举起,悬在中央,胞系得疏,则水道自行。(叶天士女科)

慎轩按:此论转胞由于气虚,洵是确论。惟悬在中央一句,殊不切当。

三、火灼胎系证

肾与膀胱相为表里,肾系胞胎,膀胱主溺,其道相近。胎之所畏者火也,火灼胎系,则溺不能胜,或为偏侧,或为下坠,压着膀胱,小便自闭,名曰转胞。夫膀胱水府也,一身之本,得此而气化出入。水道塞阻,则外水应入而无门,内水应出而没路,胀满悬结,其为苦疾也何如。(《戴氏女科指南》)

四、饱食气伤证

朱丹溪曰:有妇妊孕九月,转胞,小便不出,下急脚肿,不堪活,诊脉右涩左稍和。此饱食气伤,胎系弱,不能自举而下坠,压着膀胱,偏在一边,气急为其所闭,故水窍不能出,转胞之病,大率如此。(《女科经纶》)

五、强忍小便症

妊娠转胞,乃脐下急痛,小便不通。凡强忍小便,或尿急疾走,或饱食忍尿,或忍尿入房,使水气上逆,气过于胞,屈戾不得舒张所致。

慎轩按:此症自《金匮》谓系胞系了戾。然所以了戾之故,实由于其人肾气本虚,复因强忍小便,以致胞胎压及输尿管而为病也。以上各家之说,均尚可取。惟《女科指南》谓火灼胎系,此虽间或有之,但甚少也。

第十一节　妊娠不语

一、胞络脉绝证

人有重身,九月而瘖者,胞之络脉绝也。胞络者,系于肾,少阴之脉贯肾,系舌本,故不能言。(《素问》)

二、胎气充实证

心之气,出于肺而为声,其窍若管钥焉。妊娠九月不语者,名曰子瘖,缘胎气太实,心窍为其迷闭而然。盖心为神明之官,迷则气自不清,闭则声自不出矣。《经》曰重身九月而瘖，胎之络脉绝也，当十月复。子和以不相接解绝字，玄台以阻绝不通解绝字，二说即迷闭之谓也。但经文及百家之书，皆言胞系于肾，肾脉贯舌本，故不能言，不知此特言出声之道路已耳，未及不语之由也。予独究乎胎气太实者，缘分娩之后，胎气自散，无所阻塞，故能发言，不然，何以当十月复也。若曰人之声，出于喉咙，发于舌本，九月胎气，胎大阻肾上行之经，则凡妊娠者，皆当瘖矣，奈何竟罕见耶？（《戴氏女科指南》）

慎轩按：《戴氏女科指南》往往异乎寻常。如子瘖一症，他人皆主虚，而戴氏独主实。然据余临证所见者，多是虚证，间有属实者，乃风寒包热于肺，为肺病而非胎病也。

三、肾脏不足症

孕妇子瘖之为病，《内经》谓妇人重身，九月而瘖者，胞之络脉绝也，无治，当十月复。盖因孕至九月，儿体已长，胞系于肾，少阴之脉，上系舌本，脉道阻绝不通，故不能言者，间或有之。十月分娩后，而自能言，不必加治。虽然经所谓不能言者，非绝然不语之谓。盖因肺主声音，而所以发生出音者，由于丹田之气足。今因胞宫之络脉被阻，肾脉不能由肺而上循喉咙，发于舌本而出音，故其人窃窃私语，虽语而人不能听，故名曰子瘖。究其病源，虽由于胞脉被阻，实则多由于肾气之不足及其肾阴之下虚也。（《钱氏产科验方实验发明》）

慎轩按：此说甚确。余曾用补肾之药，治愈子瘖，故深信之。

第十二节　妊娠痫厥

一、阴虚阳亢证

妊妇病源有三：一阴亏，人身精血有限，聚以养胎，阴分必亏，二气滞，三痰饮。皆因腹中遽增一物，气机阻滞，津液停聚故也。即妊妇卒倒不语，或口眼㖞斜，或手足瘛疭，皆名中风。或腰背反张，时昏时醒，名为痉，又名子痫，古来皆作风治。不知卒倒不语，病名为厥，阴虚失纳，孤阳逆上之谓。口眼㖞斜，手足瘛疭，或因痰滞经络，或因阴亏不及，肝阳内风暴动。至若腰背反张一症，临危必见戴眼，其故何欤？盖足膀胱经太阳之脉，起于目内眦上额、交巅循肩膊内、挟脊抵腰中，足太阳主津液，虚则经脉时缩，脉缩故

腰背反张。《经》云：瞳子高，太阳不足，谓太阳之津液不足也，脉缩急，则瞳子高，甚则戴眼。(《女科辑要》)

二、孤阳冲脑证

妊娠阴虚，以精血凝聚于下，无暇旁及，致令全身阴分偏于不足，至理明言，必不可易。颐因此而悟及子痫发痉，即从此阴虚二字而来，盖痫症易晓，猝然而作，亦可倏然而安，近人脑经病之真理，早已发明，已是万无疑义。顾脑神经所以为病者，无非阴不涵阳，孤阳上逆，冲激震荡，扰其神经，以致知觉运动顿失常度，若产后得此，明是阴夺于下，阳浮于上，其理易明。独妊娠之时，真阴搏结，必说不到阴虚二字，何以阳亦上浮，至于此极？今得尧封精血有限，聚以养胎，阴分必亏三句，为之曲曲绘出原理。乃知阳之所以升浮者，正惟其阴聚于下，有时不得上承，遂令阳为之越，发生是证。然究属阴阳偶尔乖离，非真阴大虚者可比，则阳气暴越，能升亦自能降。所以子痫为病，自动亦即自安，不为大患，亦与其他之癫痫，发作有时，恒为终身痼疾者不同。尧封阴虚失纳，孤阳逆上及阴亏不吸，肝阳内风暴动四句，说明痫痉根据，早已窥透此中症结。惜乎当时脑神经之病情，尚未传播，遂以卒倒不语，口眼歪斜，手足瘛疭等症，仅能以痰滞经络解说，尚是未达一间。而论腰背反张，临危戴眼，亦是脑经变动，必与足太阳无涉。经谓童子高者，太阳不足，乃指平时无病而言，不能援为猝然戴眼之证。(《女科辑要笺正》)

三、肝风内动证

孕妇子痫之为病，外因多由于风热伏热，内因多由于猝惊郁怒，而其为肝风内动，气升痰涌及血冲巅顶，则大致相同。故《内经》谓血之与气，并走于上，则为大厥。厥则暴死，气复返则生，不返则死。又谓血苑于上，使人薄厥。此妊娠痫厥之总因原理也。(《钱氏产科验方》)

四、风火痰气证

风之为病，善行而数变，入于肌肤，则顽麻不仁，入于筋骨，则强直挛急，更有入里而险阻者，其症必痰壅气滞，经络痞塞矣。如妊娠口噤背强，或眩晕，或冷麻，或冒闷不知人则角弓反张，须臾自醒，良久复作者，名曰子痫，又名子冒。其症属风，其因有三曰火、曰痰、曰气，三者皆能呼召风来故也。(《女科指南》)

慎轩按：此症总由于阴虚于下，阳亢于上，以致脑神经受病而为痫厥也。但虚阳上扰，则痰气必随之而上升，外风亦因之而乘袭，戴氏之说，尚非谬也。

第十三节　妊娠喘息

一、气并于肺证

胎前喘息，皆由荣卫之气，流行失度，气经于脏，脏不能受，诸气上并于肺，肺嗌而气争，故令喘。(《产宝百问》)

慎轩按：此条文义不显，颇难了解。实即胎在腹中，气难流通，遂致其气上壅于肺而为喘也。

二、火气上逆症

朱丹溪曰：妊妇因火动胎，逆上作喘。(《女科经纶》)

三、毒药伤胎症

吕苍洲曰：有妇胎死腹中，病喘不得卧。医以风药治肺，诊其气口，盛人迎一倍，左关弦动而疾，两尺俱短而离经。因曰病得之毒药动血，以致胎死不下，奔迫而上，非外感也。(《女科辑要》)

慎轩按：此症甚急，宜速治之，迟则不救矣。

四、风冷客肺症

妊娠过食生冷，兼有风寒客于胃肺，因而痰喘气聚，夜卧不安。(《女秘诀科》)

第十四节　妊娠胎动

一、冲任虚弱证

妊娠胎动不安者，由冲任经虚，受胎不实也。(《大全良方》)

二、气血虚弱证

凡妊娠二三月胎动不安者,盖因子宫久虚,气血两弱不能摄元养胎,致令不安。(《胎产秘书》)

三、劳怒扰动证

胎动各有所因:或怒动肝火,或起居不慎,或跌扑闪动及房事扰动,则胎不安。(《产科心法》)

四、湿热扰动证

叶氏曰:妇人受妊则碍脾,运化迟则生湿,湿则生热,热则血易动,血动则胎不安。犹风憾其木,人折其枝也。(《女科秘诀》)

慎轩按:前两条主虚弱,后两条主扰动,盖胎动有虚实之分也。

第十五节　妇　人　小　产

一、气脉亏损证

夫胎以阳生阴长,气行血随,荣卫调和,则及期而产。若或滋养之机,少有间断,则源流不继,而胎不固矣。譬之种植者,津液一有不到,则枝枯而果落,藤萎而花坠。故《素问·五常政大论》曰:根于中者,命曰神机,神去则机息。根于外者,命曰气立气止则化绝。正此谓也。凡妊娠之数见堕胎者,必以气脉亏损而然,而亏损之由,有禀质之素弱者,有年力之衰弱者,有忧怒劳苦者而困其精力者,有色欲不慎而盗损其生气者,此外如跌扑饮食之类,皆能伤其气脉。气脉有伤,而胎可无恙者,非先天之最完固者不能,而常人则未之有也。(《景岳全书》)

慎轩按:此所谓气脉者,乃摄胎之元气,系胎之血脉,实即气血不足也。

二、脏阴亏弱证

夫孕妇冲任脉旺,气血充足,形体壮实,则胎气安固,决无半产之事。半产多由孕妇不知爱护,如受孕一月,乃足厥阴肝经主养,其时胎初结胚,形如露珠,最难成实。乃不忌房劳,任意动怒,不知怒伤肝,劳伤肾,二藏相火不宁,焉能保孕之不漏不堕?故每多暗产,人皆不觉。此外则三五七月亦最易半产,缘三月为手少阴心经主养,五月为足太阴脾经主养,七月为手太阴肺经主养,此三经皆属脏,脏阴多亏,不能维系胎元,故半产亦惟此三月为多。此次三五七月而堕,下次受孕,亦复如是。数数堕落,久成滑胎。(《女科证治约旨》)

三、脾气虚弱证

胎气系于脾,如寄生之托于苞桑,茑萝之施于松柏。脾气过虚,胎无所附,堕胎难免矣。(《临证指南》)

慎轩按:小产之症,多由气虚血虚及纵欲嗜酒损伤而来,故属虚者多,属实者甚少也。

四、血虚火盛证

朱丹溪曰:阳施阴化,胎孕乃成,血气虚损,不足以荣养其胎,则胎自堕。或劳怒伤情,内火便动,亦能堕胎。推原其本,皆因于火能消物,造化自然,病源乃谓风冷伤子脏而堕,此未得病情者也。(《格致余论》)

慎轩按:巢氏谓小产由于风冷,谅系指伤寒化热,热极动胎者也。

五、血室损伤症

妊妇有跌仆闪挫,遂致小产,血流紫块,昏晕欲绝者,人皆曰瘀血作祟也,谁知是血室损伤乎?夫血室与胞胎相连,如唇齿相依,胞胎有伤,则血室亦伤,唇亡齿寒,理有必也。(《傅青主女科》)

第十六节　妇人难产

一、血凝气滞证

妇人以血为主,血和则气顺,气顺而产亦顺。奈富贵之家,居尊养优,耽于安乐,全不运动,使经血凝于胞胎,气不流通,故致难产。(《胎产金针》)

二、形肥气虚证

丹溪曰:世之难产者,往往见于郁闷安佚之人,富贵奉养之家。若贫贱辛苦者,无有也。方书止有瘦胎饮一论,而其方为湖阳公主作也,实非极至之言，何者？见有此方，其难自若，余表妹苦于难产，后遇胎孕则触而去之，予甚悯焉。视其形肥，而勤于针指，构思旬日，自悟曰此正与湖阳公主相反，彼奉养之人，其气必实，耗其气，使和平，故易产。今形肥知其气虚，久坐知其不运，必气愈弱，儿在胞胎，因母气不能自运耳。（《格致余论》）

慎轩按：气滞气虚，何以俱患难产？盖因胎儿产下，全赖子宫之收缩，而子宫之收缩，实赖元气之能力。故气滞气虚，皆有难产之患也。

三、血虚胶滞证

妊娠有腹痛数日而不即产者，人皆曰气虚力弱，不能推送，谁知是血虚胶滞，胞中无血，儿难转身乎？夫胎之成，成于肾脏之精，而胎之养，养于五脏六腑之血。血旺则易生，衰则难产。（《傅青主女科》）

四、交骨不开证

妇人产开之上，有骨两条，互相关合，名曰交骨。未产之时，其骨自合，临产之际，其骨自开。此骨之所以能开合者，全赖血气主之。若临产交骨不开，儿既到门，不能生下，最为危候。此证皆由胎前失于调养，或纵欲无度，泄精太多，以致血气亏弱，不能运达，故有此患。（《通俗妇科学》）

五、心惧气结证

曾有妇人累日产不下，服遍催生药，不验。予曰此必坐草太早，心惧气结而然也。《素问》云：恐则气下。盖恐则精却，却则上焦闭，闭则气还，还则下焦胀，气乃不行矣。（《产科备要》）

六、仓皇难下症

难产多因产母仓皇，坐草太早；或胞浆虽破，儿身未转；或转未顺，用力努责以致足先来者，谓之逆产。手先来者，谓之横产。或先漏其肩与耳及额者，谓之侧产。或因脐带缠绊不得下者，谓之碍产。仓皇之间，二命系焉。（《万氏妇科》）

七、双胎难下症

孙元素内人，文垣之侄妇也。产已及门，胎不能下。用力则胸膈间有物上冲,痛不可忍。文垣思之曰:此必双胎胞,分为一上一下也,及户者在下欲出,在上者以用力而上冲,故胸膈痛也。(《孙文垣医案》)

八、胞液干涸症

夫临产时,儿体动荡,则胞胎迸裂,胞破则血水俱下而产。俗所谓胞浆者,乃养胎之液也。若胎前遇服利水之药,或临产时胎水暴下,皆足致胞液干涸,而生路涩滞。(《女科指南》)

第十七节　胞　衣　不　下

一、瘀血入胞证

问曰:胞衣不下者何?答曰:母生子讫,瘀血流入胞衣之中,胞衣乃为血所胀,是以不得下也。(《产科经验宝庆集》)

二、元气虚弱证

夫息胞之症有二,有缘于瘀败血壅滞者,有缘于力怯难送者。若腹不觉痛,即痛不觉胀,以手按之稍缓者,元气疲惫,气虚不能送下也。(《戴氏女科指南》)

慎轩按:胞衣不下,属虚者甚多。盖因子宫无力收缩,难以迫送胞衣下出也。

三、冷乘血凝证

儿产出,胞衣不落,谓之息胞。由初产时用力,儿出身体已疲惫,不复能用力,且因外冷乘之,则血道涩,故胞衣不出。(《大全良方》)

四、血少干枯证

有儿已下地,而胞衣留滞腹中,二三日不下者,心烦意躁,时欲昏晕,人以为胞衣之蒂未断也,谁知是血少干枯,粘连于腹中乎?人见胞衣不下,恐其上冲。其实不能上冲也,但不下则瘀血难行,恐有血晕之虞耳。(《傅青主女科》)

第十八节　恶露不下

一、心肾虚寒证

天有寒而雨露凝,地有寒而河水结,人有寒而荣血凝,三才本可以并行也,而因取之齐观,何则? 盖天非自寒也,春夏远而秋令去,惟存肃杀之令,则流通者皆凝结停滞而坚牢矣。人非自寒也,少火除而真阳退,惟存独阴之物,则往来者皆冻淤泥止而停留矣,凡体皆然,而况产妇乎? 产妇元气暴虚,阴阳离散,命门之火失其常,灵明之火失其职。譬之鳌山走马诸灯,火熄则轴止。二火交虚,则恶露虽为宜下之物,然将何以运动而使之周流无滞乎。(《女科指南》)

二、脾胃虚弱证

问:产后恶露不下为何? 曰:或因脾胃素弱,中气本虚,败血亦少,气乏血阻,不能尽下,其症乍痛乍止,痛亦不甚。(《万氏妇人科》)

三、风冷乘袭证

恶露不下,由产后脏腑劳伤,气血虚损,或胞络挟于宿冷,或产后当风取凉,风冷乘虚而搏于血,壅滞不宣,积蓄在内,故不下也。(《妇人大全》)

四、热结停滞证

恶露不下,有寒凝而不通者,有热结而停滞者。寒凝不通,治以散寒消瘀,人尽知之,知其热则能行之说也。至停滞而因乎热结者,人岂知之哉? 有如临产而遇血痢,有如临产而遇中暑,有如临产而患热病,有如临产而患干霍乱,兹数者,皆火热之症也。有此恶证,必致邪阳亢极,烈热如炉,体中真阴,遇之无不消烁,阴即无亏,其能免瘀结不散乎?(《戴氏女科指南》)

慎轩按:戴氏此论超出寻常,世俗每以瘀血留恋必由于寒,遂谓产后宜温不宜凉。得此一说,足以破除产后宜温之偏见,功非浅也。

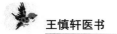

第十九节 产后晕厥

一、气血暴脱证

产后血晕者何？曰：产后气血暴虚，未得安静，血随气上，迷乱心神，故眼前生花，或闷绝不省，口噤神脱。（《产科经验保庆集》）

二、阴血暴亡证

产后去血过多，阴血暴亡，心神失养。心与胞络，君相之火，得血则安，亡血则危。火上炽故令人昏冒，火乘肺故瞑目不省人事，是阴血暴亡不能镇抚也。（《胎产心法》）

三、孤阳上越证

眩晕昏冒，无一非阴虚于下，阳越于上。况在新产，下元陡虚，孤阳上越，尤其浅而易见，浅而易知。即《素问》所谓上实下虚，为厥癫疾者。此癫字即巅顶之巅，在古人未尝不知其病本于脑，所以《调经论》又谓血之与气，并走于上，则为大厥，厥则暴死，气反则生，不反则死。已明言气血上冲，甚至暴死，可见西国医学家血冲脑经之名，虽是彼之新发明，未尝不与吾国古书若合符节。无如中古以降，久昧此旨，只知为痰迷神昏，而于《素问》癫疾两字，则群认为癫狂、癫痫之一定名词，不复细考其字义之何。若此医学之空疏，断不能为汉魏以下讳者。而在上古造字之初，即从巅顶取义，且用其声，又是一望而知，共识巅顶为病，此字学之所以不可不讲。然唐宋以降，则古之小学，几成绝学，而医之不识是病，亦正坐小学荒芜之故。（《女科学笺疏》）

慎轩按：古人所谓猝然昏仆之中风，实即此症。故本编仅有产后晕厥，而不采及中风也。

四、痰火上迷证

昏晕属痰火者，痰迷心窍之证也。盖痰即有形之火，火即无形之痰，未有有痰而无火，有火而无痰者也。痰少则为液，火少则为气。痰盛则泛滥洋溢，火盛则煎熬攻击。痰随火而升降，领痰而横行，火者助痰为虐之贼也。然亦各有所自，火借于五脏而势始盛，痰借于五味而形乃成。气有余则化为火，液有余则变为痰。气能发火，火能役痰，痰火互结，奔溃飞腾。不特贮痰之所，为其扰害，即灵明之脏，无不为其胶锢而迷闷矣。夫心为君主，象离而易动者也，当阴气暴亡之时，而阳气无摄，一任纵横亢上，冲入于神舍之间，其能免昏晕瞑目乎？（《戴氏女科指南》）

慎轩按：产后晕厥每兼痰火。盖因产后气血大亏，气虚则痰易生，血虚则火易旺，痰多则头晕，火盛则昏厥。惟当以气血大虚为本，痰火上迷为标，标本既明，则治无误矣。

五、瘀血上攻证

产后元气亏损，恶露乘虚上攻，眼花头晕，心下闷满，神昏口噤，或痰壅气急。（《家居医录》）

第二十节　产后狂妄

一、败血干心证

心主身之血脉，因产伤耗血脉，心气虚则败血停积，上干于心，心不受触，遂致心中烦躁，卧起不安，乍见鬼神，言语错乱。医人不识，呼为风邪，如此治，必不愈。又曰产后多因败血迷乱心经，言语癫狂，或晕闷，当于血晕中求之。（《大全良方》）

慎轩按：此与瘀血上攻之昏晕相同。

二、痰火迷心证

夫火为无形之气，痰为有形之物，痰非火不能鼓运，火非痰不能迷心。当元气耗散之时，一水不胜二火，而君相之邪，内外相煽，兼之素有痰郁，因火鼓动，窒碍心窍，所以昏不知人，而为狂为越也。（《女科指南》）

慎轩按：此与痰火上迷之昏晕相同。

三、肝虚火炎证

缪仲淳曰：有产后六朝发狂，持刀杀人，此阴血暴崩，肝虚火炎故也。（《女科秘诀》）

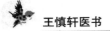

四、心虚神散证

妇人有产后二三日，发热，恶露不行，败血攻心，狂言呼叫，甚至强立奔走者，人以为邪热祟之故，谁知是心不得养乎？夫产后之血，尽随胞胎外越，则八脉空虚，脏腑皆匮，只有心包之血，尚存几微，以护心君。脏腑既各失所养，皆欲取给于心，而护心者惟赖心包之力，使心包亦虚，不能内顾其君，又不能分给其众，于是有躁烦无奈之状，形似大热，而实则虚热也。（《傅青主女科》）

五、气血两虚证

产后妄言妄见，由气血两虚而神魂无所依也。轻则睡中呢喃，重则不睡妄言。或因痰客上焦，十二官各失其职，视听言动，皆有虚妄，毋认鬼邪。（《胎产金针》）

六、心虚邪乘证

汪憺漪云：《经》曰君者心主之官，神明出焉。故神非心有，而天与之有也。天与之有者，清净光明之气也，是故心室清静，则志意治而神明肖之。少有邪乘，则神无所归，志无所定，而有妄言狂见之证矣。故心室不可一日不清，而神明不可一日不居也。夫生神者气，养心者血，故气血盛则神明旺而思虑精，气血虚则神明衰而思虑少。如产后三五日及半月之间，其气血诚虚矣，若或卒有所惊则神出舍空，邪入其室，遂使神无所归，心无所主，而狂乱生矣。所谓邪者，风痰也，败血也。（《济阴纲目》）

慎轩按：此论足以包括古人各说，实为产后狂妄之总因也。

七、阴虚阳浮证

产后昏狂，语无伦次，如其恶露无多，谓为败血冲心，其情似亦甚确。然瘀凝不行，何能直达膈上，蒙犯心君，则仍是阴虚阳浮，升多降少，气火上腾，冲激脑之神经耳。（《女科学笺疏》）

第二十一节 产后气喘

一、孤阳绝阴证

荣者血也，卫者气也。荣行脉中，卫行脉外，相随上下，谓之荣卫。产后荣血暴竭，卫气无主，独聚于肺，而致喘息。此为孤阳绝阴，最为难治。(《竹林女科》)

二、血脱气散证

产后而至气喘，大危之证也，苟不急治，立濒于危。人只知是气血之虚，而亦知气血之将脱乎？夫既气血将脱，又何能喘？尚幸其血之脱，而气未尽脱耳。凡病之脱，气先脱也，气之将脱，血本无关。产后之脱，血先脱也，血之将脱，气犹可恃，故其证虽危，而可救处，正在其尚能作喘也。(《傅青主女科》)

三、败血上攻证

产后喘息，有因败血上攻，犯肺作喘者，即三冲之一症，甚属可危。(《通俗妇科学》)

四、风寒入肺证

产后喘促，有因风寒外感邪气，入肺而喘促者，此必气粗胸胀，或多咳嗽。(《叶氏女科证治》)

第二十二节 产后呕吐

一、败血入胃证

产后腹胀满闷，呕吐不定者何？曰：败血散于脾胃，脾受之则不能运化精微而成腹胀，胃受之则不能受纳水谷而生吐逆。(《产科经验保庆集》)

二、胃肾虚寒证

妇人产后，恶心欲呕，时而作吐，人第知胃之寒也，谁知肾气亦寒乎？

夫肾为胃关,胃之气寒,则胃气不能行于肾之中,肾之气寒,则肾气亦不能行于胃之内,是肾与胃原交相为病也。产后失血过多,肾水遽然涸去,即虚火亦不能骤生,火既不生,寒象自现。(《傅青主女科》)

三、寒入肠胃证

人之胃腑,水谷之海,而水谷之精,化为血气,荣润脏腑。产后劳伤脏腑,寒邪易乘,入于肠胃,则气逆呕吐而不食也。(《胎产心法》)

四、肠胃燥涩证

夫胃为水谷之海,水谷之精化为血气,荣润脏腑,因产则脏腑伤动有时而气独盛者,则气乘肠胃,肠胃燥涩,其气则逆,故呕吐不下食也。(《大全良方》)

慎轩按:常人呕吐,多由于胃寒有痰,而产后呕吐,多因于胃燥气逆。良以产后荣血亏耗,肠胃燥涩,宿垢不得下达,遂致上逆而为呕吐也。此理知者尚鲜,故特赘言于此。

第二十三节 产后寒热

一、食伤胃实证

产后病解,能食七八日,更发热,此为胃实。(《金匮要略》)

慎轩按:此因产后病解,余热未清,胃强脾弱,运化失常,故能食七八日,复因停食而更发热也。余谓产后因食伤而发热者甚多,不仅起于病解之后也。

二、血虚气弱证

产后七八日,内外发热,头痛恶寒,毋专论为伤寒太阳证。发热,头痛,胁疼,勿专论伤寒少阳证。二证皆有气血两虚,阴阳不和而类外感。产后潮热有汗,大便不通,毋专论阳明证。口燥咽干而渴,毋专论为少阴证。腹满咽干自利,毋专论为太阴证。又汗出谵语便秘,毋专论为胃中有燥屎宜下。数证多由劳倦伤脾,运化稽迟,气血枯竭,肠腑燥涸,乃虚证类实,当补之证。(《胎产全书》)

三、阴虚内热证

产后发热,此热非有余之热,乃阴虚生内热耳。又曰产后发热恶寒,皆属血虚。(《丹溪心法》)

四、阴虚阳浮证

王节斋曰:凡妇人产后,阴血暴虚,阳无所依而浮散于外,故多发热。(《丹溪心法》附论)

五、败血郁闭证

武叔卿曰:产后败血不散,血闭于阳经,荣行之不通则寒,血闭于阴经,荣行之不通则热,故必瘀通,而寒热自已。(《济阴纲目》)

第二十四节　产后汗出

一、阴气虚弱证

产后虚汗不止者,由阴气虚而阳气加之,里虚阳气独发于外,故汗出。血为阴,产则伤血,是为阴气虚,气为阳,其气实者,阳加于阴,故令汗出。阴气虚弱不复者,汗出不止,因遇风则变痉,纵不成痉,亦虚乏短气,身体柴瘦,唇口干燥,久则经水断绝,由津液竭故也。(《大全良方》)

二、卫气失守证

产后去血过多,荣气不足,卫气失守,不能敛皮毛,固腠理,故动辄而汗出。若出不甚多,或出即止,尚无大患。惟大汗淋漓,狂来不止,恐有亡阳之忧。(《通俗妇科学》)

三、阳虚热蒸证

汗者,液之派也,肾之液。自毛窍出者为汗,则汗亦是水也可知。其本于肺之通调四布而得润乎一身滋养四体,犹之白露下降,草木敷荣。是水藏则存而为液,疏则泄而为汗,涸则皮毛枯涩,郁则肢体浮肿,液汗之故也亦多矣。但以产后之汗出而言,气虚则疏而汗泄,火沸则汗涌如淋,故不可专以虚论,亦不可专以火论也。(《女科指南》)

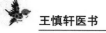

慎轩按：戴氏此论，确有至理。盖产后血虚则生热，气虚则失固，内则虚热郁蒸，外则腠理不固，故致汗出溱溱也。

第二十五节 产后浮肿

一、败血循经证

产后四肢浮肿，由败血乘虚停积，循经流入四肢，留淫日深，腐坏如水，故令面黄四肢浮肿。(《产宝百问》)

二、血气相搏证

产后失于将理，外感风寒暑湿，内则喜怒忧惊，血与气搏，留滞经络，不得宣越，故虚肿轻浮，是邪客于气，气肿也。若皮肤如熟李状，则变为水气肿者，发汗即愈。水肿者，利小便乃瘥也。(《女科折衷》)

三、湿热蕴积证

朱丹溪曰：产后浮肿，小便少，口渴恶寒，无力脉沉，此体虚而有湿热之积，必上焦满闷。(《女科经纶》)

四、脾肾两虚证

产后手足浮肿，皮肤见光荣色，乃脾虚不能制水，肾虚不能行水也。(《傅青主女科》)

第二十六节 产后发痉

一、血虚中风证

新产妇人有三病，一者病痉，何谓也？曰：新产血虚，多汗出，喜中风，故令病痉。(《金匮要略》)

二、血虚筋枯证

薛立斋云：产后发痉，因去血过多，元气亏极，或外邪相搏，以致牙关紧急，四肢痉强，或腰背反张，体肢抽搐。若有汗而不恶寒者，曰柔痉。若无汗而恶寒者,曰刚痉。然产后患之实由亡血过多,筋无所养所致。故伤寒汗下过多,溃疡脓血大泄,多患之,乃败证也。(《女科准绳》)

三、虚极生风证

缪仲淳曰:产后血虚,角弓反张,病名曰痉。痉者劲也,去血过多,阴气暴虚,阴虚内热,热极生风,故外现风证,其实阴血不足,无以养筋所致。(《女科经纶》)

慎轩按:此症总因产后阴血暴虚,神经失养,由枯萎而为强直也。然亦有兼外风者,虚中夹实,病势尤甚。

第二十七节　产后虚劳

一、阴虚内热证

产后去血过多,再加之调养失宜,所伤着多,所生者少,脾胃气弱,不能运其精微,致令骨蒸劳热。若富贵之家,虽有美食及药方以调养,必有他事不如意,而怒动肝火,耗伤其方生之血,亦能致饮食减少,虚赢体倦。况新产之妇,原属血虚,所生之血无几,一经耗伤,则阴血更虚,焉得不成内热骨蒸耶?若黎藿之人,不特无美食滋生气血,更兼自乳其子,则方生之血岂能骤足,倘本质瘦弱,又焉得而不阴虚内热以成骨蒸耶?即或本体壮盛,常见生育数胎,自为乳哺,则面颜多有老过年岁者,即此而验,可知矣。(《胎产心法》)

二、体虚邪实证

产后气血两虚,起居不慎,风寒外袭,瘀血内停,更或饮食厚味过伤,忧劳愤怒,乃不足之中挟有余之证。致生寒热往来,脐腹胀痛,懒进饮食,喜眠卧,起则头晕昏迷,骨蒸潮热,盗汗自汗,痰喘咳嗽,面色萎黄,肌肉削瘦,气力难支,名为蓐劳。(《妇科心法要诀》)

慎轩按:此症多是虚中挟实,勿以其赢瘦而认为纯虚之症也。

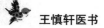

第二十八节　产后腹痛

一、恶露凝结证

产后小腹痛,由恶露凝结,或外寒搏之。若久而不散,必成血瘕,月水不调。(《产宝百问》)

二、余血壅滞证

产后恶露,虽常通行,或因外感五邪,内伤七气,致令斩然而止,余血壅滞,所不下尽,故令腹痛。(《大全良方》)

三、伤食裹血证

假如产妇数朝内,或饮食如常,忽作腹痛,六脉沉伏,四肢厥冷,此恶露不尽,伤食裹血而脉不起也。(《女科秘诀》)

四、血虚脉空证

人身之血随气运行,周流无滞,灌溉五脏,荣养一身。旺于内,明足以察秋毫,心足以应万事。旺于外,则筋强而力倍,发润而爪华,唇若桃舒,面若杏吐,皆气血有余之明证也。孰知有荣极则枯,旺极则衰之理乎?枯则不必言其竭也,即寡而已见其凋残。衰则不必言其尽也,即少而已见其零落。至于产妇尤莫甚焉,产妇之所赖者惟血,血足则胎元包孕为万物之资生于坤元也。得气而旺,如土脉之赖滋于阳和也,通调滋养如天乔之敷荣于地道。设或亏损,则体不能籍刚健而成载物之功,不能像顺德而合博厚之道矣。而且坐草之时,五脏六腑,俱令困乏,脏腑之中,脾肾两经,尤宜血养。血若不足,则经脉无滋,而百病齐生。然病之生也,尤莫甚于腰疼腹痛。(《女科指南》)

慎轩按:常人腹痛,尚有虚痛。况产后气血亏耗,络脉空痛,则虚痛必多矣。奈何医家每执痛无补法之谬见,妄投攻伐而误人耶。

第二十九节 产后崩漏

一、血不归经证

产后血大来,当审血色之红紫,视形色之虚实。血色鲜红,则是惊伤心不能生血,怒伤肝不能藏血,劳伤脾不能统血,血不能归经也。(《傅青主女科》)

二、血脱气陷证

产后亡血过多,更患崩证,则是血脱气陷。(《叶氏女科指南》)

三、虚损挟冷证

夫产后恶露不绝者,由产后伤于经血,虚损不足,或分娩之时,恶血不尽在于腹中,而脏腑挟于宿冷,致气血不调,故令恶露淋漓不绝也。(《大全良方》)

四、脾虚血热证

产后恶露,大约一月为期。月内即止者,临蓐时肝经不能收摄荣气,使诸血失道暴行,一时过溃之故也。月外不止者,缘于脾气不信,不能统血,使阴经妄被邪阳陷害,难于纳气归元,故有淋漓不绝也。

慎轩按:产后崩漏虽属于虚者居多,但虚中每挟实邪,挟冷则气冷不摄,挟热则血热妄行,更有瘀血不去新血不得归经者,皆足为崩漏之原因,不得概认为虚也。

第三十节 产后淋秘

一、热客脬中证

产后患淋,由产弱虚热,客于脬中,内虚则起频数,热则小便淋漓作痛,命之曰淋。(《胎产全书》)

慎轩按:此症属热者多,但每兼湿也。惟其湿热蕴于膀胱,膀胱内膜炎腐,故致淋也。

二、冷气内积证

产后小便不通，腹胀如鼓，闷乱不醒，盖缘未产内结冷气，遂使产时尿胞不运动也。

慎轩按：此症虽有属冷者，然皆有产后肾阳衰弱，气化失宣，乃虚冷也。

三、津液燥竭证

产后大小便不通者，本因肠胃挟热，复因产后血水俱下，津液燥竭，肠胃痞涩，热结于肠胃，故令大小便不通。（《妇人良方大全》）

四、尿胞损破证

常见难产收生不谨，损破产妇尿胞而得淋漓病。诊其脉虚甚，曰难产之由，多是气虚，难产之后，气血尤虚，试以峻补气血，得以痊愈。盖是气血骤长，其胞自完，恐稍晚亦难成功。（《格致余论》）

慎轩按：此症气血不虚者，虽或稍有破损，即能恢复，惟其气血虚者，故致淋漓不止，必须峻补而愈也。

第三十一节 产后阴病

一、产门不闭证

产门不闭由气血虚弱，胎前失于调养，以致气虚不能收摄故也。（《大全良方》）

慎轩按：此即子宫翻出之轻症，子宫翻出一半于阴道之内，故致产门不闭也。古人虽未明此理，但以子宫翻出者属气虚，产门不闭者也属气虚，其从经验所得之结果。

二、子宫不收证

产后一切病症，总以气血大虚为治，况阴下脱乎？故丹溪《立斋医案》有产户下一物，如手帕者。有下一物，如合钵者。有二歧者、有出肉线一条、有子宫损落一片者，凡此皆气虚血脱之故。（《女科经纶》）

第三十二节　产后乳病

一、气血虚弱证

妇人乳汁，气血所化。乳汁不行者，由气血虚弱，经络不调所致。(《大全良方》)

二、血液虚少证

乳少者，血虚之故。如产母去血多，又或胎前有病，以及贫俭之妇，产后失于调养，血脉枯槁。或年至四旬外，血脉渐衰，皆能无乳。(《女科秘诀》)

三、脾胃虚弱证

妇人之血，上为乳汁，下为月经。而血之所化者，则本脾胃饮食之精微，运行而为乳为经。产后脾胃之气旺，则血旺而乳多。脾胃之气衰，则血减而乳少。(《女科指南》)

慎轩按：以上三条，皆论乳汁缺少之由于虚也。其中以脾胃虚者尤甚，盖脾胃实为乳汁之来源也。

四、肝气郁结证

妇人生产后，遇有不称意之事，遂致两乳胀满疼痛，乳汁不通。人以为阳明之火热也，谁知肝气之郁乎？夫阳明属胃，乃多气多血之府也，乳汁之化源属阳明，然产后虽云亡血而阳明之气实未尽衰，何致全无血养，是乳汁之不通未可尽责阳明也。盖阳明之血，全赖肝木之气以相通，始能化成乳汁。今产后两乳作痛，是非无乳，明系土与木相结，欲化乳而不得，此非气郁而何？(《傅青主女科》)

慎轩按：乳病之因肝郁者甚多，约占十分八九耳。

五、胆胃热毒证

《经》云：乳头属足厥阴肝经，乳房属足阳明胃经。若乳房忽然肿痛，结核色赤，数日之外，焮红胀溃，稠浓壅出，此属胃热毒，气血壅滞，名曰乳痈。(《大全良方》)

六、儿口热毒证

产后因儿吃乳之次，忽自睡着，为儿口气所吹，令乳汁不通，蓄积在内，遂成肿硬，壅闭乳道，伤结肿痛，若不早治，肿甚成痈，腐烂乳房，有致死者。(《竹林女科》)

慎轩按：此非由于儿口气所吹。乃因儿口秽浊或患疳者，因吮乳而染于乳头所致。

七、客邪壅滞证

乳尖属肝，乳房属胃。厥阴之经多气，阳明之经多火。二经为客邪所感，即为壅滞其窍，而乳不下矣。(《戴氏女科指南》)

慎轩按：风胜则肿，热胜则痛。常见乳房肿痛，每由风热所致。戴氏仅言客邪，未曾指明何邪，不免尚有欠缺耳。

王慎轩医书

曹颖甫先生医案

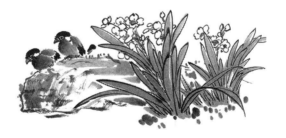

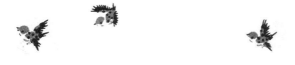

前　　言

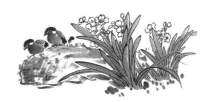

　　慎轩昔在沪时,尝从一十八师,临症实习。而诸师中之经验最富者,首推丁师甘仁,识胆最大者,首推曹师颖甫。而慎轩在医学上辨证施治,稍有所得者亦多得益于二师也。丁师医案,早已刊行,医林传诵,有口皆碑。殊不知曹师之医案,亦足与其并驾齐驱者耶。大抵丁师医方,稳当周到,长于调理。曹师医方,精锐猛烈,长于攻治。吾侪研究医学,必当参合会通,庶无偏执之弊,而有实用之益也。爰将昔年所录之曹师医案,选其精华,记其治验,略分门类,编辑成书,刊印行世,以公同好,谅亦医林所乐观者欤。第曹师医方,精锐猛烈,强弓硬弩,射必中的。苟无曹师之学,而妄效曹师之方,则杀人更甚于庸医,可不慎哉! 盖必先于仲圣之经书,详细研读,深用苦功,然后读此医案,庶无穿凿之弊,而获无穷之益也。

受业王慎轩谨识

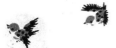

目　录

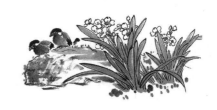

伤寒门……………………………169
　◎ 太阳伤寒　梅溪街金左 …169
　◎ 又　道前徐左 ………………169
　◎ 太阳风湿　火神庙陈左 …169
　◎ 又　虹桥李右 ………………169
　◎ 汗后不解　白漾街王左 …170
　◎ 风疹　白漾街王小 …………170
　◎ 湿热　火车站赵左 …………170
　◎ 秋燥　马路桥陈右 …………170
　◎ 阳明胃寒　梅家弄王右 …170
　◎ 阳明热证　仓桥叶左 ……171
　◎ 阳明实证　倒川街张左 …171
　◎ 少阳伤寒　唐家街姜左 …171
　◎ 少阴伤寒　小南门俞左 …171
　◎ 厥逆重症　小南门陈左 …171
　◎ 痧后善哭　永兴桥陈小 …171
　◎ 狐惑　蔓立桥高小 …………172

泻痢门……………………………172
　◎ 发热泄泻　白漾街金左 …172
　◎ 洞泄　大南门郭左 …………172
　◎ 寒泻 ……………………………172
　◎ 实热痢　小南门叶左 ……173
　◎ 又　引线街陈右 ……………173
　◎ 寒痢　小西门曹左 …………173
　◎ 虚痢　小西门姚左 ………173

　◎ 少阳痢　鱼行桥王右 ……173
诸痛门……………………………174
　◎ 阳明头痛　水神阁彭左 …174
　◎ 鼻痛　小南门张右 …………174
　◎ 咽痛　小南门杨左 …………174
　◎ 脘腹痛　大南门周左 ……174
　◎ 胃脘痛　薛家浜赵左 ……174
　◎ 腹痛　老县前施左 …………175
　◎ 腰痛　龙德桥王右 …………175
　◎ 腰下痛　新北门陈左 ……175
　◎ 疝气痛　西新桥徐左 ……175
　◎ 狐疝痛　北火车站姚左 …176
　◎ 历节痛 ………………………176
　◎ 头足肿痛　彩衣街房左 …176
　◎ 脚气肿痛　白漾街李左 …176
　◎ 皮痹　东兴桥吉左 …………176
　◎ 胸痹　梅家巷潘左 …………177

咳嗽门……………………………177
　◎ 寒饮咳嗽　陈古董桥钱右 177
　◎ 风水咳嗽　登云桥沈右 …177
　◎ 虚咳　小西门赵左 …………177
　◎ 支饮咳嗽　九亩地朱左 …177
　◎ 痰饮咳嗽　西门陈左 ……178
　◎ 肺痈　新上海县蔡左 … 178

虚损门·············178
　◎ 肾虚　小南门王左 ·····178
　◎ 脾虚　小南门陈童 ·······178
　◎ 阳虚　东街胡右 ·······179
　◎ 血虚　新上海县徐右 ·····179
妇科门·············180
　◎ 寒凝经停　上海县王右 ···180
　◎ 气郁经停　道前街张右 ···180
　◎ 血瘀经停　虹口李右 ······180

　◎ 又　小南门杨室女 ·······181
　◎ 经期溲血　仓桥郑右 ·····181
　◎ 妊娠头痛 ·············181
　◎ 崩漏　新开河顾右 ·······181
　◎ 血虚经少　火车站沈右 ···181
　◎ 倒经　三牌楼陈右 ·······182
杂证门·············182
　◎ 下血　梅家巷张小 ·······182
　◎ 大汗不止　药王庙陈左 ···182

伤寒门
（遵伤寒有五之说凡六淫之病皆属之）

◎ 太阳伤寒　梅溪街金左

形寒发热，头痛项背强，身疼无汗，脉浮紧。虽在炎暑，而病机实属伤寒。宜麻黄汤主之。

生麻黄三钱　川桂枝三钱　光杏仁四钱　炙甘草二钱

（附记）今之时医，多谓南方无伤寒，夏月无伤寒。然此方系一九二四年六月廿四日在上海所处之方，连服两剂，病即豁然。七月中旬天气骤寒，患此者甚众，曹师均用是方，莫不即愈。慎轩七月廿一亦患此证，承曹师书此方，一服即瘥。可见仲师伤寒诸方，不仅为北方严冬而设也，特志之，与研究斯道者，一商榷焉。

◎ 又　道前徐左

贪凉饮冷，卫阳胃气，尽为所遏，发热身疼，腹痛脘胀，食入泛恶，法当透解。

紫背浮萍三钱　前胡一钱　藿梗二钱　仙半夏二钱　淡干姜一钱　淡吴萸二钱　桔梗一钱　甜瓜蒂六分

（附记）服此剂之后，吐出浊水甚多，诸恙悉退。

◎ 太阳风湿　火神庙陈左

发热恶寒，一身尽烦疼，脉浮紧，此为风湿，麻黄加术汤主之。

生麻黄三钱　川桂枝二钱　光杏仁三钱　炙甘草一钱　生白术三钱

服前汤已，诸恙均瘥，惟日晡尚剧，当小其制。

生麻黄一钱　杏仁泥二钱　生苡米二钱　炙甘草一钱

◎ 又　虹桥李右

新凉外袭，汗液失宜，因而成湿，湿留肺经，因而多痰，脉浮滑，表有热，当宣太阳。

前胡二钱　麻黄一钱半　桔梗二钱　杏仁泥三钱　生白术二钱　生苡米五钱　炙甘草一钱

169

◎ 汗后不解　白漾街王左

汗已出，热未彻。宜桂枝汤和之。

川桂枝三钱　白芍药三钱　炙甘草二钱　生姜七片　红枣十枚

（记）此案初方系用麻黄汤，因服后汗虽出而热仍发，乃予此方。其后再来复诊，病已痊愈，仅予调理而已。初方已见于前，后方不关重要，故皆不录。

◎ 风疹　白漾街王小

发热有涕，发风疹，此为风邪。当疏泄太阳。

荆芥二钱　防风二钱　牛蒡子三钱　炙僵蚕三钱　苦桔梗一钱　苏叶二钱　薄荷一钱半　浮萍三钱　西湖柳二钱　蝉衣一钱半

（记）此曾复诊三次，惟用原方稍与加减，渐占勿药之喜矣。

◎ 湿热　火车站赵左

发热咳嗽，溲赤足肿，脉濡数，当从肺治，猪苓汤主之。

猪苓二钱　滑石四钱　桔梗一钱　阿胶二钱　云苓三钱　通草五分炙款冬二钱　紫菀二钱

服猪苓汤，嗽已，足肿退。刻诊脉象虚细而滑，湿未全去，仍宜前法加减。

猪苓三钱　阿胶二钱　滑石五钱　扁豆四钱　冬瓜仁三钱　瓜蒌皮二钱　象贝母三钱　炒泽泻三钱　桔梗二钱

◎ 秋燥　马路桥陈右

咳嗽，时发热，阙中痛，脉涩。阳明燥气为病，清润之。

杏仁泥三钱　瓜蒌仁三钱　天花粉三钱　生石膏三钱　火麻仁三钱桔梗三钱　枇杷膏半两冲服

（附记）此方服一剂之后，咳嗽已减。再令服二剂，后不再来，谅已愈矣。

◎ 阳明胃寒　梅家弄王右

饮入即吐，欲治他症，其道无由。法当先止其呕。

淡吴萸三钱　潞党参三钱　生姜五片　红枣五枚

（附记）服后吐即止，曾来复诊，但后用何方，所治何病，已忘之矣。因其后不再来，原方不返故也。

◎ 阳明热证　仓桥叶左

阙中痛，日晡发热，大渴引饮。白虎汤主之。

生石膏三钱　知母三钱　炙甘草二钱　生薏米四钱　陈米一撮

（附记）据曹师云：昔年治清和坊杨左，阙中痛，不大便七日，大渴引饮，壮热多汗，脉大而实。用大承气汤下之，一剂而阙中痛止，惟齿浮而痛，乃再与白虎汤清之而愈。是与此案相同，故附志之。

◎ 阳明实证　倒川街张左

潮热，自汗，脉滑数。属足阳明，下之愈。

生川军三钱后入　炒川朴一钱　炒枳实三钱　芒硝二钱　冲

◎ 少阳伤寒　唐家街姜左

口苦，咽干，目眩，胁痛，乍寒乍热。少阳为病，当和之。

柴胡二钱　条芩二钱　仙半夏二钱　生潞党二钱　佩兰梗二钱　炙甘草一钱

◎ 少阴伤寒　小南门俞左

咽喉不舒，默默欲卧，脉沉细。属手少阴，桔梗汤主之。

桔梗二钱　炙草二钱

（附记）以上三方纯用经方，效果如响。

◎ 厥逆重症　小南门陈左

脉脱，手足厥冷，四逆汤主之。

生附块四钱　淡干姜三钱　炙甘草三钱

（附记）此方一服，即脉复肢温，后与调理而愈。据学兄章成之（次公）云，此证在前两月，已经曹师诊治，其病卧则壮热，起坐行动则身冷，趺阳不出，但人迎微动，亦服此方而愈。

◎ 痧后善哭　永兴桥陈小

发痧子后，善哭。经言肺在志为悲，在声为哭，证属肺虚。以其金实则无声，金虚则成声，当实金。

　　大麦冬五钱　北沙参三钱　滑石五钱　甜桔梗二钱　炙草四钱

　　（附记）此方书就之际，度无大效。不谓次日来复诊，云已不哭矣。可见医者意也，但明其理，而意会之，自有得心应手之妙。

◎ 狐惑　蔓立桥高小

　　病后湿热未楚，虫蚀上下，声嗄，心烦，便溏，溲脓，肛门赤腐，唇龈亦腐，此名狐惑。甘草泻心汤主之。

　　黄连一钱　半夏二钱　干姜一钱　条芩一钱半　潞党参二钱　使君子三钱　鸡内金二钱　炙甘草三钱　大枣十二枚

　　（附记）考《金匮》百合狐惑二病，皆属病后余热未清之候。今世医者，以狐惑病之蚀于上者为牙疳，蚀于下者为下疳，蚀于肛门者为脏头风，在上者用杀虫之法，在下者用清湿热之法，治多无效，良由圣法失传，殊堪叹息。如此方一服之后，诸恙均瘳，诚哉经方之宏功，迥非常法可比也。

　　曹师曰：此证为慎轩代诊，曾于案中表明慎轩之功，不敢掠美也。

泻　痢　门

◎ 发热泄泻　白漾街金左

泄泻，表未解，当先解表。

生麻黄二钱　紫浮萍三钱　白杏仁三钱　生白术四钱　生薏米四钱川桂枝三钱　炙甘草二钱

◎ 洞泄　大南门郭左

洞泄，当分利。

川桂枝一钱　猪茯苓各三钱　生白术三钱　炒泽泻二钱

◎ 寒泻

泄泻，脉迟细，当温之。

淡干姜二钱　熟附片二钱　生白术三钱　炙甘草二钱

　　（附记）凡用以上三方治愈者，前后凡二百十余人，兹不赘述。章成之（次公）兄以为司空见惯，非虚言也。

◎ 实热痢　小南门叶左

腹痛拒按,下痢赤白,脉滑数,当下之。

生川军三钱　炒川朴一钱　炒枳实三钱　芒硝二钱　冲

◎ 又　引线街陈右

腹痛滞下,脉滑数,下之愈。

生军二钱　炙草一钱　芒硝二钱冲

◎ 寒痢　小西门曹左

滞下腹痛,脉迟滑,当温之。

淡干姜二钱　熟附片二钱　炒枳实二钱　花槟榔二钱　生茅术二钱
炙甘草一钱

进前药,痢已止,胃气未醒,当调之。

淡干姜一钱半　生白术三钱　云茯苓三钱　炒扁豆五钱

◎ 虚痢　小西门姚左

滞下半月,色赤,腹不痛,肢酸少纳。此属脾阴不足,法当行其津液。

怀山药三钱　生玉竹三钱　炒薏米四钱　炒谷芽三钱　白头翁钱半
云茯苓三钱　干荷叶一角

（附记）痢疾多属湿热积滞,常法惟用清化湿滞而已。如此数方之能出奇制胜者,甚不多见,然此皆一剂或二剂告痊之验方,治病惟求其愈,奚顾乎他? 谁云此非常法不能常用耶?

◎ 少阳痢　鱼行桥王右

滞下腹痛,乍寒乍热,口苦咽干,脉弦数。阳明少阳为病,两解之。

柴胡一钱　条芩一钱半　生军一钱半　枳实二钱　半夏一钱半　炙草
一钱

（附记）此方服后,痢先止,寒热未罢,后用小柴胡汤加桂枝收功。

诸 痛 门
（附肿麻）

◎ 阳明头痛　水神阁彭左

不大便五日，头痛，脉滑，下之愈。

生川军一钱　火麻仁三钱　炒莱菔子三钱　炒枳实二钱　芒硝钱半　冲

（附记）服后下燥屎数枚，头痛即止，彼头痛治头者，见此得毋瞠目乎？

◎ 鼻痛　小南门张右

阳明燥气，上炎华盖，热发于窍，鼻中时发痞瘰，硬痛而热，时出浊涕，绿色成块，当叶香岩法。

苦丁茶三钱　夏枯花二钱　菊花钱半　鲜生地五钱　地骨皮三钱　牡丹皮三钱　鲜金斛五钱　生石膏三钱　干芦根四钱

（附记）慎轩初见斯方，问于师曰：吾师素不信叶天士吴鞠通之法，今何信之耶？师曰，彼二家短处固多，而长处亦有，择其善者而用之，亦无不可，但观其效可也。次日果来复诊，云已大瘥，令其再服乃愈。

◎ 咽痛　小南门杨左

脉沉实，苔微黄，咽痛便难。此为阳明燥盛，当下之。

生川军二钱　火麻仁三钱　苦桔梗一钱　炙甘草二钱　炙僵蚕二钱

（附记）此方一剂知，二剂已。然咽痛属此者甚少，读者勿以此为常例。

◎ 脘腹痛　大南门周左

口渴不引饮，脘腹紧痛，脉弦滑。此为土湿木陷，当温其土。

淡干姜一钱　云茯苓三钱　生白术二钱　佩兰二钱　乌药一钱　炙甘草一钱

（附记）服二剂后，来诊云已稍瘥，再令服二剂，谅已愈矣。

◎ 胃脘痛　薛家浜赵左

阴虚肝旺，木乘土位而脘痛，肝阳上浮而头眩，法当涵木。

大熟地一两　生白芍二钱　牡丹皮二钱　稽豆衣三钱　全当归三钱　山茱肉二钱　生潞党三钱　灵磁石五钱　牛膝炭三钱　刺猬皮五钱

（附记）此种脘痛，即西医所谓胃神经痛也。神经喜柔润而恶刚燥，故此症用柔润滋养之剂，四服即愈。近世时医治胃脘痛者，多用香燥之药，在阳虚寒湿之体，用之尚宜，然阴虚燥热者得此，未有不反增剧也。

◎ 腹痛　老县前施左

脉滑腹痛，此为宿食，当下之。

生川军三钱　炒川朴二钱　炒枳实三钱　芒硝二钱　冲

◎ 腰痛　龙德桥王右

腰痛带多，小便数，肾气衰也，当补之。

川杜仲三钱　川断肉三钱　菟丝子三钱　桑螵蛸二钱　茯苓三钱　覆盆子三钱　炒泽泻二钱　金匮肾气丸六钱　包

◎ 腰下痛　新北门陈左

腰以下酸痛，阴雨则甚，脉迟滑。此为寒湿，当予温化。

干姜二钱　木瓜三钱　生附片二钱　泽泻四钱　防己二钱　云苓三钱　木通四钱　络石藤四钱　酒一杯　冲

◎ 疝气痛　西新桥徐左

睾丸左大右小，小腹左旁有瘕，大如小猴，食入先作胀，继则大疼，经一小时后，自觉痛处有声，痛乃渐减。此为寒湿瘀结，先予温通。

熟附片二钱　淡吴萸二钱　小茴香二钱　紫桂心二钱　金铃子二钱　玄胡索二钱　淡干姜二钱　全当归二钱　大川芎一钱　细辛一钱　炒莱菔子三钱　炒荔枝核七枚

前进大温之药，小腹瘕痛大瘥，但食入作胀，虽不痛，根由未除。刻据肛门重坠，寒湿欲从后出也，因势利导之。

熟附片三钱　生川军三钱　炒枳实三钱　荆三棱二钱　小茴香三钱

得利后，腹中宽舒，已可进干食。但水饮入胃，小腹仍胀，小溲短少，此为肠胃寒湿虽去，而三焦膀胱之寒湿尚无去路也，当开膀胱。

川桂枝三钱　车前子五钱　茯苓三钱　猪苓三钱　白术三钱　泽泻三钱　杏仁三钱　桔梗一钱　右研末作二服

（附记）此病始于初春，历诊数十名医，治皆无效，病者痛不得食，求死而已。后由医生马润生嘱其求诊于曹师，曾服第一方十剂，第二方两剂，第三方两剂，迨已愈矣。

◎ 狐疝痛　北火车站姚左

睾丸有大小，时时入腹作痛，蜘蛛散主之。

蜘蛛一枚去足熬　桂枝钱半　研末开水下

（附记）蜘蛛为有毒之物，无病之人服之，必令人胀。然此有病则病当之，非特无害，且曹师以此方治愈狐疝者，已三人矣。

◎ 历节痛

诸肢节疼痛，不可屈伸，此名历节，乌头汤主之。

生附块三钱　生麻黄三钱　生白芍二钱　生绵芪四钱　炙甘草二钱

（附记）次日来诊，痛已大瘥，令其再服，后不复来，谅已愈矣。

◎ 头足肿痛　彩衣街房左

头足肿痛，腹不胀，脉滑数，当引水气出水府。

炒泽泻三钱　云茯苓三钱　桑白皮二钱　炒苏子二钱　陈木瓜四钱
通天草三钱　潼木通五钱　飞滑石五钱　包　青盐一钱

（附记）服后溲长，诸恙均瘳。

◎ 脚气肿痛　白漾街李左

湿从下受，脚气肿痛，近已上逆而脘腹并胀，宜急治，鸡鸣散主之。

海南子四钱　淡吴萸五钱　苦桔梗三钱　陈广皮二钱　木防己二钱
紫苏叶五钱　生姜一小块　天将曙时，冷服。

（附记）此服二剂，泻出黑粪甚多，再令两服，黑粪转黄，诸恙均退，后与健脾而愈。又治登云桥张左，亦用此方去防己，亦有效。（曹颖甫曰：此慎轩代诊之方案也。）

◎ 皮痹　东兴桥吉左

十指大腿麻木，发热无汗。此为风寒湿气，合为皮痹，当从汗泄。

生麻黄三钱　川桂枝三钱　光杏仁三钱　生薏米五钱　西秦艽三钱
炙甘草一钱

（附记）是年中元节后，患此者甚众，均用此方，莫不应手而愈。

◎ 胸痹　梅家巷潘左

胸痹，短气，寸微关紧，栝蒌薤白汤主之。

全瓜蒌五钱　老薤白三钱　上高粱酒一杯

（附记）患此者多系缝工，良由俯屈太久，胸中阳气不达。曹师每用此方，恒有奇效。兹录其一，余者方案并同，故不赘。

咳　嗽　门

◎ 寒饮咳嗽　陈古董桥钱右

咳而上气，恶寒，脉浮紧。此为中有伏饮，外感新凉，当发其汗，宜小青龙汤加减。

生麻黄三钱　川桂枝二钱　生白芍二钱　淡干姜二钱　细辛一钱　仙半夏五钱　射干三钱　前胡二钱　桔梗三钱　炙草一钱

（附记）此之前方，有五味子二钱，无射干，服之无效，后服此方，两剂即愈。

◎ 风水咳嗽　登云桥沈右

咳嗽吐白痰，肢节酸，此为风水，宜小青龙汤。

生麻黄二钱　淡干姜二钱　制半夏三钱　桂枝二钱　细辛一钱　炙草一钱　生白芍钱半　五味子一钱　旋覆花二钱　包　防风二钱

◎ 虚咳　小西门赵左

咳，无痰，胸背牵痛，左尺不应，右尺极微。此人阴分虚，防成劳损，当予养阴清肺。

山百合五钱　夏枯花三钱　绿萼梅三钱　甜荸荠三钱　麦门冬三钱　金石斛三钱　净蝉衣二钱　轻马勃六分　瓜蒌皮三钱　象贝母三钱　云茯苓三钱　北沙参二钱

◎ 支饮咳嗽　九亩地朱左

支饮内痛，时咳嗽，甚则呕吐白痰，脉迟滑，当温下。

细辛二钱　干姜二钱　制甘遂一钱　大戟末钱半　半夏三钱　白芥子

二钱　红枣八枚

◎ 痰饮咳嗽　西门陈左

痰饮咳嗽，脉双弦，十枣汤主之。

制甘遂一钱　炙芫花一钱　大戟末一钱　大黑枣十枚

进十枣汤，咳嗽大瘥，今当和之。

川桂枝三钱　生白术三钱　云茯苓三钱　炙甘草一钱

（附记）曹师治咳嗽一证，最有心得，每治辄效，盖其胸中学识，迥异寻常。观乎此类数案，与用光杏仁、象贝母者，大不相同，已可知其梗概矣。

◎ 肺痈　新上海县蔡左

咳吐绿痰，腥臭难闻，脉滑数，此为肺痈，桔梗汤主之。

桔梗三钱　川贝二钱　生甘草二钱　茯苓三钱　干芦根四钱

咳吐绿痰气腥，均已痊愈，咳吐白沫，脉尚滑数。仍宜清肃庚金。

天花粉四钱　大麦冬四钱　北沙参四钱　光杏仁三钱　猪茯苓各三钱
川贝母三钱　肥知母钱半　苦桔梗二钱　干芦根三钱

虚　损　门

◎ 肾虚　小南门王左

脉细欲卧，头空耳鸣，腰痛骨楚。少阴精髓衰也，当补之。

鹿角胶（先煎）三钱　大熟地一两　菟丝子四钱　五味子一钱　川杜仲三钱　泽泻三钱　云苓三钱　麦冬三钱　淮山药三钱　炒谷芽三钱

◎ 脾虚　小南门陈童

脉虚肢倦，面黄形瘦，泄泻少纳，脾虚也，补之。

生潞党三钱　生白术三钱　怀山药四钱　云茯苓三钱　炒扁豆四钱
炒谷芽三钱　生薏米三钱　炙甘草二钱　煨葛根八分　淡干姜五分

泻止，纳增，但肢无力，足酸软，当培中下。

炒白术三钱　怀山药四钱　大熟地四钱　山萸肉三钱　川杜仲三钱
川断肉三钱　菟丝子三钱　牛膝炭二钱　泽泻二钱　茯苓三钱　煨益智一钱
炒谷芽三钱

（附记）前方服二剂，此方服六剂，现已复原矣。（曹颖甫曰：此亦慎轩代诊效方。）

◎ 阳虚　东街胡右

脉迟细而微，胁痛背寒，手足冷，吐黑血，短气。此为内有瘀血，元阳大衰，宜壮阳化瘀。

生附块二钱　炙潞党三钱　紫桂心一钱　茜草炭钱半　藏红花三钱桃仁泥三钱　牛膝炭三钱　十灰丸三钱包

吐黑血已止，惟阳气未回，手足厥冷，新血未复，夜不成寐，今当壮阳和血。

生附块二钱　炙潞党三钱　生白术三钱　炮姜炭一钱　全当归三钱炙远志钱半　广木香一钱　酸枣仁三钱　龙眼肉十枚

夜已得睡，胁痛亦止，但背寒短气，手足厥冷，六脉若无，头眩欲厥，急当回阳。

生附块五钱　鹿角五钱　紫桂心四钱　参三七二钱　生潞党四钱　全当归三钱　生白术三钱　淡干姜二钱　炙甘草二钱　朱茯神三钱

大进温经回阳，厥逆已回，头眩亦止。但背尚恶寒，口渴不引饮，气短神疲，脉亦未起。太阳水津未布，宜桂枝加附子汤主之。

川桂枝三钱　生附子四钱　生白芍二钱　生潞党四钱　煨葛根五钱泽泻三钱　炙甘草二钱　红枣十二枚　生姜一小块　葱廿支去头尾

服前药，脉已复，背已温，口亦不渴，惟气尚短，四肢无力，当予健脾。

炙潞党四钱　淡干姜二钱　生白术三钱　炙甘草二钱　炒谷芽三钱炒扁豆五钱　怀山药四钱　云茯苓三钱　全当归三钱　川断肉三钱

（附记）此病始于跌伤，伤则血瘀而吐黑血，惊则气怯而阳虚。且其人素肥，血本不旺，阳本不盛，以致变病百出，治之稍缓，命必危矣。其第二方曾服六剂，以吐血重症，谁敢重用附桂？然此病前后五方，曾用附子半斤之谱，病始痊愈。若照近日时医之习惯，视附子如蛇蝎者，此人尚复有生理哉？

◎ 血虚　新上海县徐右

曾经崩漏咯血，血未复原。血不养筋，则四肢酸痛，项强牙痛；血不化精，头空偏痛，耳鸣时聋；血虚肝燥，肝火刑金，而咳嗽无痰；血不至海，冲任虚乏，而月事不行。诊脉右寸弦滑，为木火刑金之征，左尺牢，寸关细甚，为血虚的据。不是血虚，焉有许多变。先哲所谓虚则百病丛生，良有以也。

生绵芪二两　全当归五钱　生潞党三钱　生白芍二钱　大川芎二钱大熟地一两　大生地一两　紫丹参三钱　川断肉三钱　川杜仲三钱　生白术四钱　大砂仁钱半　小青皮一钱　制乳没各二钱

（附记）是方一剂之后，次日来诊，即云诸恙大减。乃令再服二剂，后不再来，未知结果如何。

妇　科　门

◎ 寒凝经停　上海县王右

经停四月，腹痛脉涩，宜温通。

制香附五钱　艾绒炭二钱　玄胡索三钱　大川芎二钱　五灵脂二钱杜红花三钱　炮姜炭二钱　炒白芍二钱　台乌药二钱　全当归四钱　荆三棱二钱　蓬莪术二钱　桃仁泥三钱　淡吴萸三钱　紫桂心二钱

（附记）一服是方，觉少腹碌碌有声，知病根已活动。令再服一剂，后据其邻人来云，经已通矣。

◎ 气郁经停　道前街张右

脉弦，五心热，时寒时热，腹痛，经停将及三月。此为平日多郁，郁则木不畅达，血不和畅，宜逍遥散加减。

柴胡钱半　白芍二钱　炒薄荷一钱　全当归二钱　大川芎一钱　茯苓三钱　白术三钱　生潞党三钱　牡丹皮二钱　地骨皮三钱　红月季花二钱玫瑰花钱半

◎ 血瘀经停　虹口李右

月事两匝不至，少腹痛，按之尤甚，面色黧黑，（脉）沉实。此必内有瘀血，当下之。

抵当丸五钱

作三服，开水下。

（附记）服后，大便下黑白秽物甚多，后与调和气血之剂，经已行矣。

◎ 又　小南门杨室女

经停七月,前服大黄蟅虫丸合桃仁承气汤不应。小解时少腹极痛,脉大而实,当大下之。

水蛭一钱　蟅虫钱半　桃仁一两去皮尖打

下后,经已通。气血未复,脉虚,当和之。

生党参五钱　生黄芪四钱　全当归四钱　川芎三钱　大熟地一两　陈皮一钱　柴胡四分

◎ 经期溲血　仓桥郑右

血室不利,经少溲血,色紫成块,腹时痛,当与通达气机。

木防己四钱　台乌药钱半　柴胡一钱　吴茱萸二钱　木香钱半　小青皮二钱　白芍二钱　泽泻二钱　海金沙三钱包　桃仁泥四钱

(附记)此方二剂知,四剂愈。然其妙用极深,宜细观。

◎ 妊娠头痛

经停三月,左寸见动脉,右三部弦滑特甚。当是瓦绵之征,定叶虺蛇之吉。因血虚肝燥,头痛目眩,腹时痛,当补血安胎。

大熟地一两　全当归二钱　大川芎一钱　柴胡五分　白芍二钱　大砂仁四分　小青皮一钱　红枣六枚

◎ 崩漏　新开河顾右

脉滑,崩漏不止,脾阳不能摄血也,当大补气血。

生党参二两　大熟地四两　生绵芪二两　陈皮五钱

(附记)服次方后,次日即愈,病人喜绝,称谢不已。盖其病已四月有余,屡医无效,一日忽愈,诚足喜也。

◎ 血虚经少　火车站沈右

月事或前或后,血少而淡,脉虚细,此为血虚,当补之。

铁屑四两　红枣二两　右二味以水一大罐煎至半罐,去滓,入后药:生熟地各一两　全当归三钱　大川芎一钱　生白芍二钱　阿胶五钱　陈皮二钱

(附记)此方令服三剂,未知效否,无从探悉,但立方意义极妙,故录之。

◎ 倒经 三牌楼陈右

经停四月有余,五日前曾有稍至,昨忽吐血盈盆,今犹未止,法当先止其冲气。

生川军三钱　牛膝炭二钱　杜红花三钱　茜草炭三钱　制半夏三钱
鲜生地五钱　鲜茅根一两

(附记)此方服一剂后,吐血即止。复诊方因未录出,迩已忘矣。

杂 证 门

◎ 下血 梅家巷张小

初曾泄泻经月,泻止便后带血。此为脾气虚寒,脾不统血也,仲景名曰远血,治宜黄土汤。

生白术三钱　干生地三钱　熟附片一钱　阿胶珠二钱　生甘草三钱
伏龙肝一两包

(附记)是方一服即效。后与调理脾胃而愈。

◎ 大汗不止 药王庙陈左

忽然大汗淋漓,如雨如汤,此为卫阳失守,急宜固表,以免亡阳。

生绵芪五钱　五味子二钱　生龙骨五钱　生牡蛎五钱　生附片二钱
生白芍二钱　生白术三钱　防风一钱　麻黄节五分

外用煅龙骨末一两　煅牡蛎末一两　生黄芪末五钱　粳米粉二两　和匀,用粉扑,扑于周身。

(附记)服后汗即止。后与黄芪一两,白术一两,令作三次煎服,不必再来诊矣。

王慎轩医论精选

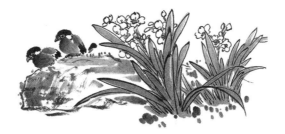

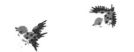

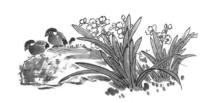

目　录

论脏腑之机能……………… 187

奇经百脉之新义…………… 189

发明气化与胎生学之关系…… 190

五行对于生理病理治法之

　　新释 ……………… 190

问病历之大法……………… 195

诊胸腹之大法……………… 197

产后用芍药之标准………… 199

方剂之种类及用法………… 200

土瓜根散之新解…………… 202

答宋爱人先生论黑神散之误… 203

中医治疗法大纲…………… 205

经闭新论…………………… 206

带下新论…………………… 208

五不孕之研究……………… 209

诊治痛经的经验介绍……… 210

痛经的初步研究…………… 215

防治癌症应注意的重要问题… 221

从巴甫洛夫学说来研究张仲景

　　伤寒论的六经证治法则…… 225

论脏腑之机能

王慎轩

　　自泰西解剖学术盛行以来，对于人体脏腑之生理，固已发明甚多矣。然解剖尸体，根据实质，仅能知其有形之构造，未易明其无形之机能，往往有研究许久，而仍未得其要领者。惟我中国《内经》之论脏腑机能，得之于生活之形能，合之于治疗之经验，实有不可思议之妙，足以远胜于西说也，爰将《内经·灵兰秘典》所论脏腑之机能，与西说互相考证，略述其原理如下。

一、心主君主神明之原理

　　《经》曰："心者，君主之官，神明出焉。"盖以人身之知觉，虽由于脑髓，然脑髓无心神之灌注，则不能司知觉。人身之运动，虽由于筋骨，然筋骨无心血之濡养，则不能司运动。故百体皆为臣，而心有君主神明之称焉。

二、肺主相傅治节之原理

　　《经》曰："肺者，相傅之官，治节出焉。"盖以静血归心，氧少炭多，转输于肺，呼炭吸氧，使紫黯之静血，变为新鲜之红血，以入于心中，而布于全身。是肺为心君治血液，犹宰相为国君治天下，故有相傅治节之称焉。

三、肝主将军谋虑之原理

　　《经》曰："肝者，将军之官，谋虑出焉。"盖以肝腺之机能，最为亢进，肝之体温，亦为最高。有增进全身体温及兴奋神经机能之作用，体温藉增进而不衰退，则体力强健而如将军。神经藉兴奋而不萎靡，则思想灵敏而善谋虑矣。

四、脾主谏议智周之原理

　　《经》曰："脾者，谏议之官，智周出焉。"（此段《灵兰秘典》有简脱之误，今从《刺法论》改正之）盖以脾能制造白血，以御病毒之侵袭，而免疾苦之滋生，犹朝廷有净谏之臣，可除奸臣之谋害，而免祸患之蜂起也。又以脾能多藏血液，以供紧急之需要，而免荣养之缺乏，犹朝廷有智周之士，可谋国库之丰富，而免财政之支绌也。

五、肾主作强伎巧之原理

《经》曰："肾者，作强之官，伎巧出焉。"盖以副肾皮质之内泌素，有引血下行之作用，水性就下，与中医肾水之说合。副肾髓质之内泌素，有迫血上行之作用，火性炎上，与中医命火之说合。副肾皮质之内分泌充足，则骨强体壮，故主作强，副肾髓质之内分泌充足，则心强脑健，故主伎巧。

六、胆主中正决断之原理

《经》曰："胆者，中正之官，决断出焉。"盖以胆汁能协助胰液之消化，刺激小肠之蠕动，使中洲水谷之精华，变成正当之津血，故称中正之官。且胆汁又能排除血中之废物，从大小便而下出，使心血清洁，脑筋清醒，得有刚毅果断之能力，故曰决断出焉。

七、膻中主臣使喜乐之原理

《经》曰："膻中者，臣使之官，喜乐出焉。"膻中即心包，亦即西医所谓心囊也。心囊能保护心脏之搏动，传达心君之命令，故称臣使之官。且心囊夹膜中，满贮淋巴液，能使心脏濡润，搏动舒畅，不致患脏躁悲伤之病，而得有和缓喜乐之象，故曰喜乐出焉。

八、胃主仓廪五味之原理

《经》曰："胃者，仓廪之官，五味出焉。"盖以水谷入胃之后，必先暂贮于胃，而后下输于小肠，是犹仓廪之贮五谷也。五味下咽之后，亦必先贮于胃，而后分布于脏腑，故曰，五味出焉。

九、小肠主受盛化物之原理

《经》曰："小肠者，受盛之官，化物出焉。"盖以小肠上接于胃，下连大肠，能受盛胃中输来之水谷，将其精华变化为糜汁，从乳糜管以四布。又将其渣滓变化为糟粕，从大肠以下出，故有受盛化物之称焉。

十、大肠主传导变化之原理

《经》曰："大肠者，传导之官，变化出焉。"盖以大肠上接小肠，能传送小肠所来之糟粕，变化为粪而出焉。

十一、三焦主决渎水道之原理

《经》曰："三焦者，决渎之官，水道出焉。"古人谓三焦有名无形，今人谓三焦即淋巴管，但三焦为六腑之一，何谓有名无形？淋巴管乃经络之一，何得称之为腑？莫如唐容川三焦即油膜之说为是。油膜虽非水液流行之道，但流行水液之淋巴管，必经油膜，故谓水道出焉，犹言淋巴管出于油膜之中也。淋巴管中之水液，得油膜柔软之监护，则水液可无泛滥横溢之虞，是犹夏禹之善于治水者，故称决渎之官也。

十二、膀胱主州都津液之原理

《经》曰："膀胱者，州都之官，津液藏焉。"按此津液二字，恐系尿液之误。盖膀胱为储蓄尿液之处，故曰尿液藏焉。尿液为各种杂质并合之液，州都为五方杂居之处，故以膀胱称州都之官也。至于下文又有气化则能出焉一句，乃总结全篇上文诸出字，如神明出焉，治节出焉等所出之机能，皆赖乎气化。气化者何？即神经细胞之动力也。

慎轩按：此篇系拙著《内经生理学》之一段也，《内经生理学》一书，余已三易其稿，今将再版，但虽屡加改正，尚难认为必是，尚望海内贤哲，不吝教正，匡余不逮，则幸甚矣。

奇经百脉之新义

王慎轩

人身经脉，各有功能，督主阳精，行于背而贯于脑脊，为阳经之总司，主肢体之运动，即西人所谓动物性神经系也。任主阴液，行于前而连于脏腑，为阴脉之总司，主脏腑之营运，即西人所谓植物性神经系也。阳跷即动物性神经之分枝，阳维即动物性神经之微细神经，皆主肢体之运动及感觉也。阴跷即动物性神经之分枝，阴维即植物性神经之微细神经，皆主脏腑之营运及变化也。故古人谓阳维统摄在表之诸脉，阴维统摄在里之诸脉。阳跷统摄背面之六阳，阴跷统摄正面之六阴，与督脉任脉同主统摄诸脉之职也。所谓统摄者，盖因血脉腺管之循行，均遵神经之号令，如将帅之统摄相同故也。带脉总束诸脉，使不妄行，即西人所谓之腰动脉也。冲脉为血脉之海，即西人所谓大动脉及大静脉是也。以上任督冲带及阳跷、阴跷、阳维、阴维，是谓奇经八脉，以其无表里脏腑之配合，单独而行，故名奇经，奇者单也。

发明气化与胎生学之关系

王慎轩

《内经》所论之气化,与胎生学大有关系,且有的确之证据。但研究此理,先要明《内经》所云之东南西北中,非实指其方向,乃指其地之寒凉温热燥湿也。以温暖之处名曰东,凉燥之处名曰西,炎热之处名曰南,寒冷之处名曰北。若在欧洲则西温而东凉,非洲则南寒而北热,不当拘其方向,当以其地之寒凉温热燥湿为标准矣。凡温暖之处必多风,草木得温暖之风,则欣欣向荣,故曰东方生风,风生木也;炎热之处必生热,两物摩擦则生热,摩擦急烈则生火,故曰南方生热,热生火也;凉燥之处必生燥,金属之矿物,多生于高燥之山中,故曰西方生燥,燥生金也;寒冷之处必生寒,地面之水,得热则上蒸而为云雾,天空之云,得寒则下降而为雨水,故曰北方生寒,寒生水也。湿盛之处必生湿,万物过湿则腐烂而为土,故曰中央生湿,湿生土也。木之果实初结,其味必酸,若至腐化,其味亦酸,木得寒湿之气,则化而为酸,如菜入坛腌则味酸,木得湿热之气亦化而为酸,如麸得糟曲则味酸,故曰木生酸也。物经火烧,其味皆苦,故曰火生苦也,金有辛味,生姜辣茄之辛味,系吸取金属矿物之原质而成,故曰金生辛也。溪涧江河之水,汇流于海,海水味咸,可以晒成为盐,故曰水生咸也。土爱稼穑,稼穑作甘,故曰土生甘也,人之生长,全赖饮食,饮食之资,不外五味,五味入胃,各走其同性之脏,脾旁有甜肉,故甘味走脾而生脾,肝能吸收糖质而化酸,故酸味走肝而生肝,心血分布于全身,则起轻微之燃烧,变为苦味之静血,故苦味走心而生心,营卫大会于肺而为血,血中含有辛味之铁质,故辛味走肺而生肺,咸性向下,肾居最下,故咸味走肾而生肾也。胎在母腹之中,则母食五味以生之,迨在母腹之外,则自食五味以长之,是则气化五行五味之理,正与胎生学等确有关系也。

慎轩按:此系余答门人柳剑南之疑问也,然初创之作,恐有误会,尚望明哲正之。

五行对于生理病理治法之新释

王慎轩

论者谓中医五行之说,徒托空谈,且为医学进步之极大障碍,此吾未之信也。夫徒托五行之说，而不研究于实际者，固足为进步之障碍也，若能研究其所以然之理，则所谓五行者，犹算学之比例与代数也，算题之繁而复者，岂可以普通之算法而解之哉！故必比例代数以解之。医学之烦而复者，岂可以普通之医法而解之哉！故必阴阳五行以解之。此实为医学之上乘法也，岂真足为进步之障碍哉！爰将五行所以然之原理，分生理病理治法三端，一一详解而阐明之，俾五行之真义毕显焉。

一、五行关于生理之原理

心属火，肝属木，脾属土，肺属金，肾属水，此中医以五行解生理之说也，兹分五脏属五行之原理，分解于下。

（一）心属火之原理

火之为物，摩擦而生，遇氧气而燃烧者也。心为血液循环之脏，其血液之敷布于周身也，流动之力，即生摩擦之热矣。其血液之环归于肺叶也，受呼吸之气，即生氧气之化矣。火之色赤，血之色亦赤，火之性热，血之性亦热，化学家谓红色之物多氧气，又谓血液以氧化铁为要素，然则，血液为心所主，氧气为火之主，以心属火，岂非宜哉？

（二）肝属木之原理

木之为物，具生生之气，引土膏吸炭气而生成者也。肝之作用，实与草木相类，其肝体之生珠，能变化胆汁，贮于胆而输于胃，化水谷以荣养全身，犹植物之引土膏也。其肝藏之生气，能吸收血管之炭气，循静脉管而总汇于肝旁，故西医以肝为回血之总汇处，此犹植物之吸炭气也。证于物理，肝之与木，作用相同，此肝之所以属木也。

（三）脾属土之原理

原夫混沌初开，地球初成，仅为初凝之土质而已。水也、火也、动物也、植物也，必不能先地球而生也，是万物之化生，皆由于土。而人身气血之生化，皆由于脾，故曰脾属土也。盖水谷入胃，脾输甜肉之汁，注入胃中，以助消化，更能吸收水谷之精微，上输于心肺，灌输于百骸，诸组织之滋长发育，莫不有赖于脾，脾为生化之源，土为万物之母，以脾属土，不亦宜乎。

（四）肺属金之原理

肺为呼吸之器管，又为小循环之总枢，盖大静脉之紫血，还归于心，复循肺动脉分布于肺微血管，肺能排除血内之炭气，吸收空中之氧气，使紫色之血，变为红色，其变化之方程式，为（铁 Fe 炭 C 氧 O_2 + 氧 O– 炭 C=

铁 Fe_2 氧 O_3）其铁二氧三，即为赤色血液之要素，换言之，即血液主要之成分，为二份铁质与三份氧气所化合而成也，是则铁质之变为血液，全赖肺之呼吸，试观气绝之人，血即变紫，是铁质失肺藏变化之作用故也，由是观之，肺为变化铁质之要枢，古人以肺属金者，岂不然欤。

（五）肾属水之原理

膀胱之水，赖肾中热气蒸动，化气上腾，是水津之四布，乃发源于肾也。水津周行全身，血液灌输百骸，其诸组织废物，除排泄于毛窍及肺管外，余皆下输于肾。由肾分其清浊，血之清者，仍还于心，水之清者，仍入膀胱而化气，其混浊而无用者，则由输尿管排泄而为尿。是则肾也者，又为津液水气变化之所也，人身之水，源于是，化于是，泄于是，故曰肾属水也。

二、五行关于病理之原理

其曰肝病传脾，脾传肾，肾传心，心传肺，肺传肝，此中医以五行之刑克，定病理之变化也，兹亦分解于下。

（一）肝病传脾之原理

肝主变化胆汁，输入于胃，以助水谷之消化，然仅有胆汁，未能全其消化之作用，必藉脾输甜肉之汁，同注于胃，苦甘合化，即具淡硫酸之性质，乃能腐化水谷。若肝有病，则所输化之胆汁，或致太过，或致不足，太过则胃中苦汁太多，不及则胃中苦汁太少，皆能使脾胃之运化失其常度，此肝病传脾之理一也。且肝藏有邪，其自输送胆汁之道而传于胃，本自易易，此肝病传脾之理二也。

（二）脾病传肾之原理

脾为运化精微之主，肾为藏受精微之所，脾若有病，则无以化生精微而藏之于肾。此脾病传肾之理一也。脾能输送胃中水谷，下输于肠，肾能输送肠中之物，下输肛门；脾能输化水津上归于肺，下输膀胱，肾能蒸化膀胱之水而四布，排泄尿管之水而下出。是脾之与肾，互相为用，脾病则肾亦受困，久则肾亦病矣，此脾病传肾之理二也。

（三）肾病传心之原理

血中之炭素，则入肺以化去之，血中之盐素，必入肾而排泄之。盖血液回行全身，拽取诸组织之废料，以炭素、盐素为最多，必藉肺与肾之能力，使其血液之浊者，仍化为清也。若肾有病，则血之循肾动脉而入于肾者，肾不能滤去其盐水，即循肾静脉而上输于心，心亦必病矣，此肾病传心之理一也。且肾静脉直通于心,则肾邪传心,本甚容易,此肾病传心之理二也。

(四)心病传肺之原理

心主血液之循环,由左心室输血于大动脉管,分布于全身,汇归于大静脉管,复还于右心房,此为大循环。复由右心房入右心室,循肺动脉而分布于肺微细管,化去炭气,复循肺静脉而归入左心房,此为小循环。若心脏有病,则输入于肺之血,异常混浊,肺为娇嫩之藏,必难忍受,于是心病而肺亦病矣,此心病传肺之理一也。且心肺所居之位,最相接近,又有肺动脉以直达于肺,则心病本易传肺,此其原理二也。

(五)肺病传肝之原理

肺为十二经之始,肝为十二经之终,血自周行全身,归心输肺,复化为清洁之血,再行全身,此肺所以为十二经之始也。肝乃回血汇聚之处,故以肝为十二经之终也。肺若有病,则血中之炭气,不能化尽,再由心而分布于全身,由全身而汇聚于肝旁之大静脉管,一而再,再而三,反复如是,则大静脉之炭气异常壅多,肝当其冲,则肺病遂有传肝之虞矣。

三、五行关于治法之原理

《难经》曰:"虚则补其母,实则泻其子。"此中医以五行之生化,定为治病之法也,欲究其所以然之理,先当研究五脏相生之理,则奥义显然矣,今亦缕述于下。

(一)脾土生肺金之原理

《经》曰:"饮入于胃,上输于脾,脾气散精,上归于肺。"盖饮入于胃,渗出胃旁微细管,藉脾气上升之力,循三焦之油膜,上输于肺,使肺叶濡润,呼吸通调,此即脾土生肺金之理也。

(二)肺金生肾水之原理

水津自脾上输于肺,得肺气肃降之气,乃折回下行,仍循三焦之油膜,下输膀胱,肾居膀胱之旁,得肺脏输来之水,于是洒陈于五脏六腑,灌溉于四肢百骸,或外泄而为汗,或下泄而为溺,其用虽在于肾,其源却来于肺,故谓肺生肾也。

(三)肾水生肝木之原理

肝能制造胆汁,输入于胃,而助消化,其制造胆汁之机能,由于肝内之生珠,生珠系髓质所组织,髓生于肾,则肝藏最要之机能,由肾所生,谓为肾水生肝木,不亦宜乎。

（四）肝木生心火之原理

心火云者，血之热度也。血之热度，何由而生，由于肝聚炭素于大静脉，（义详肝属木条）输心入肺，使过氧气而起无形之燃烧，则血乃热。苟无肝输炭素，则无炭之火，何能自存，肝木生心火之义，岂不彰明较著哉！

（五）心火生脾土之原理

脾胃之能消化水谷者，实重赖于心火补助也，何则胃中之热，用以腐热水谷，胃旁之血，用以输化水谷，其热其血，均生于心，且脾旁甜肉汁，亦必藉心火之蒸，心血之化，始能分泌入胃，以助消化，然则心火生脾土之说，岂虚语哉！

综上五条，则五藏配五行相生之理，彰彰明矣。因甲脏能生乙脏，则甲为母，乙为子，子本仰给于母，子虚则供不应求，急补其母，母足则供给多而子不虚矣，故曰虚则补其母也。母本输于子，母实则滥给太过，急泻其子，子虚则仰给多而母不实矣，故曰实则泻其子也。再举二例，解释于左。

虚则补其母之原理　例如脾虚不能运化，用理中汤以补之，然理中汤之干姜，系辛热助火之品，盖欲其心火充旺，则胃中之热度增高，胃壁之蠕动增速，脾腋之分泌增多，不治脾而脾气自足，此即虚则补其母之例也。

实则泻其子之原理　例如肝火太旺，用左金丸以泻之，然左金丸之黄连，系苦寒泻心火之品，盖欲其心火不足，则心藏求需于肝之炭素，吸收增甚，不治肝而肝火自平，此即实则泻其子之例也。

综观以上三纲十七目，则五行之道，确非虚谈，特借五行为代名词而已。吾常推究古圣人所以立五行之意，良由造物变化，千万无倪，不执其要，安能尽知其理哉。且医药之理，变化尤多，若欲一一赘言，虽数十部《内经》，亦不能尽其奥义也，且简而明者，尚易笔述，若其繁琐而复杂者，言之犹难明，安能笔之于书哉！故立五行之义，使后之学者，可以知一推十，知十推百，斯此道足以尽其应用矣。试观今日之西医，其科学之精，说理之明，可谓至矣备矣，然其治疗复杂之病，何以反不如中医，岂非彼无哲理学之研究乎。夫以奥妙无穷之生理，变化无穷之病理，必欲以板定之法而治之，宜其有时而穷矣。然西医之弊，弊在不讲哲理，而中医之弊，弊在过托虚言，以致哲理之原理，湮没不称，未可以五行解之者，亦必以五行强解之，有必须真理以推之者，亦托于空言以推之。斯五行之说，反足以有碍医学之进步矣，吾愿中医之太空，与西医之太实，两者和而匀之，则医界前途之光明，不可胜量矣。

慎轩按：此系余昔在上海学医时代之旧作也，曾登载于江苏全省中医联合会会刊中，当时颇受诸师友及阅者之赞赏，而余亦自以为是矣。然今翻阅旧作，自觉疵瑕尚多，与近年所著之《内经生理学》较之，大有优劣之殊。盖学问之道，与年而异，昔日之为是者，今已为非，安知今日之为是者，异日又觉非乎，故仍录旧作以实斯编，藉以留昔日之鸿爪也。

问病历之大法

王慎轩

凡与现在病症有关者，当向病人详细问明，如年龄、境遇、禀性、嗜好、旧恙、病因、经过等，皆与现在之病有重要之关系，为诊断上必不可缺之要点，总名之曰病历。分论于下：

一、年龄

诊病当问年龄者，盖人身之生理，每随年龄而变化，故疾病亦随年龄而变化。《内经》曰：女子七岁，肾气盛，齿更发长。二七而天癸至，任脉通，太冲脉盛，月事以时下，故有子。三七肾气平均，故真牙生而长极。四七筋骨坚，发长极，身体盛壮。五七阳明脉衰，面始焦，发始堕。六七三阳脉衰于上，面皆焦，发始白。七七任脉虚，太冲脉少，天癸竭，地道不通，故形坏而无子也。若未至二七而月事已下，或已过二七而月事未下，四七为盛壮之年，五七为渐衰之时，七七为无子之龄。若未老先衰，或老而未衰，皆为医生所当注意也。《内经》又曰：丈夫八岁，肾气实，齿更发长。二八肾气盛，天癸至，精气溢泻，阴阳和，故有子。三八肾气平均，筋骨劲强，故真牙生而长极。四八筋骨隆盛，肌肉满壮。五八肾气衰，发堕齿槁。六八阳气衰于上，面焦发鬓斑白。七八肝气衰，筋不能动，天癸竭，精少，肾藏衰，形体皆极。八八则齿发去，肾者主水，受五脏六腑之精而藏之，故五脏盛乃能泻。今五脏皆衰，筋骨懈惰，天癸尽矣，故发鬓白，身体重，行步不正而无子耳。是故男子之病，亦当问其年龄。若肾气应盛而不盛，肌肉应壮而不壮，或未老而先衰，或已老而未衰，皆当求其所因，推其所病，不可不注意也。

二、境遇

病人之境遇如何，颇与疾病有重大之关系。凡境遇顺者，性情和而气血易调，却多鼓乐饮食过度之病。境遇逆者，情志苦而筋骨坚强，却多忧愁怫郁之症。又如尝贵后贱，尝富后贫，暴苦暴乐，以致饮食起居，骤变常度，精神气血，顿受刺激，而起精神系消化器等病，往往然也。至若鳏寡孤独，僧尼仆妾，情志不遂，心怀郁结，或家庭不睦，或乡邻相争，或志高而运不济，或心高而力不逮，或年老而无子，或有子而早殇，皆不免忧郁悲伤，恚怒愤恨，以致无病者酿成疾病，有病者延绵难愈，故医者皆当逐一问明也。

三、禀性

人之五脏，各有所偏，七情各有所胜。阳脏者病多热，阴脏者病多寒，好忧思者脾必伤，易恚怒者肝必旺。好动者多患阳病，好静者多患阴病，好吉者勿进危言，多忧者不信安慰，善疑者莫与赘言，喜诘者必与详言，疏忽者当下警戒，愚鲁者当与细说。《内经》所谓不失人情者，即此意也。又有其人，素不受补者，补之则病反剧。素不受攻者，攻之则病必加。或不受寒凉之药，或不受温热之剂，以其禀性特异，异于常人，苟不详细问明，每致无益而反有害也。且病人父母之禀性，亦宜查问，盖其子女之病，多有禀于遗传者也。

四、嗜好

嗜烟者，多伤上焦而病燥热。嗜酒者，多伤下焦而病湿热。嗜辛热厚味者，必火毒内蕴。嗜水果生冷者，必寒湿内伤。好财者劳伤乎心，好色者劳伤乎肾，好逸者气血多滞，筋骨亦弱，好勇者瘀血易留，筋骨亦伤。此皆不知不觉之中，而病根早已种成，为医所当问明者也。且父母嗜烟者，子女必阴虚，父母嗜酒者，子女必愚鲁，此父母之嗜好，又能累及于子女也。又有喜服补药者，硝黄入口，神即飘摇，喜服攻药者，参术沾唇，心先痞塞。偏于成见，甚难治疗，然苟或开诚明告，告以如此则善，如彼则败，谁甘死亡而不降心服从耶。

五、旧恙

新得之病，每因旧恙而发者，或引动旧恙者，皆与新病有极密切之关系，故有否旧恙，必须问明也。若因旧恙而发者，仍宜治其旧恙，兼顾新邪。若因新邪引动旧恙者，但当治其新邪，略顾旧恙。或旧日常患热症者，知其体质属热，或旧日常患寒症者，知其体质属寒。或旧有吐血者，知其血管易破，宜慎用辛热升发之药。或旧有痞块者，知其气机不利，宜慎用滋补呆滞之剂。或前病方已，新病复生，或前病未已，新病继起，颇虑正气不支，变端蜂起，此皆不可不先问明也。

六、病因

起病原因，或有病人自觉者，或须医生诊察而知者，然病起于受寒受热受风受暑之类，或伤于起居饮食七情产育之中，病人多能自觉，可以问而知之也。《内经》曰："治病必求其本。"又曰："必伏其所主先其所因"，故问明其起病之原因，亦为问诊中之最要者也。然其性情特殊者，往往不肯直说，或有隐曲难言者，每每不能问明，此须旁敲侧击，婉转盘问，庶能得其真情。喻嘉言所谓着意对问，不得其情，他事间言，反呈真面，其斯之谓欤。

七、经过

问其病起于何日，可以知其新久也。问其过去之病状，可以知其变化也。或曾否服药，或曾服何药，或曾服何药见效，或曾服何药增剧，有否病中复感新邪，复伤七情饮食之类，体质之肥瘦，较病前如何，均宜一一问明，因与现在之病，极有关系也。若系旧疾复发，当问前次如何发作，如何痊愈，前次与今次之轻重如何。盖每有因问经过而得确实之判断者，或因此而得有效之治法者，故问之不可忽也。

诊胸腹之大法

王慎轩

胸腹者，五脏六腑之宫城，一身资养之根本也。故日本汉医，颇重胸腹之诊法。常有外证未起，身未觉病，而胸腹已先有异，故善诊者，诊平人之胸腹，可以预知其他日之有大病也。是则诊胸腹之法，实为诊断学上不可缺少者，爰述其大要如下。

一、诊虚里

虚里者，左乳下三寸动脉应手者也。《内经》曰：胃之大络，名曰虚里。夫人以胃气为本，故虚里之动，可以诊知病之轻重吉凶也。按之应手，动而不紧，缓而不息者，宗气积于膻中，为平人无病之常象也。其动洪大而弹手者，为元气将脱之死候，即《内经》所谓"其动应衣者，宗气泄也"。若虚里数

197

而时绝者，是胃中有食滞及实热之候，即《内经》所谓"盛喘数绝者，则病在中也"。若动而结涩者，为内有癥瘕之候，即《经》所谓结而横有结矣。若虚里无动脉，按之不应手者，为胃气已绝之候，即《内经》所谓绝不至曰死也。然亦有动虽盛而不死者，惊恐忿怒大醉暴奔之人也。动欲极而不死者，痰饮食积疝瘕之人也。且虚里之动，为大动脉口之搏动，又可诊知血之盛衰也。凡轻按洪大，重按虚细者，血虚。劳病逐日动高者死，其初先动而后病者，亦死。此即扁鹊所谓血脉治者，以虚里之动平决之也。

二、诊胸上

胸者，心肺之外廓也，故胸上肌肤润泽，举按充实者，心肺实也。胸上肌肤枯涩，举按松浮者，心肺虚也。胸上生光而如镜者，真阳外浮，多为难治之候。膻中大动而壮热者，痰火壅盛或为吐衄之兆。肋骨露而胸上光亮者，必主死亡。小儿疳劳肋骨见而岐骨绉襞者，少得再生。中府云门内陷者，为肺痿，中府云门红肿者，为肺痈。此诊胸上之大法也。

三、诊脉肋

胁肋为肝胆之部，凡诊肝胆之病，当诊胁肋也。按其胁肋胀痛者，乃痰热与肝气互结也。按其胁肋痞塞者，乃伏邪与胆火盘踞也。男子结在左胁下者，属疝气，女子结在右胁下者，属瘀血。两胁空虚按之无力者，为肝虚，两胁胀痛手不可按者，为肝痈。此诊胁肋之大法也。

四、诊中脘

凡诊脾胃虚实，当诊上中下三脘，尤以中脘为最要。以手按其中脘，平满有根力而润者，是脾胃实用无病也。坚硬有根力而涩者，是胃中实而有滞也。按之如弦，动而有声且润者，是痰饮之留恋也。按之如泥软而无力不润者，是脾胃大虚也。按之动悸，热而色黄者，是胃热也。按之无动，寒而软弱者，是胃寒也。中脘筑筑有动而腹弱者，脾胃虚弱也。按之有形而胀痛，推之漉漉，水结胸也。按之有形而满痛，摩之嗳腐者，食结胸也。按之有形而痛甚，甚则昏厥者，血结胸也。按之有形而痛，热而烙手者，胃痈也。按之有形而痛，坚而拒按者，胃癌也。

五、诊腹部

大腹与脐属脾，脐之四围又属小肠，脐下两腰属肾，两肾之旁及脐下，又属大肠，膀胱亦当脐下，故脐下又属膀胱。血室乃肝所司，血室大于膀胱，故小腹两旁谓之少腹，乃血室之边而属肝，少腹上连季胁，亦属肝。故凡痛在心下脐上，硬痛拒按，按之则痛益甚者，食积。痛在脐旁，小腹按之则有块应手者，血瘀。腹痛牵引两胁，按之则软，吐水则痛减者，水气。惟虫病按腹有三候，腹有凝结如筋而硬者，以指久按，则硬移他处，又就所移者按之，则硬又移他处，或大腹，或脐旁，或小腹，无定处，是一候也。右手轻轻按腹，为时稍久，潜心候之，有物如蚯蚓蠢动，隐然应手，是二候也。高低凸凹，如宙宙状，起伏散聚，上下往来，浮沉出没，是三候也。若绕脐痛，按之磊磊者，乃燥屎结于肠中，欲出不出之状。水肿胀满症，按之至脐，脐承受手移左右，重手按之近乎脊，失脐根者必死。此诊腹部之大略也。

产后用芍药之标准

王慎轩

丹溪谓产后忌用芍药，以其酸寒伐生发之气也。景岳谓产后宜用芍药，以其微酸而收，最宜于阴气散失之证也。此二说者，既属相反，又近玄虚，以致医者无所遵循，漫无标准。或拘丹溪之说，当用而不用，坐失机宜。或守景岳之法，不当用而妄用，遽误人命。余见甚多，岂无恻隐之心哉，爰就管见所及，拟定标准如下。

一、产后用芍药当以脑部血液多少为标准

芍药内含之主要成分为安息香酸（现为苯甲酸），试以安息香酸与家兔服之，即觉血压渐降，若服过量，则起虚性痉挛。又试与患脑充血之病人服之，颇有功效，与脑贫血之病人服之，反觉增剧。由此可知芍药有降低血压及减退脑部充血之功能，根据此理，乃得下列之两个标准：

（1）凡产后出血太多，血液衰少，以致脑部贫血，而患头目昏晕，面色苍白，脉象虚细者，忌用芍药。

（2）凡产后恼怒太多，血液上冲，以致脑部充血，而患头目眩痛，面色红赤，脉象弦数者，宜用芍药。

二、产后用芍药当以子宫瘀血有无为标准

芍药内含之安息香酸，又有扩张下腹腔血管之能力。试以安息香酸投于经闭之人，颇有通经之效，投于怀孕之妇，则有堕胎之害，是即此药

有扩张下腹腔血管之明证，能使下部充血，以排除停留之瘀血也。据此理由，则子宫有瘀者，宜用此药，子宫无瘀者，不宜用此，又得两个标准如下：

（1）凡产后出血已多，腹无痛苦，夜卧如常，或腹虽痛而喜按者，此为子宫无瘀血之候，忌用芍药。

（2）凡产后瘀露不下，少腹满痛，夜卧不安，或腹不痛而坠胀者，此为子宫有瘀血之候，宜用芍药。

综上观之，则产后用芍药之宜忌，可以明矣。但芍药又有赤白之分，赤者味较苦而无酸味，白者味较甘而微有酸味。《本经》谓其气味苦平，即指赤芍。《别录》谓其酸微寒，即指白芍。试尝两种芍药之味，即无疑矣。盖因芍药除含安息香酸之外，又含淀粉、砂糖、鞣酸、发挥油等。鞣酸味酸而主收敛，砂糖味甘而主补益。白芍较赤芍甘而微酸者，以其内含之鞣酸砂糖较多也，是则白芍之效用，除减退上部充血，扩张下部血管之外，又兼收敛补益之功，则用于脑部充血症，当用白芍为宜，盖以血充于上者，正宜收敛也。用于子宫瘀血症，当用赤芍为宜，盖以血瘀于内者，不宜收敛也。爰再定产后用赤白芍之标准如下：

（一）凡产后因脑部充血而用芍药者，宜用白芍，忌用赤芍。

（二）凡产后因子宫瘀血而用芍药者，宜用赤芍，忌用白芍。

以此二条　与上文合而观之，则产后用芍药之标准定矣。

方剂之种类及用法

王慎轩

方剂之种类甚多，约可分为三大类：一则以方剂之形式为区别，一则以方剂之轻重为区别，一则以方剂之效用为区别。兹特分列如下，以便学者之研究焉。

一、方剂以形式为区别者

此类分内服、外治二门。

（一）内服之方剂

内服之方剂有汤、饮、露、精、丸、散、胶、片之分。

汤　以水煮药取汁，作一次或二三次服者是也，其行捷而其效速，宜用于新病或暴病。

饮 用水煮药取汁，徐饮代茶者是也，轻病或病后余邪，或药力过重而不宜骤服者宜之。

露 蒸取药露，有气无质，用以疏理气机及治上焦微病者，可代茶饮。

精 炼取药精，或制为药水，或制为药粉，然有质无气，不宜于上焦病及表病，惟虚损病及下焦病宜之。

丸 研药为末，和丸吞下，其药汁未经煮出，入胃始渐消化，其性缓而其力长，宜用于久病、缓病、顽病及下焦病。

散 研药为末调服，取其药入胃中，粘着胃壁，不致直趋肠中，治上焦病及肌肉网膜病宜之。

胶 熬药为胶，味厚气薄，虚病宜之。

片 研药为末，和片，或名曰锭，或曰丹，须磨服，或化服，取其不经煎煮而气厚。凡以芳香药治上焦病者，宜用此。

(二)外治之方剂

外治之方剂有汤、丸、膏、散、饼、条、线、梃之分。

汤 以水煮药取汁，用以洗外症者是也。

丸 以药末和丸，纳入耳门以治耳聋，或纳入妇人之阴户，引虫或止带。

膏 膏有二种，一种调如浆糊，以涂患处者。一种熬胶摊于纸上或布上，贴于患处。其用甚多，可发散痈疽，呼脓去腐止痛生肌，并遮风护肉，又可和气血，通经络，消痰块，壮筋骨，温寒祛风，消瘀去湿，随膏中所用之药而区别。

散 研药为末，用酒、醋、花露等调敷患处者是也。

饼 研药为末，和成饼状，贴于患处。

条 以药末粘着于纸，搓为纸条，或纯用药末搓条，用以插入疮口，化腐拔管。

线 用药末粘着于棉丝线，制成药线，可系鼠瘘、痔疮等赘肉，使其自落。

梃 以药制成梃子如指状，纳入谷道，以导大便。

二、方剂以轻重为区别者

大方 药味少而分量重，则性力猛而取效速，重病急症宜用之。

小方 选药和平而分量轻，治病轻邪浅者宜之，取其中病而止，不伤正气也。

缓方　补上治上者，须加甘药以缓之，使其毋过病所也。虚延之症，不能剿劫成功者，须用和缓之药以缓治之，或用丸以缓其药力之行，或徐徐呷服以图缓效。

急方　补下治下者，须用急疾之药，使其药力直达下焦也。又病势急者，宜用峻猛之剂以急治之。

奇方　单方也，单方有二种，一则以一味之药为剂，取其方专而功速也。一则以药味成单数者，取其单数属阳，可治阳病、表病及上焦病也。

偶方　偶对单言，单味之药力孤，不如多品之药力大，又偶数属阴，凡阴病、里病及下焦病宜之。

复方　合两方为一方，或合多数之药为一方，或偶之不去，则反佐以取之，皆取其治疗复杂之病也。

三、方剂以效用为区别者

补剂　虚者补之，形不足者，温之以气。精不足者，补之以味。

泻剂　实者泻之，使其邪从二便出也。

重剂　惊则气浮，逆则气上，宜用铁石等重药以镇之。

轻剂　药轻而气薄，其性轻扬，治表邪及上焦病宜之。

宣剂　头目鼻病，牙噤喉塞，痰结在胸，寒邪包热，气逆壅满，皆宜宣达。或嚏或吐，或令布散，皆谓之宣。

通剂　气血阻滞者，宜用温通渗利等药以通之。

滑剂　滑可去著，凡痰粘喉间，食滞大肠，小便淋浊等症，皆宜用滑泽之剂以涤之。

涩剂　涩可固脱，凡洞泄、遗溺、失精、自汗等症，皆宜用涩剂以收敛之。

湿剂　湿可润燥，凡血枯皮槁，肺痿肠结等症，皆属燥病，当用湿剂以润之。

燥剂　燥可去湿，湿气太过，肿满胀大，湿聚为痰，皆当用燥剂以燥之。

寒剂　寒可胜热，病症属热者，宜用此。

热剂　热可胜寒，病症属寒者，宜用此。

土瓜根散之新解

王慎轩

（上略）按土瓜根即王瓜根，善清下焦之湿热，而退子宫之炎肿。盖妇人带下，经水不利，少腹满痛，经水一月再见者，乃因温热蕴于子宫，以致子宫炎肿，肿则经行而不爽利，炎则经事一月再至。子宫之炎肿，见于外部，则为少腹满痛，子宫之津液，被迫下流，则为带下淋漓。土瓜根能清子宫之湿热，故本方以此为君也。惟病至肿而且痛，则其子宫交流之血，必已被湿热所阻而有瘀积矣，故又佐以桂芍之和荣通络，䗪虫之活血祛瘀。不服汤而用散者，因其经水一月两至，不宜急攻以防崩下也，不以水下而以酒下者，欲其温和血脉而退炎肿也。世俗每以经期超前为血热，概投凉血之剂，曾见患此者，医与凉药，反致痛厥，岂可不慎哉。学医者必于此等经方之中，深思细究，庶不致临时错误矣。

答宋爱人先生论黑神散之误

王慎轩

爱人先生道鉴：曩承惠书，并论古方黑神散之误，高见妙论，无任钦佩。假使热病服此，无异饮鸩，诚不可不辨明者也。弟谓胎死腹中，当分寒热虚实，随证施治。倘因寒冷伤胎，以致胎死不出，则此方尚属相宜，推想古人立方之初，或亦为寒病而设。《内经》曰：热病者，皆伤寒之类也。彼谓热病胎死腹中，实系伤寒所致，故曰缘见身死，冷不能自出，服黑神散暖其胎，明指寒病而言也。惟其中又曰：脏腑极热，薰煮其胎。此二句，非特自相矛盾，且足遗误后人。或系传写之误，或系后人妄加，亦未可知也。终之，此方只可用于寒病之胎死腹中，断不可施于极热之证。昔日弟读此书，曾将其热病之热字改为寒字，删去脏腑极热薰蒸其胎八字，改为寒邪伤胎，似较妥善，未识吾兄以为然否？诊事有暇，幸祈时颁教言，或惠大著，曷胜盼切，手此祇颂。

夏　绥
弟王慎轩谨复

与王慎轩先生论黑神散之误

宋爱人

慎轩先生史席：拜读新著，阐发良多，吾侪读古人书，岂独咀嚼古人之精华已也，非有精思神会，独出心裁者，不足以承先而启后。若精粗不择，信手写来，不几为古人作书吏耶？弟读《产育宝庆方》，治妊娠热病，胎死腹中，行黑神散法，而亦不能已于言焉，然管窥所得，实难自信。先生本治世经纶，为治人圣手，所学者大，所见者广，必有匡正其失者，呜呼！轩岐不起，医学难明。昌黎曰：道之所存，师之所存。如先生者，友而可师焉，请明以教我。《产育宝庆方》曰：热病胎死腹中者何？曰：母患热病。（须认清此是热病）至六七日以后，脏腑极热，薰煮其胎，是以致死，缘儿身死，冷不能自出，（此冷字与脏腑极热薰煮其胎句，大为矛盾。或者以儿身已死，死则体温全灭，转而为冷乎？庸讵知大不为然者，人死体温顿灭，虽曰理所固然，惟热病蒸死之胎儿，虽死而未经攻下母腹，儿身虽死，儿之固有之体温虽不能保其存在，然而病气之热仍达沸点，冷于何有？此理不难索解者）但服黑神散暖其胎，（可知黑神散是热药，确有暖胎之功能。然而胎果暖矣，其如母之热病乎？）须臾胎气暖，即可自出。余初读之，窃叹是方之神，迨阅其方，不禁废然失望，曰抱薪救火，愚者不为，是方一投，恐儿未必下，而母亦含药以死矣。方以桂、附、干姜（局方无附子）三者，大热之品以为主，助以地黄、当归、芍药、黑豆、炙草五者凝滞之品以留邪，加以温酒调下，试问如斯辛烈，岂亚于理中四逆耶！

不思胎死腹中，由于母病之大热不除，热甚则耗津搏血，经脉沸腾。胞脉者，络于肾，肾主五脏之液，循脉以下输胞中，用以濡养胎元，儿赖以长，殆所谓先天者属此焉。今大热不除而反益盛，则五液俱被阳邪燔灼而告竭，只有一团烈火，煎迫儿胎，儿即死矣。（此黑神散不可用于热病者一）然而儿因热迫而死，非因寒侵而死，母亦因大热不除而致儿死，非因大寒不温而致儿死也。（此论不可用者二）且非儿死热可除也，更不能因儿死而母之大热亦由斯而尽解，且一转而为大虚之候也，则儿死腹中不几希于葬死火窟也哉（此论不可用者三）。若曰儿死而儿身即冷，决无是理也。（此论不可用者四）即使儿身固冷矣，固因冷而不能下矣，则黑神散之辛温大热，未必能飞越大热之母腹，以直达胎中也。（此论不可用者五）夫既不能越此大热之母腹，即此黑神散而固宜于既死之胎儿，决大不宜于此大热如焚，劫津化火之母体，儿或可下矣，母亦未有不死矣，然而与其以下一既死之胎儿，而重伤一可生之儿母，孰若少安无躁，先保全其产母，而缓下其胎儿耶。（此论不可用者六。原医家、病家三覆斯言也）然则将何以善其后焉？曰：热在阳明者，黄芩白虎等汤可用也。热在少阳者，柴胡汤意仍可阐酌用之也。热在少阴而邪少虚多者，猪肤汤黄连阿胶汤等，亦无不可用也。吾惟亟清其热，热而可退，则危者可安，热而不退，虽生者亦死，此擒贼擒王，射人射马之要关也。其有胆怯而惊恐者，善言以安慰之。有胃实之未尽者，消息以微下之。体虚者，兼养正以缓图之，则母病可愈，而正气可复，儿身自下。

（此处历述治法，以备临症酌用，然亦仅举其纲要，尚赖贤者之化裁也）。若以硝黄而治虚寒，附桂而治实热，可乎否耶？然尚未能已于言者，世有庸妄者流，学得几种套法，便敢妄为司命，但知妊娠热病致于热陷厥深者，未有不儿死腹中也，又但知儿死腹中者，有黑神散之足以下儿胎也。于是凡值热病之热陷厥深而又妊娠者，则断然谓之曰此儿死腹中矣。儿死腹中者，此九死一生之候也，投之而效，似未敢叨天之功，投之而不效，亦未可余罪之是问也。不知黑神散未投之前，胎儿未必悉如医言之必死腹中也，且儿母之热陷厥深者，清之泄之以挽救之，原可百无一死也。乃至既投之后，于是乎未有不死矣，死而及至攻下母腹，则未有不曰此儿死腹中之言果验也。儿死而母亦死矣，则又曰此胎死腹中，为九死一生之候，今果死矣，其言亦验也。医名由是隆矣，人命不亦其殆哉？谁为为之，孰令致之，医界积弊，如黑神散者，又不过举其一耳。夫上工治未病，其次治已病。本篇虽欲正其误而出其治，然亦不幸而为焦头烂额之策矣，岂吾之初意哉。噫！人之好生，谁不知我，愤慨之余，尚论如此，肃此敬请。

郢　政

愚弟宋　爱人未定稿戊辰二月二十日

中医治疗法大纲

王慎轩

一、内服法

汗法　如麻黄汤等，能感动汗腺之排泄，而散体温者，是也。

吐法　如瓜蒂散等，能刺激胃腑之神经，而吐痰食者，是也。

下法　如承气汤等，能增进大肠之蠕动，而下大便者，是也。

利法　如五苓汤等，能恢复肾脏之分泌，而利小溲者，是也。

消法　如保和丸等，能辅助消化之机能，而消食物者，是也。

化法　如二陈汤等，能稀薄分泌之液体，而化痰饮者，是也。

和法　如小柴胡汤等，能和解复杂之病机，而退寒热者，是也。

通法　如通痹散等，能疏通循环之流行，而去郁血者，是也。

清法　如白虎汤等，能抑制体温之亢进，而退炎热者，是也。

温法　如四逆汤等，能兴奋神经之沉滞，而救厥冷者，是也。

润法　如麻仁丸等，能滑利大肠之排泄，而润大便者，是也。

燥法　如平胃散等，能增进淋巴之吸收，而祛水湿者，是也。

麻法　如麻沸散等，能麻醉神经之机能，而止痛苦者，是也。

开法　如至宝丹等，能开发神经之机能，而救昏厥者，是也。

镇法　如龙齿丹等，能镇静神经之兴奋，而安精神者，是也。

杀法　如乌梅丸等，能杀灭寄生之虫类，而安正气者，是也。

补法　如八珍汤等，能补充营养之缺乏，而强身体者，是也。

涩法　如固肠丸等，能止涩大肠之滑泄，而救虚脱者，是也。

二、外治法

针法　用九针以刺经络也。

灸法　用艾火以灸腧穴也。

灌法　用冷水以疗热病也。

渍法　用汤渍以取汗出也。

薰法　用药气以薰患处也。

嗅法　用药烟以嗅鼻窍也。

嚏法　用药末以取喷嚏也。

吹法　用药末以吹咽喉也。

敷法　用药末以敷肿疡也。

膏法　用药膏以贴诸恙也。

摩法　用推拿以舒筋脉也。

擦法　用烧酒以擦拘挛也。

筒法　用筒针以泄肿胀也。

角法　用火筒以吸瘀血也。

吸法　用水蛭以吸痈肿也。

弔法　用全蝎以弔水泡也。

导法　用蜜煎以导大便也。

通法　用葱管以通尿道也。

经 闭 新 论

王慎轩

　　凡女子十四岁至四十九岁之间，谓之"行经期"，虽或因体质、性情、气候、风俗之关系，而有迟早之不同。然大约在此三十余年之中，除"受孕期"

及"哺乳期"之外，皆当有"经水"按月而下也。若因有病而不下者，即为"经闭"也。然经闭一症，种类甚多，当分"虚性经闭"及"实性经闭"两大类，而虚性、实性之中，又有各种原因之异，兹述其大略如下。

一、虚性经闭

（一）血液贫乏症

如头眩、心悸、色皖、脉细、经行渐少渐至经闭者，此因血液贫乏，不能使生殖器充血，故致经闭也。治宜当归、白芍、地黄、丹参之类。

（二）神经衰弱症

如神疲、气短、肢冷、脉微、经行乍多渐至经闭者，此因神经衰弱，不能司卵巢之工作，故致经闭也。治宜人参、黄芪、附子、巴戟之类。

（三）分泌不足症

如乳瘪、性衰、腰酸、脉沉、经期屡愆渐至经闭者，此因内分泌不足，不能催促卵珠之成熟，故致经闭也。治宜雀卵、鱼鳔、菟丝、枸杞之类。

（四）消化不良症

如食少、便溏、面黄、脉虚、经期屡乱渐至经闭者，此因消化器不良，不能产生经水之原料，故致经闭也。治宜白术、茯苓、山药、苡仁之类。

二、实性经闭

（一）瘀血停积症

如少腹硬痛、肌肤甲错，脉象沉涩、月事不来者，此因瘀血积于子宫，新血不得下行，故致经闭也，治宜大黄、蟅虫、桃仁、赤芍之类。

（二）神经郁结症

如满腹胀痛、胸闷噫恶、脉象弦细、月事不来者，此因神经郁结，不能司卵巢之工作，故致经闭也。治宜香附、玄胡、旋覆、郁金之类。

（三）分泌障碍症

如少腹冷痛、带下连绵、脉象沉迟、月事不来者，此因内分泌障碍，不能催促卵珠之成熟，故致经闭也。治宜肉桂、吴萸、川芎、车前之类。

（四）脂肪过多症

如满腹膨大、形肉丰盛、脉象沉滑、月事不来者，此因脂肪质太多，阻碍经水之下行，故致经闭也。治宜半夏、橘红、南星、枳实之类。

以上所论之经闭，仅言其大略，至其详细，不胜枚举，如急性传染病、重症结核病及肾炎、糖尿病、精神病、中毒等，皆有使月经停闭之可能。更有生殖器之发育不全及生殖器之闭锁症,由于生理异常者,则月经终身不来,即古人所谓暗经也。又有二月一行者,谓之并月。三月一行者,谓之居经。其经水虽不能按月而来,而身无疾病,且或能受孕,此皆生理上之异常,非关于病理者也。

带 下 新 论

王慎轩

昔扁鹊过邯郸而为带下医者,盖以带下为妇女最要之症也。惟近世妇女,恒视带下为常有之病,不甚关意,以致由带病而酿成经病,由经病而累及生育。故患带下者,月经必不调,患经病者,生育必艰难,且带下不止,则津涸髓竭,渐致身体孱弱,精力衰微,心悸头眩,口苦内热,或变成虚劳咳喘,或兼患臌胀泄泻,终身与病为伍,失尽人生之乐,良可叹也。故为妇女者切勿轻视带下,为医生者,务宜注重此症也。惟古今方书,每不注重带下,或语也而不详,或择也而不精,甚至误以带下为带脉之病,实属大谬。殊不知带下为任脉病,非带脉病。《内经》曰:任脉为病,女子带下瘕聚。明指任脉为病,乌得误为带脉乎?夫任脉起于胞中,古人所谓胞中者,即子宫也,带下从子宫而出,其属任脉无疑。若带脉者,束于半身之间,下不通于子宫,岂能为带下之病哉?古人名此病为带下者,谓其绵绵如带而下也,非谓带脉为病也。误任为带,病理错谬,欲求治法之精,安可得乎?宜其所列之治法,多属隔靴搔痒也。

余尝读西医各书,以带下名为子宫内膜炎,或称阴道黏膜发炎,初起恶寒发热,子宫疼痛,尿意频数。然考《内经》曰:脾风传肾,小腹痛,冤热,出白物。《金匮》曰:妇人年五十,所病下利,数十日不止,暮即发热,少腹里急,腹满,手掌烦热,唇口干燥,何也?此病属带下,何以故?曾经半产,瘀血在少腹不去。又曰带下经水不利,少腹满痛。夫中医之所谓少腹满痛、少腹里急、小腹痛,殆即西医所谓子宫疼痛、尿意频数也。中医所谓冤热、发热、烦热,殆即西医所谓恶寒、发热也。且中医能指出带下之病,由于脾风传于肾,及瘀血在少腹,是较胜于西医一筹也。

盖带下之病,颇与痢下相同,有风入大肠而为痢下者,故亦有脾风传肾而为带下也,有积食在大肠而为痢下者,故亦有瘀血在子宫而为带下也。张子和曰:赤白痢者,是邪热入于大肠。赤白带者,是邪热在于胞宫。英国合信氏曰:子宫流白带,与肺伤风则流涕,大肠病则下白痢,其理相同。由此观之，带下与痢下相同，中西无异说也。然则，治带之法，当以去邪为先，切勿早投补涩。宜仿《内经》通因通用之旨，如古人土瓜根散、十枣汤、晞露丸、小胃丹等法，吾辈皆当随证采用焉。惟带下属虚者，则当与男子遗精同治，不可误用前法矣。

五不孕之研究

王慎轩

夫不孕之故，世人多责于月经之不调，气血之不足，谁知不止于此哉。更有先天性之不孕，由于有生之初，生殖器之构造异常，遂致不能孕育，即古人所谓骡、纹、鼓、角、脉之五症也。惟古人仅有其名，未详其理，爰据最新科学及历年经验之所知者，分论于下。

（一）骡症

妇人有交骨如环，不能开坼者，以其与骡之交骨相类，亦如骡之不能孕育，故名骡症，即西医所谓胎盘畸形，如漏斗形者是也。由于先天之肾阴不足，不能长大骨骼也。重则不能交合，轻则不能受孕，因其阴户甚小也。间或受孕者，必在难产之忧。凡妇女患此而未经治愈者，宜劝其切勿同房，以免危及生命焉。

（二）纹症

若女子阴道痉挛，或子宫转位，以致阴道屈曲如螺纹之盘旋者，是谓纹症。既致交合有碍，亦使精子难入，是亦不孕症之一也。然所以痉挛转位之故，实由先天之阳气不充。《经》曰：阳气者，精则养神，柔则养筋。阳气不能煦养于阴道，则阴道为之痉挛，阳气不能托正其子宫，故子宫为之转位也。

（三）鼓症

妇人有处女膜坚韧如鼓皮者，谓之鼓症。西医谓之处女膜闭锁症，其间仅有小窍，只可通溺，以致不能交合，更且难以受胎。且使月经停蓄于内，成为癥块，西医名为血肿瘤。有时因受癥块之压力，或受药力之攻冲，其膜骤然破裂，而为血崩，血崩之后，便易受孕矣。

（四）角症

女子阴核过大，欲性一至，亦能自举，状如阴中有角，故以角症名之，又名半阴阳，俗称雌雄人。因其不能交合，故难受孕。其阴核何以过大，乃其生殖腺发育太过之故。更有左右大阴唇一部分连合，尿生殖窦开口于阴核下面，一见宛如男子阴道下裂之阴茎，然其中仍具女性生殖腺及卵巢，只可称为假性半阴阳。若兼有男性生死及睾丸，则可谓真性半阴阳矣。

（五）脉症

此指月经终身不来者而言，因其经脉不通，故名脉症，又名暗经。由于子宫血脉管之构造特异，不能容留回血，或卵巢输卵管之构造畸形，不能产生卵珠，或子宫闭锁，皆能使月事不来，且亦难于受孕也。

诊治痛经的经验介绍

王慎轩

痛经是妇科病中最多见的病症，古今医家所创制的痛经诊治方法也很多。我在临床上所见到的痛经，以寒凝血瘀、肝郁气滞、气血虚寒三种情况最多，虽或间有属于其他原因的，也是极少数。为了录示诊治规律，曾于1961年总结123例痛经的治疗经验，除其中有12例，只诊1~2次效果不明不予统计外，将111例统计其疗效如下：

疗效统计	有效				无效
	痊愈	显效	减轻	共计	
例数	83	15	8	106	5
百分比（%）	74.77	13.51	7.21	95.49	4.51

病期20年以上者3例，10~20年者17例，5~10年者30例，1~5年者31例，一年以下者9例，其余未详。疗效最速者，有一剂而愈的，或一诊而愈的，多数只诊2~3次，或4~5次而全愈，一般不超过6次。少数病例有超过6次以上的，多系合并其他病症，须先治他病，后治痛经，故次数较多。无效的5例，多是合并其他重症器质性疾患，如患子宫肿瘤等。但合并重症器质性疾病的患者也有治愈或减轻的。因此，无效病例，若再依此法，继续努力，仍有减轻的。总的来说，这111例痛经治疗的效果，是比较快速而满意的。又从这次统计中，看到痛经最多者为寒凝血瘀证，占48.2%；其次为肝郁气滞证，占38.9%；其余为气血虚寒证或其他病证。兹依这个次序，分别简介其病因、病理、辨证和治法，并举典型病案，用供同道参考。

一、病因和病理

1. 寒凝血瘀

因经期误食冰冷瓜果或经期误入冰雪冷水，或经期感受风寒，或产后遭受风寒或食生冷或下冷水等，以致胞宫营血得寒而凝，凝结为瘀，阻于冲任，及至经期经水被瘀血所阻，不得畅通，不通则痛，所以经期腹痛。《素问·举痛论》论痛十二条，其中属于寒痛的有十一条，这是说明痛的病因，大半因于寒，所以痛经属于寒的或兼寒的，也占最多数。若病久寒化为热，变为瘀热证，仍因瘀血阻于冲任而为经期腹痛，但病理上已是寒转为热。

2. 肝郁气滞

因素性急躁，常易忧郁，或经期或产后忧愁悲郁，以致肝经气血郁滞。肝经气血郁滞，则经行不得通畅，不通则痛，所以发生腹痛。若久延不愈，郁久化热，病久而兼血虚，变为血虚兼郁热证。由于郁热阻于冲任，经行不能通畅，也会发生经期腹痛，甚致经后亦痛。因经行之后，血虚更甚，血不足以养肝，则肝经郁热亦更甚，所以经后也会发生腹痛。又以女子善于忧愁郁闷，故痛经因于肝郁气滞或兼肝郁气滞的，也比较多。

3. 气血虚寒

因素体虚寒，或因大病之后，或因生育过多，或因劳伤过度，或因产后或经期出血过多，以致血虚气少。气主温煦，血主濡润，气血虚少，则经脉不得温煦濡润，经水不得畅行，也要发生经期腹痛。又古人以经后腹痛属虚，但我从多年临床上细加研究，多是虚中夹实之证。如前条血虚而兼郁热证，由于郁热阻于冲任而发生腹痛。还有气血虚而兼气郁证，由于经后血虚更甚，血不足以养肝，肝郁亦更甚，肝气阻于冲任而发生腹痛，都不出"不通则痛"的规律。若单纯性气血虚少，不大会发生经后腹痛的。

二、辨证和治法

1. 寒凝血瘀的证治

经前和经期少腹坠痛，痠痛，拧痛，刺痛，寒冷拘急。经行第一二天，痛势最剧，痛的部位，始终不移。按其少腹，硬而拒按，或有癥块，坚硬不移。得热则痛轻，遇冷则痛甚，经期后延，经行不爽，下瘀成块，瘀下则痛减，或淋漓断续，多日不止，经量多少不一，或痛时自觉胸腹胀满很剧，但察之不满，按之不硬。面色苍黯，皮肤干糙，或兼头痛，或兼胸痛，或兼胃脘冷痛，口燥不欲饮水，身体怕冷，身痛腰痠，少腹痠坠时，腰痠更甚，舌质紫黯，舌苔薄白,脉象沉实。若寒重而身冷腹冷较显,脉兼迟涩或结者,用温化瘀血法,以《医林改错》少腹逐瘀汤为主方(当归、赤芍、川芎、官桂、干姜、小茴香、元胡、生蒲黄、五灵、生没药)。经前一星期,每晚临睡前,外用紫苏一两、艾叶一两,煎汤乘热薰洗下部。薰洗后,以两手掌摩擦生热,按摩两腰及少腹,上下按摩 50~100 次。按摩后,用大号煖脐膏贴少腹。若寒久化热,身冷腹冷等寒证已解,大便燥结,脉兼数涩或牢者,用泻下瘀血法,以《金匮》下瘀血汤为主方(䗪虫、桃仁、大黄)。服药后,以单掌按摩腹部,从右上而左下,循环按摩 100 次。

2. 肝郁气滞的证治

经前和经期少腹胀痛,经前一天和经行第一二天胀痛较甚,并且胀甚于痛,痛的部位,时而移动。经期或超前或后延,经量或少或多,经行不爽,稍有小瘀块。或腹有瘕块,聚散攻痛撑胀无常。或兼两胁胀痛,或经前乳房或乳头胀痛。面色苍白,精神郁闷,胸脘胀闷。或胃脘腹痛,食量减少,或食后嗳气,或有泛恶。或时而腹胀痛,或时而白带多,或有阴吹。或多矢气,大便时而溏薄,时而不畅。若初起舌苔白腻,脉象弦迟不畅者,用辛香理气法,以刘河间正气天香散为主方(乌药、香附、陈皮、苏叶、干姜)。经前及经期,每晚临卧时,外用生香附、艾叶、川椒,布袋包扎,锅上蒸热,乘热置少腹上,次晚再用原药袋再蒸再置少腹上,可以连用七八次。若前症已久,郁久化热,病久而兼血虚,渐致瘦弱。又增头目昏眩,肢体疲痛,潮热盗汗,掌热指冷。或寒热如疟,或兼咳嗽。心悸心烦,精神疲乏,常欲寐,寐不实。溲少淡黄,大便或溏或结较前更显。白带连绵,经量减少,或经后少腹仍继续胀痛,或仅经后胀痛。舌质黯红,苔薄腻,脉弦细者,用养血解郁法,并宜遵《金匮》"见肝之病,知肝传脾"之意,兼补脾土,以《局方》逍遥散为主方(北柴胡、当归、白芍、白术、茯苓、炙甘划,原方加薄荷、生姜为引;若虚热甚、盗汗多者不宜再加)。经前和经期,外用七星针扣打三、四、五腰椎及其两侧,荐骨全部和发生疼痛的局部,每处轻轻叩打三下,一日一次,此法能泄冲任督带间的肝气,很有效。若再久延,更加瘦弱,骨蒸潮热,盗汗更多,肌肤枯燥,时而瘙痒,眼目昏花,口燥咽干,心烦内热,夜寐不安。或颈项腋下胯间发生瘰疬,溲黄便干。口唇舌质较红,舌苔黄白较干,或兼花剥,脉象弦细数而不畅者。用前法再加清解郁热药,以加味逍遥散为主方(即前方加丹皮、山栀)。外用七星针叩打如上法,叩打后再用北京药店出售的养血调经膏贴少腹。

3. 气血虚寒的证治

经期经行将尽时和经后,少腹绵绵隐痛,痛如经筋抽掣、芒刺牵引。腰腹寒冷,喜按喜热,经期后延,量少色淡,稍夹瘀血,经行稍多,即觉腹痛加剧。面色苍白萎黄,形体瘦弱,精力疲乏,身体怕冷,头眩心悸、腰腿痠痛无力,大便或溏薄,或干燥,小便次数较多,白带清稀较多,舌苔极薄而白。若虚证较重,脉象迟细无力者,用温补气血兼和荣调经法,以《金匮》温经汤为主方(吴萸、桂枝、当归、芍药、川芎、阿胶、丹皮、人参、麦冬、姜半夏、炙甘草、生姜)。经前和经期外用艾条薰灸少腹中间及两侧,薰至微红为度,一日一次。薰灸后,再用养血调经膏贴少腹。若寒证较重,脉象沉迟而涩者,用温补气血兼温通经血法,以《妇人良方》温经汤为主方(当归、川芎、桂心、人参、炙甘草、丹皮、蓬术、川牛膝、赤芍)。外用上述治疗寒凝血瘀证的第一个薰洗法和按摩法,按摩后,贴养血调经膏。若兼胸闷脘痛,食少腹胀等肝郁气滞证,脉象弦细虚迟不畅者,用温补气血兼理气调经法,以《尊生》艾附暖宫丸为主方(艾叶、香附、当归、川芎、白芍、生地、黄芪、续断、官桂、吴萸)。外用艾条薰灸及贴膏药,如以上第一法。

以上所述的辨证和内服方剂,是我治痛经的常法。惟外用的辅助疗法,或因病人怕麻烦,不一定用。但从统计 111 例痛经的疗效观察,凡用辅助疗法的,疗效此较快速,也是值得推广的。又 111 例痛经,用上述常法治疗的,占 95% 以上。还有少数用其他方法治愈的,也值得注意。如门诊病历 279 号的痛经已七年,因兼全不思食、脉沉尺弱,断为命门火衰,火不生土,用《本事方》二神丸(补骨脂、肉果);门诊病历 16424 号的痛经已半年余,兼寒热痛泻症,断为寒湿阻滞,用藿香正气散,均一诊而诸症全愈。门诊病历 32782 号的痛经已三年,兼头痛眩晕泛恶症,脉弦滑,断为风痰阻滞,用半夏白术天麻汤;门诊病历 35783 号的痛经已二年,兼呕吐嗳气,脉虚弦滑,断为胃虚气逆,痰饮阻滞,用旋覆代赭石汤,皆二诊而诸症全愈。门诊病历 65095 号的痛经,经后腹痛,经期超前量少,口干碎痛,脉细数,断为阴虚火旺,用大补阴丸,一诊而愈。这可说明治疗痛经,必须辨证精细,施治准确,间或有不能用常法者,即当随证应变。且治痛经,必须注重其主要证候而施治,治愈其主要证候,则痛经自愈,这是中医治病的优异处,我们必须重视的。

三、病案举例

1. 李女,26 岁,门诊病历 89408 号,初诊:1962 年 9 月 7 日。

三年以前,产后失调,肝郁气滞,寒凝血瘀,乘虚而阻于冲任,始则恶露太少,少腹冷痛。继则每次经期,少腹胀痛,痛势甚剧,剧则昏厥,并有寒热,经色紫黑,下瘀成块。病久气血并虚,气虚则恶寒肢冷,动则气短甚剧。血虚则血不养心,心悸时作,血不养肝,肝阳上扰头晕胀痛。肝气内阻,胸闷太息,左胁时痛。且肝郁者,脾必虚,脾虚生湿,肝郁生热,湿热下注,带下甚多,黄白臭秽,病久及肾,肾虚腰痠,经期尤甚。舌苔薄白腻而微黄,脉象沉细涩。综合脉证,虚实寒热夹杂,寒实较重,不去其实,虚亦难复;先补其虚,又虑其补住寒湿郁瘀,若专清湿热,防其增重寒瘀疼痛。法当分别施治,内以正气天香散合逍遥散、少腹逐瘀汤加减,理气解郁,祛寒逐瘀,外以蛇床子散合苦参汤加减,清除湿热。但距经期尚远(上次经行 8 月 20 日),不必早药,宜在经前进药。

炒乌药二钱　生香附二钱(打)　紫苏三钱　北柴胡二钱　全当归二钱,生赤芍二钱　川芎一钱半　炮姜一钱　官桂　钱半(后下)　小茴香一钱(后下)　玄胡钱半　六剂

外用:蛇床子一两　苦参片五钱　生白矾二钱(后下)　三剂,每剂煎二次,分二日乘热薰洗下部,薰洗后,按摩少腹,随贴养血调经膏。

10 月 9 日复诊,据云:服前药后,此次月经准期而至,经期腹痛等诸症大减,再与前方略加增减,以后未来再诊。12 月 2 日,据她女友说,她的病现已全愈,并已受孕。

2. 常女,28 岁,门诊病历 48885 号,初诊 1961 年 3 月 7 日。

客春殒胎,产后失调,复因忧郁,内伤于肝,病及胞宫冲任,始因肝不藏血,下血甚多,淋漓二月,服药始止。继因肝气内郁,阻碍血行,经期屡次后延,临期少腹胀痛。血滞为瘀,下瘀成块,瘀血不去,新血不能归经,经量反多。乳头属肝,乳房属胃,肝气犯胃,每届经前肝气易升之际,发为乳房胀痛。又因肝气犯胃,胃失降和,胸闷泛恶,甚则泛酸。又因肝气郁滞,影响荣卫失调,是以午后潮热,夜有盗汗。两胁少腹,均属于肝,肝气入络,时而两胁刺痛,时而少腹胀痛。肝木克脾,脾虚生湿,湿溢于表,面肢浮肿,湿注于下,白带甚多,腑行易溏,时而肠鸣。且脾主四肢,湿困脾阳,则为四肢疲乏。又因病久气血并虚,血虚则卫阳不充,恶寒肢冷。血不养肝,则肝阳上扰,头重眩晕,甚则欲呕。血不养心,心神不安,心悸心烦,寐少梦多,时而惊惕。病久及肾,肾虚则腰痠骨楚。舌苔薄白腻,脉象弦细无力,右关兼滑,虚实夹杂,而肝郁最重,当以理气解郁为主。脾胃为气血生化之源,脾胃不和,当以和胃畅中为佐。

北柴胡钱半　生赤芍二钱　制香附二钱　老苏梗五钱　陈橘皮二钱　姜半夏三钱　炒枳壳钱半　旋覆花二钱（包）　冬瓜皮三钱　三剂

3月10日复诊，因潮热已退，恶寒亦微，盗汗已止，前方减去柴胡、赤芍。前日曾经痛泻，近日白带较多，脾虚湿胜，加生苍白术各钱半，运脾化湿。夜寐惊惕不安，加朱灯芯三分，清心安神。

3月15日三诊，因浮肿已退，痛泻止，白带亦少，前方减去苍术、冬瓜皮。心烦惊惕已轻，夜寐较安，减去朱灯芯。经期将届，恶寒较甚，午后泛酸，加桂枝一钱、炮姜六分，温中止逆。加益仙救苦金丹二丸，和荣调经。

3月22日四诊，恶寒已解，胸闷亦除，泛酸已轻，胃纳香，前方减去苏梗、桂枝、炮姜。经期已近，加广艾叶一钱，另以肉桂心末四分，分二次药汤下，以温调奇经。

3月25日五诊，今晨经行，经期已准，腹痛亦除，经前乳房胀痛不发。

5月12日六诊，经逾四旬，脉滑，左寸较盛，两尺小弱，断为妊娠，再经西医诊查，亦断为早妊。

痛经的初步研究

王慎轩

痛经是妇女经期腹痛的简称，就是妇女行经期间，或经前经后，少腹发生疼痛，每月持续发作，因其痛在经期，故名痛经。这种病为妇科中最多见的病，我们在临床上看到妇女痛经的，大半数是身体薄弱，兼患各种病症，实为妨碍妇女学习工作和飞跃前进的大障碍，我们应该千方百计，勇往直前，攻破这个堡垒，消灭这个病苦，使一般的痛经患者早日恢复健康，更好地参加生产建设，并通过本病的深入研究，为我国创造新医学派作出贡献。现在先把初步研究的一得，写在下面，以就正于诸道长。

（一）病因的分析

《金匮·妇人杂病篇》说："妇人之病，因虚积冷结气，为诸经水断绝……经候不匀，令阴掣痛，少腹恶寒，或引腰脊，下根气街，气冲急痛，膝胫痛烦。"又说："带下，经水不利，少腹满痛，经一月再见者，土瓜根散主之。"这两条经文，实已指出痛经的病因，所谓"因虚积冷结气"。结气就是后世所称的气郁，土瓜根散专用土瓜根、䗪虫等祛瘀药，就是血瘀证。我们在临床所看到的痛经病，确是多由于虚、寒、气郁、血瘀四种原因而形成的。要分析和辨明其痛经的原因，可从下列三种辨证方法辨别之。

1. 从痛的时间分别辨证

大凡痛在经前和经行的第一二天，多属于实，痛在经后和经行将净时，多属于虚。

2. 从痛的情况分别辨证

若痛经的腹痛，痛而胀的，多因于气郁。痛而硬的，多因于血瘀。急剧痛的属实，绵绵痛的属虚。疫痛、刺痛、坠痛的多是瘀血，痛而寒冷拘急的属寒，痛而胀满郁闷的属气郁，痛而喜热的属寒，痛而喜冷的属热，痛而喜按的属虚，痛而拒按的属实。痛而癥块坚硬，总不移动的是血瘀，痛而有癥块攻撑，聚散无常是气滞。痛时自觉胸腹胀满很剧，但望之不满，按之不硬，这是瘀血在胞宫，将成癥块。若痛而下瘀很多，下则痛减，这是瘀血。痛而下血稍多，便觉疼痛增剧，这是血虚。

3. 从痛的部位分别辨证

少腹冷痛而兼腰疼痛无力的，多属虚寒。少腹疫坠而兼腰痛很剧的，多属瘀血。腹痛而兼两胁胀痛，或乳房胀痛的，多是气郁。腹痛而兼头痛或胸痛的，多属血瘀。腹痛而兼胃脘冷痛的，多是胃寒。痛的部位有时移动的是气郁，总不移动的是血瘀。

（二）证候的分类

其最常见的，约有下列六证：

1. 气血虚寒证

经期少腹冷痛，喜按喜热，其痛多在经后或经行将尽之时。月经后期，量少色淡，稍夹瘀血，经行稍多，疼痛加剧。面色苍白微黄，精神疲倦，身体怕冷，头眩心悸，腰腿疫痛无力。舌质淡，苔薄白，脉象迟细无力，或沉迟而涩。

2. 内伤生冷证

经期误吃生冷的饮食，经水即停，或即减少，即觉少腹疼痛，以后每次经前和经水初行时，少腹拘急疫冷刺痛，遇冷更剧，得热则轻。经期后延，经行不爽，夹紫黑瘀块。面色苍白，身体怕冷，有时胃痛，有时便泻，舌苔白腻，脉象沉迟。

3. 外感风寒证

经期感受风冷，经水即停，或即减少，即觉少腹疼痛，以后每次经前和经水初行时，少腹拘急冷痛，得热则轻，经期后延，经色暗紫，或夹瘀血块，行而不畅。面色苍白，身体怕冷，头胀疼痛，小有发热，腰疫体痛。舌苔薄白，脉象浮涩紧。

4. 肝经郁热证

经期少腹胀痛,经期超前或前后无定,经色紫黯而浓,经量减少。面色苍白,有时颧红,内则五心烦热,外则反觉畏寒,有时潮热,或两胁胀痛或经前乳房胀痛。小便淡黄,大便不畅,舌质黯红,舌苔薄黄白,脉象弦涩数,或弦细数。

5. 肝气郁滞证

经前和经行第一二天少腹胀痛,并且胀甚于痛。经期先后不一,经行不爽或有瘀块,攻撑聚散无常,痛的部位有时移动。面色苍白,精神郁闷,胸闷嗳气,胁肋胀痛,或经前乳房胀痛。舌苔薄白腻,脉象弦迟涩。

6. 瘀血凝阻证

经前和经水初行时,少腹坠胀疼痛,按之硬而拒按。经行不爽、紫黑有块,淋漓断续,多少不一。面色苍黯,皮肤干糙,或时而头痛,或时而胸痛。口燥不欲饮水,自觉胸腹胀满很剧,腰痠身痛。舌质紫黯,舌苔薄白,脉象沉涩。

(三)治法

治疗痛经,当以"通则不痛"的理论,来做主导思想,并依据上列证候类型,随证分别施治。

1. 气血虚寒证的治法

当分别偏于虚重或偏于寒重的不同,如虚证较重,脉象迟细无力,宜温补气血而兼和荣调经,以《金匮》温经汤为主。如寒证较重,寒则血凝,必兼血瘀,脉象沉迟而涩,宜温补气血而兼温通瘀血,以《大全》温经汤为主。

2. 内伤生冷证的治法

宜温经散寒,祛瘀调经,以姜黄散为主。

3. 外感风寒证的治法

宜散寒祛瘀调经,以桂枝桃仁汤为主。

4. 肝经郁热证的治法

若初起脉象弦涩数,宜解郁清热,活血调经,以解郁清热丸为主。若病久血虚,兼见肌瘦潮热,脉象弦细数,治宜养肝血,解郁热而调经,以加味逍遥散为主。

5. 肝气郁滞证的治法

宜理气解郁,以绀珠正气天香散为主。

6. 瘀血凝阻证的治法

在经期之前,宜温化瘀血,以少腹逐瘀汤为主。在行经期间,宜温通瘀血,以牛膝散为主。

(四)附方

1. 温经汤(《金匮》方)吴茱萸三钱　当归　川芎　赤芍　人参　桂枝　阿胶　丹皮　生姜　炙甘草　姜半夏　麦冬　各二钱　水煎浓汁,分三次温服。

2. 温经汤(《大全良方》)当归　川芎　赤芍　桂心　醋炒蓬术　丹皮各五分　人参　酒炒牛膝　炙甘草各一钱　水煎温服。

3. 姜黄散(《妇人良方》)姜黄　酒拌当归各二钱　醋炒蓬术　红花桂心　川芎　炒元胡　丹皮各五分　水酒各半煎服。

4. 桂枝桃仁汤(《妇人良方》)桂枝　赤芍　生地各二钱　桃仁七枚研末炙甘草一钱　生姜三片　水煎温服。

5. 解郁清热丸(《汪石山医案》方)酒煮黄连四两　炒香附三两　当归尾二两　生五灵脂一两五钱　研末,粥丸　空腹时沸水下三钱。

6. 加味逍遥散(《证治准绳》方)北柴胡　当归　赤芍　茯苓　白术炙甘草各一钱　丹皮　焦山栀各七分　加煨姜三片　薄荷三分　水煎温服。

7. 绀珠正气天香散(刘河间方)乌药二钱　生香附八钱　陈皮　苏叶各一钱　干姜五分　研粗末,每服八钱,水煎温服。

8. 少腹逐瘀汤(《医林改错》方)当归三钱　赤芍二钱　川芎一钱官桂一钱　炒干姜一钱　小茴香五分　元胡索一钱　没药一钱　研末　五灵脂二钱　生蒲黄三钱　包　水煎温服。

9. 牛膝散(《妇人良方》)酒制川牛膝　桂心　赤芍　桃仁(去皮尖)炒玄胡索　酒浸当归　丹皮各一两　木香三钱　共研细末,每服一钱,温酒调下,一日三服。

(五)验案

案1

肝郁兼湿热瘀血交阻的痛经

余安凤。门诊病历11244号,西医检查:断为子宫颈糜烂,子宫肌瘤。

初诊:十岁以前,伤明悲郁,肝脾暗伤,冲任失和,气瘀湿热交阻,病久荣血渐虚,癸汛屡超,临期剧痛,下瘀甚多,痛而拒按。带多黄白,经期恶寒发热,平时内热掌灼。头胀眩痛,耳鸣目花,腰疫骨楚,心悸烦杂,胸闷脘痛,食入胀痛,时而吐酸,肢倦发麻。腑行易泻,经期更甚。舌苔薄白腻,脉象弦细涩,重按无力,尺部更弱。先宜理气解郁,和胃畅中。

姜半夏三钱　生川朴一钱五分　紫苏叶二钱　后下　北柴胡二钱　全当归二钱　生赤芍二钱　赤苓粗末　三钱　青皮、陈皮各一钱五分　左金丸一钱包　二剂。

二诊：头胀眩痛大减，内热掌灼亦轻，腰痠骨楚已松，胸闷脘痛亦减，心悸较宁，烦杂亦轻。癸汛屡超，临期剧痛，痛而拒按，下瘀甚多。在经后，带多黄白，清晨面肿，腑行燥结，纳少易堵，舌苔薄白腻，脉象弦细涩。气瘀湿热交阻，肝肾冲任失和，恙逾十年，荣血亦虚，当兼顾之。

全当归三钱　生赤芍二钱　生香附一钱五分　去毛打　青皮、陈皮各一钱五分　炒枳壳一钱五分　茯苓皮五钱　姜半夏三钱　生川朴一钱　紫苏三钱　桃仁泥二钱　生锦纹六分　研细末　分二次，药汤下，四剂。

三诊：腑行已畅，诸恙大减，胃纳较香，带多亦少，痛经屡超，下瘀恒多，舌苔薄白腻，脉象弦细涩，弦状较平，涩脉略畅。投剂合度，再从前意出入。惟因昨增感冒，恶寒咳嗽，当兼解表化痰。

全当归三钱　生赤芍二钱　大川芎一钱五分　桃仁泥二钱　生丹皮二钱　杏仁泥三钱　紫苏三钱　桂枝一钱　后下　赤苓粗末三钱　生川朴一钱　姜半夏三钱　陈皮一钱五分　二剂。

四诊：咳嗽已减，脘痛亦差，痛经屡超，下瘀恒多，而将届期，带多已少，恶寒怯冷，腑行燥结，脉象细涩，再宜前法加减。

全当归三钱　生赤芍二钱　桃仁泥二钱　生丹皮二钱　赤苓粗末三钱　川桂枝一钱后下　生锦纹末六分　分二次药汤下　地鳖虫一钱五分　杏仁泥三钱　炙甘草一钱　三剂。

五诊：痛经屡超，而将届期，经前诸恙，较前轻减。头胀眩痛已轻，腰痠骨楚亦减。脘痛胸闷，纳少易胀，肢倦发麻，心烦寐少，带下连绵，舌苔薄白腻，脉象弦细涩。昔因伤明，悲郁起病，再拟抑气汤合四七汤加减。

生香附一钱五分　去毛打　抱茯神三钱　姜半夏三钱　生川朴一钱五分　紫苏三钱　陈皮一钱五分　生绵纹八分　研细末，分二次药汤下，桂枝茯苓丸二钱　分二次药汤下　二剂。

六诊：汛超转准，昨日已至，过多已减，瘀块亦少，少腹已不疼痛，寒热亦极轻微。胸闷已松，脘痛亦轻，头眩胀痛，腰痠骨楚，舌苔薄白腻，脉象濡弦涩。悲忧起病，已逾十载，进治以来，已减十九，值兹经期，当重冲任，疏其肝郁，和其血脉。

北柴胡二钱　全当归二钱　生赤芍二钱　桃仁泥二钱　生香附一钱五分　去毛打　紫苏三钱　陈皮一钱五分　姜半夏三钱　生川朴一钱五

分 赤苓粗末一钱 生丹皮二钱 川桂枝一钱后下 生姜三片 红枣三个去核 二剂。

（按）服此方二剂后，患者来复诊，很愉快地说："我病已延十余年，经过许多中西医诊治，没有功效，我很忧急，特从江苏瓜州来京求诊，蒙您诊治，只服十余剂药，现已痊愈，准备回乡工作，深表感谢。"

案2

寒凝瘀阻的痛经

冯宝华 门诊病历 25451 号

初诊：昔在癸汛初潮之际，经前遭受寒冷，每届经期，少腹坠胀，痠冷抽痛，甚则气从少腹上冲胸脘，呕吐酸白黏液。形寒肢冷，头胀眩晕，腰痠腹膨，胸闷肠鸣，时而食入胃痛。下瘀成块，量多不爽，经前带多，寐少梦多。舌苔薄白腻，脉象沉迟弦。此是寒凝瘀阻，治宜散寒化瘀，拟少腹逐瘀汤加减。

上官桂一钱五分后下 生赤芍二钱 小茴香五分后下 炮姜一钱 全当归三钱 大川芎一钱五分 桃仁泥二钱 五灵脂三钱 包 生没药一钱研 生蒲黄三钱包 三剂。

二诊：经期未至，诸恙未作，投剂尚觉合度，再守原章加减。

前方去桃仁加姜半夏三钱。

三诊：头胀眩晕已轻，胸脘痞闷亦松，气冲已平，呕吐亦差，肠鸣已止，肢冷转暖，夜寐已安，梦多亦少。癸汛将届，形寒心悸，少腹坠胀酸痛，腰酸腹膨胀满，舌苔薄白腻，脉象沉迟较振，弦状略平。气郁已较畅达，寒湿亦有化势，再从原章进步。

上官桂一钱后下 赤芍三钱 全当归三钱 大川芎一钱五分 桃仁泥二钱 炒干姜一钱 五灵脂三钱 陈酒浸 包 小茴香一钱后下 生没药一钱研。

（按）五月三十一日再来复诊，据云：服前药后，经前带多已不发作，二十四日月经来，经期已准，少腹坠胀疼痛等症，均已松解。此病起于1952 年，月经初潮之际，经前遭受寒冷，从此每届经期，腹痛甚剧，且有呕吐发冷等症，不能工作，已延八年，迭经中西医疗，疗效不显，但经上列三次诊治，觉得疗效甚速。此次经期已能照常工作矣。溯其所以速得疗效之原因，实由于详细审问，知其病由月经初潮之前，遭受寒冷而起，再合四诊八纲，加以精确诊断，断为寒凝瘀阻，针对病症，投以散寒化瘀，故能速效。

案3

风寒兼气郁的痛经

曾建华　门诊病历 8931 号,西医检查诊断为左侧输卵管炎

初诊:病已六载,痛经屡超,色紫淡少,已行一旬,今尚未止。少腹左侧剧痛,痛连左胁乳房,喜热喜按。每次经来,必患伤风,形寒鼻塞,喉痒咳嗽。头晕时作,昔曾屡次晕倒。心悸梦多,脘痛便溏,腰痠带多,黄绿相杂,舌苔薄白,脉象濡弦,此由昔年经期,感冒风寒,兼挟忧郁,伏风与肝气交阻,肝胃与冲任失调,治宜祛风理气而调奇经。

荆芥穗二钱　紫苏三钱　苦杏仁泥三钱　陈皮一钱五分　旋覆花二钱包　生香附一钱五分　打　一剂。

二诊:前进一剂药后,少腹剧痛即止,今次经来,已不腹痛,左胁乳房亦不痛矣。惟汛期尚超,色紫淡少,但较上期亦好转矣。脘痛便溏已愈,经前黄绿白带,亦已大减,头眩目肿,脉象濡弦,每次经前,鼻塞咳嗽,今番亦已差减,投剂颇觉有效,再宗前法加减。

杏仁泥三钱　紫苏三钱　荆芥穗一钱五分　全覆花二钱　包　橘红一钱　生香附一钱五分　打　桔梗一钱五分　炙甘草一钱　三剂。

防治癌症应注意的重要问题

王慎轩

近几十年来,癌症已经成了人类生命上的重大威胁。每年因癌症而死亡的数字,不但已经占据了疾病中的第二位,而且在各国的病发数上和过去比较,还有日益上升的趋向。今年一月份我到北京人民医院诊治肝癌的时候,据该院徐衡之大夫说:"我们医院里每年大约有六百个癌症病员,其中无法治疗的约有五百人。"这种事例,是值得我们卫生工作者特别重视的。我们必须发挥大家的智慧,努力研究,提高诊断和防治癌症的技术水平。

很多年以前,我因为看到癌症病员死亡的痛苦,想到我们祖国医药书籍,浩如烟海,一定有很多很好的治癌方法蕴藏在这个宝矿里还没有被发掘,就下决心要把它找寻出来。虽然中医药书籍对于癌症治疗方法,除乳岩外,其余都收刊在恶疮、癌疮、石疽、石痈、附骨疽、穿骨疽、阴疽、流注、失荣症、虚劳症、风痛、痹病、喉痹、肺痿、喘咳、噎膈、反胃、伏梁、膨胀、肠覃、石瘕、七癥、八瘕、崩漏、带下、痢疾、便血等各栏,并散在地见于本草、

医案、医话、医论、笔记、杂书之中。在搜集材料方面遭遇了不少困难，但循着这条路线，阅读多种书籍，经过分析研究，终于发掘到许多治疗的方法。通过几年来临床的实践和观察，并获得了一定的成绩，使我进一步地了解祖国医学早就有了很多很好的治疗癌症方法的发明。希望全国中西医师树立起祖国医学确有治癌方法的信心，共同向浩如烟海的中医药书籍更广泛地搜集，更深入地钻研，并随时加以实验。此外，一切为了病人，我们中西医之间，一定要加强团结，互相学习，共同来改进治疗方法，推广血清诊断和抗生素免疫剂等。诚如毛主席所说："我们正做着前人从来没有做过的极其光荣伟大的事业。"要求癌症病员要避免一切急躁、郁怒、悲哭种种精神刺激，要抱着癌症一定能够治好的信心，多吃营养丰富的食物，争取适当的休息，来加强本身的抵抗力。我认为卫生部门要加强领导，中西医务人员要进一步钻研，癌症病员要遵守医嘱，加强信心，互相配合起来，坚决对癌症开展斗争，这样我们就可以在一定的时期里把这个对人类生命有重大威胁的癌症彻底消灭掉。

下面是我个人体会对于癌症防治应该注意的几个重要问题。

（一）避免精神刺激

《内经》里说："忧恐忿怒伤气。"又说："百病皆生于气。"巴甫洛夫说："执拗的，压倒一切的忧郁和顾虑，都可以毁坏身体，也是通向各种疾病的道路。"察哈林说："老年人由于忧愁可生两种疾病——癌和糖尿病。"这都是非常准确的。我查询经我治疗的癌症病员起病前期的情绪状况，90%以上都在忧愁、抑郁、愤怒、悲哀等刺激的侵袭下，促成了癌症的发生和发展。许多经过治疗，症象已经显著减轻的病员，因为再受到各种精神刺激的影响，病势重见恶化，甚至死亡。苏州斜塘丰裕村农民盛金妹，经上海肿瘤医院检验断定为极严重的子宫癌，无法挽救，已经因血崩而昏厥数次。我用蜀羊泉、地榆、龟板等中药，给她连吃了四个月，各种症象，逐步减轻。月经正常，体重增加，精力恢复，能够照常劳动。不料在三个月以后，因为家庭琐事，受愁悲哭，而她的个性又非常执拗，任何人都劝解不了。就使血崩复发，病势更剧。虽然在再经治疗之后，症象又一度减轻，但仅仅依靠药力延长了她年余寿命，最后还是因为经常忧郁，不能自释，增加鼓胀、喘咳而死亡。另外有苏州自马涧谈米村农民惠彩宝，也已经因血崩而屡次昏厥。苏州市第一人民医院检查，初步诊断为极严重的子宫癌，无法治疗。我先用牡蛎、茜草、三七等药止其血，再用蜀羊泉、地榆、胆膏丸等制其癌。她也能听从我的谆谆嘱咐，一切抱乐观态度，多吃营养丰富的东西，经过四十天的治疗,迅速地痊愈了。今年三月我从南京中医学校返苏时,偶然会面,见其面色、肌肉、精神、气力,均与健康人完全一样。她很高兴地告诉我停药已经九个半月,从来没有什么不舒服的感觉。这两个典型例子,充分说明了精神因素对癌症的关系。癌症病员固然必须万分注意,医师更要切实遵守保护性医疗制度。我曾经看到几个癌症病员,因为医师当面对他们说明癌的严重危险性,并且拒绝了治疗,使他们精神上受到像判处死刑似的重大刺激,形成了病势的急剧发展。所以尽量用婉转的口吻、恳切的态度对病员安慰和劝解,或者不要直接对病员说明是癌,是每一个医师应负的责任。

(二)增强身体健康

《内经》说:"邪之所凑,其气必虚。"又说:"正气存内,邪不可干。"《金匮要略》说:"若五藏元真通畅,人即安和……不遗形体有衰,病则无由入其腠理。"所以没有疾病的人固然要注意摄生以保持身体的健康,已经沾染癌症的病员,更要特别注意加强本身对疾病的抵抗能力。巴甫洛夫说:"治疗可以分为三点:①停止外界有害的刺激,如改善病人的工作制度和生活制度,暂时停止工作,安静休息,住医院治疗等。②采用药剂、饮食、理学治疗法等。③加强全身健康以及使所有器官健全,用适当的预防措施锻炼和体育训练来加强所有器官对一切外界影响的抵抗力。"这三点都是非常重要的,根据我对所治许多癌症病例的观察,凡是能够遵守上面第一和第三两点的,一般都能迅速恢复健康,而且不会复发。所以我对癌症病员制定"医嘱",就是:①要精神特别愉快,切勿忧愁动怒。②要多吃营养食物如鸡肉、鸡蛋、牛乳、羊乳、牛肉、羊肉、猪肉、猪肝、猪油、麻油、花生油、红枣、黑枣、桂圆、胡桃肉、青菜、豆腐、葱、韭、大蒜、马铃薯等,随意选食。但每餐须有规定时间,并且不要过饱。③要多休息,多睡眠,每天做适当的小运动,停止性行为。希望医师谆嘱病员,病员谨谨遵守。(略去三、四部分)

争取早期治疗

《素问·八正神明论》:"上工救其萌芽,下工救其已成,救其已败。"癌症到了晚期,已经进入恶化阶段,是很难挽救甚至无法挽救的,所以早期治疗对癌症来说是非常重要的。下面介绍几个治疗初期癌症简易有效的方法。

1. 治食道癌的四汁饮

鲜韭汁(半两),鲜梨汁(半两),人乳(三两),姜汁(半两)和匀,作一日量,分多次炖温,徐徐饮服。此方出自《济世良方》。历代名医医案笔记中多有以此治愈噎膈的记载。也有只用一味韭汁或一味梨汁而治愈的。尤其韭汁最有特效,因为韭菜、大蒜都有杀灭细菌的功能。据维也纳医学周报报道:"东南欧某地有吃大蒜的习惯,该地极少癌病。此因蒜内含有"葫油"(Alin),能调整肠胃,杀寄生菌,有除毒作用消清除肠胃内腐败物,故有制癌之效。"我见到初起的各种癌症,都叫病员多吃生大蒜和鲜韭汁,或吃大蒜浸出液和韭菜浸出液。并可用大蒜浸出液灌肠治初起的直肠癌,灌子宫治初起的子宫癌,都有很好的疗效。

2. 治各种癌症方

蜀羊泉(五钱),大红枣(五个去核),煎汤作一日量,煎二次温服。此方的蜀羊泉,《本草经》载:"主治恶疮热毒。"《别录》载:"主治女子除中内伤,皮间实积。"细察所载意义很像癌症。我治癌症多以此药为主。红枣的营养成分据化验,比番茄高五十倍。苏州市第九妇幼保健站主任王杏春医师的母亲患鼻癌就是久服此方获得痊愈的一例。

3. 灸治癌症法

(1)肺癌、食道癌、乳癌等灸灵台穴,在背脊部第六、第七胸椎棘状突起间。考此穴主治气喘不得卧、久嗽,痛疽疔疮。

(2)胃癌、肠癌、肝癌等灸脘腹与背部的适当癌症部位。

(3)子宫癌、子宫颈癌等灸少腹正中部和尾骶骨及其两旁五分的范围中。考此两旁有四髎八穴,主治女子赤自带下、月经不调、腰痛、阴痛、阴挺、淋疾。

据中岛良贞博士的研究报告说:"灸术疗法与紫外线,X光线及镭等有共通作用和同等效果。"我国古代的灸法,有消毒、杀菌、消肿、免疫和强壮身体的作用。而且方法简便,只要用白报纸剪成直径三寸的圆形,放在应灸的穴位上,再将大蒜去皮切片,打烂如泥;平铺纸上约二三分厚,边缘略留空隙,再用艾平铺蒜泥上点火烧灸,至病人自觉灸处温热舒适和皮肤面潮红焮热为度。倘因艾火太旺,灼热难受,可以牵动纸边向上下左右稍稍移动。每天临卧前灸一次,连续灸五六天,停三日。不愈再灸,以愈为度。病家可以自灸,假使点穴不够准确,亦无大碍。癌症还没有诊断确定以前,也可以施用。真是防治癌症的妙法。

以上点滴报告,仅是本人从浩如烟海的中医药书籍中得来的沧海一粟。这不过起了抛砖引玉的作用,希望大家贡献自己的智慧和力量,共同钻研和改进,争取彻底消灭癌症的胜利。

从巴甫洛夫学说来研究
张仲景伤寒论的六经证治法则

王慎轩

编者按：本文作者是从事中医研究工作四十载的一位老年中医师，他费了七个月的时间致力于巴甫洛夫学说的学习，并以巴甫洛夫学说来证明张仲景伤寒论六经证治法的科学内容，想通过这篇文字引起中西医学家的重视和钻研，这一种好学不倦的精神，十分令人钦佩的。

由于我们对巴甫洛夫学说正在展开学习，体会不够，本文有些地方还值得我们作进一步的商榷，因此要求读者们尽量提出意见，展开批评和讨论。这是作者的初衷，也是我们深切的愿望。

绪论

汉朝张仲景所著的《伤寒论》，是我国古代医学书籍中最好的一部医书。这部书，不是专论现代所谓肠伤寒，乃是根据《内经》所说："人之伤于寒者则为病热"和"今夫热病者，伤寒之类也"，包括一切急性发热病、并发病和续发病。他是把实践经验上所见到的主要症候群，分做六个阶段，太阳证、阴明证、少阴证、太阴证、少阴证、厥阴证。每个阶段中，各有许多大同小异的症候群，各有各的病证，各有各的治法，对证施治，叫六经证治法，这是很合理的，也是很有效的，其为中医治病的最好规律。我从学习巴甫洛夫的学说以来，觉得中医学术上的理论和经验，有很多部分，可以用巴甫洛夫的学说来解说来证明，我想抛砖引玉、引起中西医学家共同来走这条发扬中医学术的光明大道，深入地钻研，把祖国医学的宝贵遗产，整理总结出来，使我们医学科学得到进一步的向前发展。所以我不顾自己学识浅陋，来把巴甫洛夫的学说，证明《伤寒论》六经证治法的基本原则。其中必定有许多错误之处，还望高明同志指教、批评。

《伤寒论》六经证治法的基本原则，主要是观察病原刺激的性质如何，正气反应的强弱如何，再从反应中分别阴阳，从阴阳中别三阴三阳，各随其所见的症候群，分别施以合理的治法，这是伤寒论的基本原则，今特根据巴甫洛夫的学说，分别证明，写在下面。

（一）证明邪气的原理及其重要性

张仲景《伤寒论》里所说的邪气，如101条"邪气因入"，123条"邪无从出"，181 条"胃中有邪气"，这"邪气"二字，究竟是什么东西呢？查《中国医学大辞典》解释邪气，说是"四时不正之气"，就是气候骤然变动，或衣服被褥的保温不正常，人身受这种刺激而生病的原因，叫邪气。但《难经》里说："何谓五邪？有中风，有伤暑，有饮食劳倦，有伤寒，有中湿，此之谓五邪。"《金匮》里说："谷饪之邪从口入者，宿食也"。这是又把饮食失常劳伤过度的刺激，也叫邪气了。《伤寒论》里所说的"胃中有邪气"，也是指伤食而变为胃肠病的为邪气，就是把外感风、寒、暑、湿的刺激而生病的原因，和内伤、饮食、劳倦的刺激而生病的原因，都叫邪气。

这个邪气的学说，现在有了巴甫洛夫学说，可以证明他的科学原理了。巴甫洛夫学说："疾病是机体超出日常一般范围的某种刺激的接触和遭遇"。（按：《伤寒论》所说风寒湿热的胃中有邪气及《金匮》所说中热中暍、极寒伤经、极热伤络、食伤脾胃等，就是气候或饮食超出日常一般范围的刺激。）这种对于机体来说是非常的刺激，（按：《伤寒论》中伤寒的"伤"字，和中风的"中"字，及《金匮》所说"客气邪风中人多死"，都是指非常的刺激。）可以破坏机体与外界环境之间原来所保持的平衡，（按：邪气的"邪"字，与斜字相通，斜即不平衡。）这种在机体内就会引起一种用病变和疾病的形式表现出来的反应，也就是所说的疾病。（按：《素问·气交变大论》说："真邪相薄"，《灵枢·天年篇》说："真邪相攻"，《伤寒论》101 条说："邪气因入，正邪分争"。都是说正气与邪气相争，也就是说明了机体受了外感内伤的刺激，中枢神经就会引起一种用病变和疾病的形式表现出来的反应，所以《内经》又说："贼风邪气之伤人也，令人病焉"，总的来说，就是邪气的刺激，引起正气的反应，就会发生疾病。这个原理，巴甫洛夫和张仲景的学说，很相暗合，就可证明邪气二字确有科学的真理了。

（二）证明正气的原理及其重要性

《伤寒论》101 条说："血弱气尽，腠理开，邪气因入，与正气相搏"。这邪气的原理，已经说明在前了，但这正气二字，空间是什么东西呢？查中医书上所说的正气，又名元气、元真、真气，其实就是神经的作用，所以《内经·离合真邪论》说："真气者经气也"。这"经气"二字，是很明白地说明真气就是神经的作用，所以神经衰弱的病，中医叫气虚，胃神经痛，中医叫胃气痛，神经作用强壮的，中医叫神气充足，这就可以证明中医所说的正气，确实就是神经的作用了。

巴甫洛夫说："机体内一切活动的调整者，是神经系统，若神经系统发生障碍时,或多或少地会发生全身性的病变,疾病由此形成"。又说:"机体内的许多疾病,都是由于神经系统活动上的不协调所致"。这正与《内经·举痛论》所说:"百病皆生于气"的意义,很相暗合。因为中医所说的气,就是神经的活动作用,疾病的发生,都是由于神经系统活动的不协调,发生障碍而起的,所以说百病皆生于气,又《金匮》所说"若五藏元真通畅,人即安和"。也就是说,若机体内的神经系统不发生障碍,则人身安和无病了。

巴甫洛夫说:"疾病的发生,不仅在于刺激的性质和强度,而也在于当时机体是处在什么样的状态之下,以及机体能否忍受"。这个学说从伤寒病来说:就是伤寒的发生,不仅在于邪气刺激的性质和强度,而也在当时病人处在什么状态之下——若处在神经系统没有障碍(即元真通畅)的状态之下,就不会发生疾病;若处在神经系统发生障碍,(即元真不通畅)的状态之下,就会发生疾病了。还要看病人的机体能否忍受——若病人正气充足,抵抗的能力强健,就不会发生疾病。若病人的正气不足,抵抗的能力不强,就是机体不能忍受,便会发生疾病了。这就是《内经》所说:"邪之所凑,其气必虚"和《金匮》所说:"不遗形体有衰,病则无入其腠理"。与巴甫洛夫的学说,是很相暗合的。这就是说明正气充足,虽有邪气,也不会发生疾病,就可证明正气的重要性了。

现在我为了要证明正气的重要性,举出一些事实,来加强这个证明。结核菌素注射试验,凡12岁以上的小儿,90%已经染有结核菌,但大都不发现病状,倘或偶患麻疹、或肺炎、或伤寒之后,往往骤发肺病,还有女子产后,也往往发生痨病,都是病菌乘虚发动的缘故,这些事实,就可以证明正气的重要性了。

仲景《伤寒论》说,"阴阳俱虚"、"表里俱虚"、"内外俱虚"、"血弱气尽"、"此无阳也"、"胃中虚冷"、"胃气尚在"、"下焦虚寒"等,就是处处照顾到正气是否虚弱,机体能否忍受,根据具体情况,处以适当治疗,都是很可宝贵的。

(三)证明邪气与正气相搏的原理

邪气和正气的原理,已在上面说明了,但仲景《伤寒论》说:"邪气因入,与正气相搏"。《内经·素问·气交大论》说:"真邪相薄"。《灵枢·天气篇》说:"真邪相攻"。这邪气与正气相搏相攻的原理,究竟怎么样?我再来引证巴甫洛夫的学说证明如下:

巴甫洛夫说:"人体的皮肤和黏膜及各种感觉器的神经末梢,称为外部感受器,感受外来的刺激。人体内部的组织和器官中也有无数的末梢神经,称为内部感受器。能够感受这些器官和组织内所发生的一切变化的刺激,通过周围神经,传达到高级中枢神经系统——大脑皮质中枢神经。对这种刺激,发生反射,反射普及全身,引起各种各样的反应"。这个学说,与中医所说邪气与正气相搏,实在很相暗合,今特分释于下。

外部感受器感受外来的刺激,从伤寒病来说,则外感风、寒、湿、热等邪气,当然也是外来的刺激。仲景《金匮》说:"不遗形体有衰,病则无由入其腠理。腠者,三焦通会元真之处,为血气所注。理者,是皮肤脏腑之纹理也"。这腠理二字,就是指外部感受器,因为表部末梢神经,受到外来邪气的刺激之后,便能通过周围神经,而传达到高级中枢神经系统,这是仲景与巴甫洛夫的学说很相暗合的。

内部感受器能够感受这些器官和组织内所发生的一切变化的刺激。从伤寒病来说,则内伤饮食过度的刺激,当然也是感受内部所发生变化的刺激。《伤寒论》181条说:"胃中有邪气"。《金匮》第一篇说:"食伤脾胃"。《难经》所说:"饮食劳倦,为五邪之一"。这都是指内部感受器所感受的疾病,因为这种病源,都能引起内部组织和器官发生变化的刺激。

通过周围神经,传达到高级中枢神经系统。按《金匮》所说:"通会元真之处"。就是从外部感受器感受邪气的刺激之后,通过周围神经传达到高级中枢神经,这就是邪气与正气相搏的原理。

中枢神经对这种刺激发生反射,若受邪气的刺激而发生反射,这就是《素问》所说:"真邪相薄"。《灵枢》所说:"真邪相攻"。就是神经受到邪气的刺激之后,发生反射,也就是正气与邪气相争的原理。

反射普及全身,引起各种各样的反应,倘是受了邪气的刺激,而起反射,这反射普及全身,就要引起各种各样的病症。

(四)证明阴阳的原理及其重要性

仲景对于伤寒病证的趋势和治疗的方针,都以阴阳二字,作为判断病势和决定治疗的最大原则。他在《伤寒论》中说:"病有发热恶寒者,发于阳也;无热恶寒者,发于阴也"。他又把发热的病证,分为太阳病、阴明病、少阳病三个不同的热型。不发热的病症,分为太阴病、少阴病、厥阴病三个类型。一切诊断的方法,都是以此为标准。但这种阴阳学说,在表面看来,似乎近于玄学,其实细细研究,很有确切的原理。

据哈尔滨医学博士阎德润先生在他所著的《仲景伤寒论评释》中说:

"《伤寒论》依乎医术根本之目的,以生命维持发展为对象,一切症状,对此皆作有价值之关联,为其判断上基本之原则,即阴阳是也"。又说:"病之属于进行性者为阳,属于退行性者为阴,机能亢进者为阳,机能衰减者为阴。总之,《伤寒论》之阴阳,非玄学上之阴阳,乃定治疗方针上之阴阳。一般误解为玄学,而谓荒诞无理者,又安可因噎废食哉"。这位医学博士早已称誉仲景的阴阳学说,并已说明它的意义,就可证明阴阳的重要性了。

现在又可从巴甫洛夫的学说,再来证明这个阴阳的真理。据巴甫洛夫说:"大脑皮质的活动不仅是对外界或内部的各种刺激发生兴奋性的反应,同样也可发生抑制性的反应"。又说:"阳性条件反射,其大脑皮质活动为兴奋性,阴性条件反射,其大脑皮质活动为抑制性"。这是说明条件反射有阴性和阳性的不同,兴奋属阳性,抑制属阴性,这与中医所谓阳主动,阴主静的学说相同,其兴奋和抑制两个过程,调节适当,就是生理健康的现象。《内经》所说:"阴阳和调而血气淳泽滑利"。就是兴奋和抑制调节适当的健康现象。可是疾病的发生,也是大脑皮质的反射作用,据巴甫洛夫说:"机体神经活动的正常反应,是完全通过反射性的机转,同样的理由,也证明了一切病理的形成,也是反射地发生的"。这是说明病理的发生与生理的现象,同样由于神经的反射作用。仲景从实践经验上体味出来,也明白了这个道理,所以他把伤寒病的兴奋反应太过,而发生身热、头痛、身疼、心烦、口苦、口渴、神昏谵语、便秘等症,属于机能亢进的,叫做三阳病,又以抑制反应太过而发生恶寒、厥冷、自利、虚脱等症,属于机能衰减的叫做三阴病。这种阴阳学说,实在与巴甫洛夫的学说很相暗合的。

(五)证明六经证治法的原理和治疗伤寒的大意

《伤寒论》的六经证治法,就是从实践经验上体会出来,成立了上面所说邪正阴阳的基本原则,把所见的症候群辨别其正气反应的强弱和趋势如何,而分别为六个阶段,叫做太阳证、阳明证、少阳证、太阴证、少阴证、厥阴证,随其症候的不同,施以适当的治法,这个方法,也可以引证巴甫洛夫的学说来证明它的原理。

巴甫洛夫说:"大脑皮质内经常发生着两种神经活动过程,即兴奋和抑制。身体内外所有的一切刺激,都可以使神经系统发生兴奋,但兴奋在某些情况下,这种兴奋,对于某一机体来说,可能过于强烈,因此可能使神经系统受到损害,就会出现抑制过程来代替兴奋"。这个学说,可以证明六经

证治法的原理,今特分别说明如下:

大脑皮质内经常发生着两种神经活动过程,即兴奋与抑制。兴奋与抑制,调节适当,就是生理健康的现象。兴奋和抑制,反射太过,就是病理变化的现象。仲景以兴奋太过而发生的症候群,叫做三阳证,以抑制太过而发生的症候群,叫做三阴证。

身体内外所有的一切刺激,都可以使神经系统发生兴奋。按从伤寒病来说,就是身体内外受到邪气的刺激,可以使神经系统发生兴奋,这种兴奋,就是巴甫洛夫所说非常刺激。在机体内会引起一种用病变和疾病的形式表现出来的反应,也就是中医所谓正气与邪气相争。仲景从实践经验上体会出来,审查其兴奋反应的强弱和趋向,而定治疗的方针。太阳病的脉浮、头项强痛、发热恶寒、身疼痛,就是兴奋反应趋向在表部的主要症候群,宜用桂枝汤麻黄汤等发散之剂,助其兴奋趋向在表部的能力,驱除病毒由汗腺而外泄;阳明病的壮热,口渴、腹硬、便秘,就是兴奋反应趋向在里部的主要症候群,宜用三承气汤等泻下之剂,顺其兴奋趋向在里部的势力,驱除病毒向大便而下泄,这是从兴奋反应的趋向而定治疗的方针。又太阳病是大脑皮质初受邪气的刺激,而开始发生轻度的兴奋,所以可用辛温性的发散药助其兴奋。阳明病是大脑皮质已受邪气的强度刺激,而发生强度的兴奋,所以不能再用辛温性的发散药助其兴奋。若大便不秘者,可用白虎汤的清凉镇静退热剂,以降低其兴奋;若大便秘结者,当用三承气汤泻去其病毒,而降低其兴奋,这是从兴奋反应的强弱,而定治疗的方针。

但兴奋在某种情况下,这种兴奋,对于某一机体来说,可能过于强烈,因此可能使神经系统受到损害。大脑皮质受到邪气的非常刺激,发生兴奋,就是用病变和疾病的形式表现出来的反应,这种反应,也就是自然疗能的抵抗能力。如伤寒病的发热,就是神经兴奋反应的一种,因传染病的发热,对病体有三种利益,一种热度是39℃以上,细菌的生长受到抑制;二是发热能促进白细胞的嗜菌作用或助抗毒素的生成;三是发热能酿汗,而使病毒从汗而外泄。所以余云岫说:发热乃人体与细菌战斗之现象。这正与中医所谓正气与邪气相争的意义相同,所以发热适得其当,就是自然疗能的好现象。不过发热过度,或其人虚弱,不能忍受高热,就要使神经系统受到损害,如发热太高而发生神昏谵语者,就是神经系统受到损害的症状。仲景对这种症状,大概分为两大类,四个证治法。第一类是神经的兴奋太过,正气的抵抗尚强,若壮热、口渴、自汗、面垢、腹满谵语者,宜用白虎汤的清凉镇静退热剂,以降低其兴奋。若潮热、汗出、腹硬、便秘谵语者,宜选用三承气汤泻下泄热剂,以降低其兴奋;第二类是神经兴奋太过,而正气抵抗病毒的能力乍强乍弱,时进时退,而发生寒热往来等证。若神经系统受到损害的程度尚轻者,则兼胸胁苦满,默默不欲饮食,心烦喜呕等症,宜用小柴胡汤,以柴胡、黄芩解其热毒,以人参大枣补其正气。若神经系统受到损害的程度重者,则兼胸满烦惊身重谵语等症,宜用柴胡加龙骨牡蛎汤,就是以前法再加龙骨、牡蛎的镇静药和大黄的泻下药,以降低其兴奋。

兴奋适当,就是自然疗能的好现象,兴奋太过,反是增重疾病的坏现象。因兴奋太过,能使神经系统受到损害,其损害太过而正气抵抗衰弱的,就会因此而死亡。但正气尚强的,就会出现抑制过程,来代替兴奋,若抑制适当,也是自然疗能的好现象,就能热退身凉而病愈了。但若病人的正气虚弱,也会使抑制过度而发生各种阴性的病证。所以仲景从实践经验上体会出来,把抑制过度的阴性病证分为三个阶段。第一,是轻度的抑制太过,发现腹满自利等肠胃机能衰弱症,仲景假定其名叫做太阴病,当用理中汤或附子理中汤,兴奋其神经,强壮其机能;第二,是高度的抑制太过,发现手足厥冷,自利不止等,全身机能衰弱症,仲景假定其名叫做少阴病,当用四逆汤等方,以兴奋中枢神经,而强健全身的机能;第三,是抑制过于强烈,反会出现兴奋的反抗现象,发现消渴气上冲心,心中疼热,饥不欲食等兴奋渐得回复的阳性症状,同时又出现大汗出,手足厥冷,下利不止等抑制过度的虚脱症状,仲景假定其名叫做阴病,厥阴篇中有必死者 9 条,有自愈者 12 条,就是已达到危急存亡的紧急关头了,当用四逆汤或通脉四逆汤重用兴奋神经之药,以促进其快点出现兴奋来反抗抑制,不过病已危急,最好兼用灸法,刺激其神经,促进其兴奋,所以仲景治厥阴病用灸法者有 3 条,灸气海、关元各三壮,多数有起死回生之效。

总结

上面所说的,已将《伤寒论》的理论和证治法,提出基本原则,引证巴甫洛夫的学说,说明它的原理,确与科学相暗合。仲景在当时已经有这样创造的精神,真是一种可敬可佩的伟绩,也就是中国医学遗产中的精粹部分。但我在从事研究中医工作的四十年中,一直要想把中医走向科学化的道路,可惜从前没有见到巴甫洛各夫的学说,有许多地方,难以解释。因从前所见的西医学说，多是注重细胞形态变化和局部病灶，与中医注重全身机能，运用整体疗法，是绝对不同的，两者之间如隔鸿沟。现在有了巴甫洛夫的高级神经活动学说，证明人体生理病理都是统一性的，正与中医学说相合，而且更有党和政府的正确领导，团结中西医，共同来研究中医学术，必能使祖国医学遗产，发扬光大。

附　王慎轩实验经济方

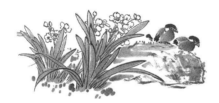

◎ 一粒含化丹（自制方）

【疗效】治风热咳嗽，口舌碎痛，声音低哑，自觉口中干涩，舌质红绛起刺，脉象浮滑而数者。

【药品】薄荷叶二两　诃子一两　硼砂五钱

【用法】研细末，炼蜜为丸，每重一钱，含入口中，缓缓含化咽下，日服二至三丸。

【附注】凡治口舌咽喉之病，若用药煎汤饮服，与制丸缓缓含咽，两相比较，疗效相差甚大。余治此类病证，多采制丸含化之法。此丸以薄荷散风热而消肿痛，诃子、硼砂俱能化痰止嗽，而诃子化黏腻之痰，含入口中即觉有效，硼砂又能解毒消肿，和蜜为丸，缓缓含咽，能使全部药力，完全敷布于病所，而建经济实惠迅速取效之功。

◎ 二汁饮（自制方）

【疗效】治齿衄、鼻衄、吐血、咳血、便血等一切出血症，有面色苍白，皮肤干燥，全身疲乏，精神萎顿，头眩目花，口臭心悸，舌光无苔，脉象细数者。

【药品】鲜藕三两（如无鲜藕，可以鲜荷叶代之）　鲜生地一两

【用法】用热汤洗净，打碎取汁，作一日量，分三次冷服，或微温服。

【附注】古代验方有以用四生丸治青腿牙疳者。四生丸即鲜生地、鲜荷叶、鲜侧柏叶、鲜艾叶为丸。青腿牙疳即牙龈红肿糜烂而兼下肢有青紫色出血斑点之丙维生素缺乏症，西医名为坏血病。盖中医已于数千年前，有此切合科学之发明伟绩。且其方下注云：不可近火。又已明了火能破坏丙维之原理矣。但余治此病，试用四生丸，效力甚缓，改用此二汁，立见速效。良由以汁制丸，经过晒干或久藏在石灰瓮中之后，丙维成分，已受灭损，故不如用鲜汁为佳。且患此症者，多属营养缺乏，此方之鲜生地、鲜藕汁，既能止血，又增营养，故疗效甚高。若一时不及采买二种鲜药，仅用鲜生地汁，或鲜藕汁，或鲜荷叶汁亦可。

◎ 二妙丸（朱丹溪方）

【疗效】治湿热筋骨疼痛痿弱，疮疡溃腐红痛，及大便泻痢不爽，妇人带多黄白等湿热证，午后身有微热，掌心灼热，舌苔黄白腻，脉象濡滑数者。

【药品】生黄柏　生苍术各等分

【用法】研末，水泛为丸，如绿豆大，每服五分至八分，热汤送下，一日二至三服。

【附注】此方原注治湿热筋骨疼痛，痿弱，疮疡。余从临证试验，可以推广治疗一切湿热证。惟原方二药均炒用，但黄柏炒后，足以减弱其寒凉清热之疗效；苍术炒过，更能消耗其辛香化湿之药力，故余俱改生用也。原方苍术去皮，但一切植物外皮之组织较密，成分较多，其疗效必高，故各种植物皮之入药者甚多。余观苍术之皮，细密坚厚，亦属良品，何必去皮以浪费药材耶。故余改为不去皮。原方炼蜜或姜汁为丸，但姜与蜜均无益于湿热证，亦可节省，故余改为水泛为丸。且如此改制之后，已经试验数十年，其疗效实可胜过原方，故原方每服须三钱，此则每服五分至八分，已有同等之效矣。

◎　二生散（《疡医大全》方）

【疗效】治喉闭、乳痈、恶疮，溃腐臭秽，妇人子宫肿痛，带下赤白，如脓臭秽者。

【药品】生明矾　生雄黄各等分。

【用法】研为极细末，喉闭则日吹三次，吐出毒水。疮毒则米醋或凉水调敷。子宫病则每夜临卧时用药棉蘸裹药粉三分，纳入子宫，或用五分泡汤灌洗。

【附注】此方原注治喉闭、乳痈、恶疮。但查《外科大成》疮腐外洗方，用白矾四两，雄黄一两，研末泡汤冲洗。余治妇人子宫肿痛，带下赤白，如脓臭秽者，亦颇有效。故余用此方之疗效如上述。

◎　三黄丸（自制方）

【疗效】治目赤肿痛，口舌红肿糜烂疼痛，耳内红肿热痛，咽喉红肿疼痛，及一切痈肿热疖，并治伤寒热证。凡内外伤科热症，而有发热口渴，心烦寐少，便秘溺赤，舌苔黄腻，脉象滑数而有力者，均可用之。

【药品】黄芩　三两　黄柏　六两　生大黄　三两

【用法】研细末，水泛为丸，如绿豆大，每服五分至一钱，一日三服，食远时热汤或温黄酒送下。宜减食或断食，忌食辛热油荤厚味。

【附注】此方脱胎于《伤寒论》大黄黄芩黄连泻心汤。李东垣改制为丸，主治上焦有热，致目赤头痛，口舌生疮；中焦有热，致心膈烦躁，饮食不美；

下焦有热,致小便赤涩,大便秘结,或生痈疽疮痍及五痔,肛门肿痛下脓血。此系东垣根据多年实践经验,而使三黄之应用范围更广也。余因黄连价贵,根据文献及实验,黄柏与黄连之有效成分及功用相同,惟黄柏药效较小,仅及黄连二分之一,故重用黄柏。曾经大量制备,施送多年,试验观察,疗效甚高,且药价便宜,希望同道同志,多多推广施用。

◎ 小七香丸（局方）

【疗效】治胸闷脘腹胀痛,癥块攻痛,嗳气呕恶,一切肝胃不和,消化不良等证。

【药品】甘松八两　益智仁六两　生香附　公丁香　生甘草各十二两　生莪术　春砂仁各二两

【用法】研细末,水泛为丸,如绿豆大,每服五分,热汤送下。

【附注】原方用丁香皮,余改用公丁香,疗效较高。原方香附炒,莪术煨,均足以减少疗效,故余俱生用。原方蒸饼为丸,增多剂量,无裨实益,且久贮易于蛀坏,故余改为水泛。曾经自制大量,施用数十年,确能以少量而著显效。

◎ 大黄散（自制方）

【疗效】治一切性热病之大便秘结,无论虚热、实热,急、慢性均可用。

【药品】生锦纹大黄。

【用法】整个敲碎研细末,贮瓷瓶中,密盖勿泄气,轻病每服三至五分,重病每服六分至一钱,清晨或夜间临卧时,或午后食远时,温沸汤送服。宜减食或断食。

【附注】余昔治热性病之大便秘结,用大黄二钱汤剂,有效或无效,甚或腹痛甚剧而大便仍不通,反增入病人之痛苦。乃细加研究,凡病人向大药铺购药者有效,向小药铺购药者无效。再向药铺调查,大药铺出售者是锦纹大黄,小药铺出售者是普通大黄,始知锦纹大黄确有效。但偶有一病人服锦纹大黄亦无效,余再向药铺调查,始知该药铺之大黄,切片置在药橱内已隔年余,已乏大黄之香气,随即再购买二钱,亲自煎服,果亦无效。因此,又知大黄切片久置空气中,能损失药效。乃自向药材行购锦纹大黄,整个敲碎自服三分,即得通便一次而无腹痛之良效。以后治疗热性大便秘结,无论虚证实证,均有此散,无不有效。因余从多年临证试验,此散作用和缓,服后不致大泻,故虚证属热亦可用。

◎　**三消义效汤**（雪相法师传方，新定方名）

【疗效】治上消口渴，中消善饥，下消尿多，尿有甜味，头痛寐少，皮屑燥痒，易生癣疥，精神疲倦，情欲消失，大便干燥，脉象虚弱。或经化验断定为糖尿病。

【药品】土炒黄芪五钱　土炒党参三钱　浮小麦五钱　灶心黄土一两

【用法】先以水煎黄土，滤取汁，煮诸药，须慢火多煮，煮三次，分二次食前温服。

【附注】此方治疗上述之病，轻者服二三剂即愈，重者多服数剂亦有效，故定名为必效。因其疗效很高，治疗大病而所费不大，故亦编入经济方中。

◎　**下瘀血丸**（《金匮》方）

【疗效】治产妇恶露不下，或妇人月经不利或不通，而有小腹硬满疼痛拒按者。或男妇癥块硬痛，或跌打损伤有瘀血停留而疼痛，及一切瘀血证。肌肤枯涩，面部或四肢有紫斑，或面色发紫，或鼻头紫红，或眼白局部发红，眼黑变为蓝色，眼睑四周暗黑，身体羸瘦，腹大而现青筋，不能饮食，大便干结，舌色紫黯，或有紫斑，脉象沉涩而结者。

【药品】生大黄四钱　桃仁（去皮尖）二十枚　䗪虫（熬去足）二十枚

【用法】研细末，炼蜜和为四丸，以陈黄酒十两，煮一丸，取八两，清晨空腹时，一次温服。

【附注】查《金匮》此方，为下瘀血汤，但其方下云炼蜜为丸，其汤字或系丸字之误，故今正名为丸。又查《大观本草》及《本草纲目》䗪虫条下，张仲景大黄䗪虫丸，即仅此三味，与《金匮》大黄䗪虫丸不同。苏州中药店，有妇科大黄䗪虫丸，即此方。余尝临证试验其疗效，实比《金匮》大黄䗪虫丸较胜，且药味精简，确是仲景真方。《金匮》之大黄䗪虫丸，药味庞杂，或系后人附入欤？

◎　**山楂散**（自制方）

【疗效】治产后少腹坚硬绞痛，恶露不下，或恶露久不止。并治伤食腹痛，大便泄泻。

【药品】生山楂（连核）。

【用法】研细打碎炒黄，研细末，每服三钱，赤砂糖汤或热汤调服。

【附注】此方虽仅一味，但治上述二证，确有特效，屡试不爽，实有百分之百之疗效。惟古方治产后腹痛，用炒山楂肉一两煎汤服。余依据李士才《本草图解》核有功力，不可去也之说，用带核山楂炒研末调服，只需每服三钱，其疗效比一两煎汤服者更胜，既省煎煮麻烦，又省大半药材。

◎　**三子清降饮**（自制方）

【疗效】治百日咳，及一切痰热咳嗽，痰多气喘，大便秘结，或兼胸闷腹胀，舌苔黄白腻，脉象弦滑数者。

【药品】葶苈子一钱　牛蒡子二钱　莱菔子三钱

【用法】三味同微炒，研末，一日量，煎二次，分温服。

【附注】昔年余尝以此方治百日咳甚效。试用于一切痰热喘证，亦极有效。但必须研末则仅用上述少量，已有适当疗效。否则，整粒之子，虽用几两，二小时之煎煮，亦不易煮取其有效成分，而得相当疗效，此须医师及配药同志注意之。

◎　**五味子膏**（自制方）

【疗效】治气虚头重头痛，头晕眼花，神疲乏力，健忘失眠，夜寐多梦，读书不甚理解，感情易于剧变，忽喜忽怒，且常有恐怕之心，食欲不香，大便秘结，及发作性咳嗽喘息，发作性心悸亢进，慢性虚性之大便泄泻，脉象虚弱者。

【药品】北五味子三两

【用法】炒熟研末，以极低温之炭火，水煎三次，滤去滓，取汁再熬，熬至重三两时为度。俟冷后，密盖置阴冷处。每服一毫升，每日三次，食后开水和服。惟素有胃病而泛酸水者忌服。

【附注】据苏联罗西斯基教授报告：五味子能增加心脏和血管张力，调节血液循环，兴奋呼吸，提高血压，对于增强中枢神经的反应性，最为有效。此与《神农本草经》五味子主益气，治咳逆上气，劳伤羸瘦，补不足之意义相暗合。盖中医所谓益气，就是西医所谓增强中枢神经反应。我国数千年前，早已有此发明，真是伟绩。但五味子治神经衰弱，必须研细末，因其核中之仁，辛香温润，具有益气功能，故古方生脉饮以五味子打碎，治热伤元气之汗多疲乏症；天王补心丹以五味子研末为丸，治气血两虚之健忘失眠症。且煎熬必须极低温之炭火，以免耗散辛香温润之药力。

此方为避免煎煮耗散药力，亦可用酊剂。惟余之初步试用经验，酊剂不及膏剂之有利舞弊，因有部分病人服酊剂之后，反增头眩失眠，故余常用膏剂。

◎ **止嗽散**（《医学心悟》方）

【疗效】治感冒伤风咳嗽，兼治痰饮咳嗽及肺痨咳嗽，无潮热咳血而略兼表证者。

【药品】桔梗三两（微炒）　甘草一两（水炙）　白前三两（蒸）

橘红一两五钱　　　百部三两（蒸）　　紫苑三两（蒸）

荆芥穗三两

【用法】研细末，每服五分至八分，热汤送下，一日二服，服毕盖被取微汗，忌食鱼腥油腻，并戒烟酒。

【附注】此方原系每服三钱，但散药剂量太多，颇难下咽。余从临证试验，每服五分，大概已能取效，故改之。此散余尝大量制造，每届伤风咳嗽流行时，嗽者甚多，俱云效力甚好，实为经济良方。

◎ **牛蒡甘桔汤**（《痘疹要诀》方）

【疗效】治喉痧第二三日发热头痛，发出猩红色之红疹，两颊潮红，口围苍白，软腭及扁桃腺红肿疼痛，脉象滑数，有每分钟速至 160 次以上者。及天花三四日发热心烦，头痛眩晕，咽痛咳嗽，出现皮疹，继变丘疹者。麻疹第四五天发热目赤疼痛，咳嗽心烦，发出鲜红或暗赤之斑疹者。并治咽喉红肿疼痛而兼发热全身不舒者。及伤风咳嗽而兼发热咽痛者。或风温咳嗽而兼呼吸急促困难，口唇指甲发紫，发热升降不定，脉象甚速，一分钟有 160~200 次之多者。及一切热病，或有红肿热痛之外症，已将化脓，而有发热心烦，口渴自汗，舌质红绛，舌苔干黄，脉象滑数者。

【药品】炒牛蒡子五钱　桔梗一钱五分　生甘草八分

【用法】研粗末，绢包，水煎二次滤取汁，分二次温服。宜减食，忌食辛热油荤厚味。

【附注】此即《伤寒论》之甘桔汤加牛蒡子，余尝以此治疗上述诸证，确有解热消肿豁痰排脓之效。因甘桔汤本为仲景治疗咳嗽咽痛之效方，加入牛蒡对于喉痧、天花、麻疹有促进快发之功，对于咳嗽咽痛有镇咳豁痰、消肿止痛之效，对于痈肿热毒有促进化脓穿溃加速治愈之功。

◎ 五香丸（古验方）

【疗效】治痰积，食积，气瘕，水臌肿胀，痞聚攻痛，痢疾初起。

【药品】五灵脂一斤　生香附一斤（去净毛）　生黑丑、生白丑各二两

【用法】以一半用微火炒熟，一半生用，共研细末，和匀，以米醋泛丸，如绿豆大，每服三至五分，临卧时姜汤送下，次早再服。病轻者即愈，病重者，可以连续早晚各服一次，服七天为一疗程，停三天，不愈再服。孕妇忌服，小儿减半，虚人慎用。

【附注】此丸余尝大量制备，随证赠送，已有三十余年。凡一切脘痛腹痛，痞瘕肿胀，属于慢性实证，均有效验。惟原方香附水浸一日，余则不浸，取其不为水浸而耗损药力也。原方醋煮米糊为丸，余改为米醋泛丸，因其醋煮消耗药力，米糊阻碍药性也。故原方每服须七八分或一钱，而余用三至五分，既可节省药材，并可提高疗效。

◎ 五味子散（《本事方》）

【疗效】治肾泄（即五更泄泻）。

【药品】五味子二两　吴茱萸半两

【用法】二味同炒香熟为度，研细末，每服二钱，夜间临卧时，陈米汤送下。

【附注】《本事方》此方下注云：有一亲戚，每五更初欲晓时，必溏泄一次，如是四月，服此方而愈。《本事方》二神丸方注云：有人全不进食，服补脾药皆不效，予授此方，服之顿然能食。二神丸即补骨脂、肉豆蔻以姜汤枣肉为丸。《证治准绳》以此二方合并为四神丸，治五更泄泻，殊不知患五更泄泻者，大都食量尚佳，不必加全不进食之二神丸。余尝以五味子散与四神丸分治二人之五更泻，以作对比，结果服五味子散者二日即愈，服四神丸者五日始愈。此可证明加入不对证之药品，非但浪费药材；并且牵制药力，减低疗效，故余治五更泄泻，近尝专用此散矣。

◎ 天冬蜜（自制方）

【疗效】治肺痨肺痿，咳嗽痰少，潮热羸瘦，脉象虚细而数者。

【药品】天冬一斤　白蜜三斤

【用法】天冬切片，白蜜煮沸，以天冬浸蜜中一月余，每日早餐后，取一平汤匙，细细嚼服。

【附注】考《张氏医通》有二冬膏,以天冬、麦冬熬膏加白蜜,治痰涩咳嗽,但各家本草,多谓天冬、麦冬功用相同。大抵天冬、麦冬俱能补肺润燥,滋阴清热,治虚劳羸瘦,肺痿肺痈,咳呛吐血,蓄热虚烦,消渴痿躄,惟天冬又能杀三虫,去伏尸。麦冬又能补心安神,治胃络脉绝。盖二药功用相同,惟天冬又长于杀虫治肺痨,麦冬又善于补心,治脉绝。故用以治肺虚咳嗽,只用天冬可矣。且麦冬价较贵,麦冬不能连心嚼服,连心只能熬膏,熬膏则耗费炭及人力。去心既费手续,又耗药材。故余仅用天冬浸蜜,药力既专,手续又省,且每日所服之药价甚微。曾经单用此方,治愈肺痨多人,余曾自患肺痨,亦尝服此而愈。

◎ 牛郎散(《串雅》方)

【疗效】治蛔虫,姜片虫,及肿臌胀,舌苔白腻,脉象沉实者。

【药品】生黑牵牛六钱　生槟榔三钱

【用法】二味均须整粒生研为末,每服一钱,下虫用赤糖汤送下,治水肿胀用黄酒炖温送下。须早晨空腹时服,服后须隔三小时方可进食。

【附注】此散下虫甚效,泻退水肿臌胀亦甚速,大概一至三服,即可取效。余以此散治愈此种病者,已有百余人。有一农妇,腹大如怀胎十月之状,余诊断为虫病,服此散二钱,泻下蛔虫两痰盂,且药价极便宜,并无副作用。惟此二药必须整粒生研,研好之后,即须装瓶密盖,最好研好即用,否则露置多日,或储藏已久,即无效矣。

◎ 丹参散(《妇人明理》方)

【疗效】治一切血虚兼血瘀之证,妇女月经不调,或前或后,或多或少,痛经经漏,产前胎不安,产后恶露不下,或下血断续不止,而有少腹痛者,劳伤羸瘦,肌肤甲错,目眶灰黯,腰背痠痛,骨节烦疼,或胁下脘腹等处,癥瘕疼痛,脉象细涩者。

【药品】丹参十两

【用法】研细末,每服六分,食远时用热沸汤加少量陈酒送下,一日三服。

【附注】古人有一味丹参,功同四物之说。余谓丹参功用,实比四物汤更佳,一则丹参补血而不滋腻,非但不妨胃,且能助消化;二则丹参既能补血调经,又能治癥瘕劳伤等证;三则价目便宜,实为经济实惠之良方。《江苏中医》(19)59年6月,徐州市第二医院报道:丹参治肝脾肿大,疗效极高。肝脾肿大，古人列入癥瘕积聚之内，《神农本草经》以丹参治寒热积聚，破癥除瘕，余治妇科内科诸病，凡属血虚而兼血瘀者，用此一味，恒见功效。

◎　文蛤散（《伤寒论》方）

【疗效】治荨麻疹，肺结核，咳嗽咯血，潮热盗汗，心烦寐少，形肉消瘦，口干或口渴，脉象细数。

【药品】海蛤壳一斤。

【用法】煅研，水飞为极细末，每服五分，食后温汤送下，一日三服。

【附注】此方大抵连日服用，对于止咳、止汗、止血、止渴，退热安神等等，均有相当疗效。惟治疗荨麻疹，有表证者，宜加发汗药，有里证者，宜加通便药。

◎　止痛活络丹（自制方）

【疗效】治中风卒厥之后，半身不遂，麻木疼痛，及风湿关节疼痛，或剧痛难忍，或游走无定，舌苔白腻，脉象沉涩。属于痰湿瘀血阻于经络者。

【药品】生川乌六两　生全蝎三两　生地龙三两　桃仁（去皮尖）三两

【用法】研细末，水泛为丸，如绿豆大，每服三分，临卧时温陈酒送下，复被取汗，痛即减。以连服七日为一疗程，如不愈，隔三日再服。

【附注】此方比大活络丹及小活络丹疗效高出数倍，其痛剧者，有立即止痛之效。间有连服二三日，即得痊愈者，其余，慢性难愈者，久服亦能取效。惟必须舌苔白腻，脉象沉涩，属于痰湿瘀血者，始能随证施用，倘或属于阴虚血虚者，慎勿妄用。

◎　白芷大黄散（自制方）

【疗效】治各种内外科，红肿热痛肿疡，恶寒发热，头痛甚剧，或目赤肿痛，咽喉肿痛，牙龈肿痛，大便秘结，脉象弦数有力者。

【药品】白芷三两　生大黄四两

【用法】研细末，每服六分至一钱，空腹时百沸汤送下，一日三服，盖被取汗，以大便通畅，病势减轻为度。

【附注】此方即《医宗金鉴》外科双节匮金丸，原治发背诸症毒初起，木闷坚硬，便秘者，服毕盖卧取汗，过二三时候大便一二次立效，盖已从实践经验中治疗外科大症,取得良好疗效。但余以此方试用于内科,恶寒发热,头痛甚剧,大便秘结等证,亦有同等功效。惟原方用丸剂,每服须三至五钱,因此二药均系芳香之品,经过制丸之法及风吹日晒,足以减弱药力,故改为散剂,可以减少药量,而提高疗效。

◎ 玉枢丹(《百一选方》)

【疗效】治一切急性时疫病,及伤食、中毒、中恶、暴厥,有头痛神瞀,烦闷呕吐者,兼外治痈疽疔痱痰症。

【药品】山慈菇二两　五倍子、千金子各一两　麝香三钱　大戟一两五钱

【用法】研细末,每服六分至一钱,病重者可以日服三至五次,开水送下,外治用米醋或陈酒调敷。

【附注】查王璆《百一选方》玉枢丹只此五味,后人加朱砂、雄黄,或加苏合香、冰片,均是画蛇添足,无俾实益。据朱明初经验报告,此丹治时行瘟疫,及内外科之急性炎症,极著神效。余以此丹治霍乱、急性肠胃炎、急性脑膜炎,亦屡建奇功。惟麝香价贵,如无麝香或为经济打算,可用番木鳖同量代之。因此用麝香之目的,重在行气活血,消散红肿热痛,故可治上述诸症。番木鳖亦有同样功用,故外科所用之小金丹,麝香与番木鳖同用,又清毒丸只用番木鳖而不用麝香,同有消散痈疽、疮疖、流注、瘰疬之实效,此为番木鳖可代麝香之明证,且二药一次用量,均为一厘五毛至七厘五毛,用量相同,以番木鳖代麝香,则因廉价而可以广泛应用矣。惟病至痉挛惊厥者,用麝香有镇痉回苏之功,不可一律代用,或拟代用,还须再经相当之实验研究。

◎ 石楠仙灵酒(自制方)

【疗效】治妇人闭经期,或月经期,因肾阳衰弱而现头痛头眩,偏头痛,精神疲乏,睡眠不安,心悸亢进。并治男女性欲缺乏,男子阳痿不举,或少女发育不全,子宫狭小,月经屡停,或无月经,或月经后期而量少,经期腹痛,骨盘狭小,臀部瘦小,乳房不发达,乳头细弱,腋窝无毛,及肾阳阳跷阳气衰弱,晨起即觉身体疲倦,步行时下体肌肉易感疲劳,又往往下肢有异常感觉,颈椎骨疼痛,脉象沉迟,右尺沉微者。

【药品】石楠叶二两　仙灵脾一两　高粱酒六两

【用法】上二药切研粗末,分四次轮流浸入酒中各七天,滤榨取汁,加

酒合足六两，成为 50% 之药酒，各服五毫升，每日三服，食后以百沸汤冲淡服之。

【附注】余曾诊治妇女患上述症状者甚多，前医屡投四物八珍等方，不显疗效，而余审其脉证相符者，投以此酒，或以此二味药煎汤加酒服，恒有奇效，因此，二药具有补益肾阳，调理月经之功。且余临证时尝见经期患头痛等证者，多见大颈症，考西医书称此为甲状腺肿大，属于内分泌障碍，因全身之内分泌往往有连带关系，此方所治之证，亦与内分泌有关，故《名医别录》又以淫羊藿治疗瘰疬，即甲状腺肿大之类。

◎ 石膏薄荷散（自制方）

【疗效】治身热恶热，汗出不畅，口渴心烦，夜寐不安。或兼患咳嗽气喘，咳出铁锈痰，胸膺疼痛，甚至神昏谵语。或外见红肿热痛等症，脉象洪大或洪数者。

【药品】生石膏一两　薄荷叶五钱

【用法】研极细末，每服五分至八分，一日三服，热汤送下，服后多饮热汤，宜绝对减食或断食，忌食辛热油荤厚味。

【附注】石膏为最有力之清凉解热药，故《伤寒论》以石膏为主之白虎汤为治阳明病要方。但在二十年以前，常有西医谓中医用石膏，决不能治热性病之说，以石膏仅能作工业用品，及医疗上绷带之用。近年科学家发现石膏确有解热制炎之作用，因生石膏即含水硫酸钙，遇盐酸即能溶解，故生石膏粉入胃遇胃酸，即能溶解而现钙之吸收作用，而能制止炎症病灶之渗出物，故治热性渗出性炎症，确有功效。由此可见，中医数千年以前之实践经验，实已早与现代科学相合矣。惟普通以石膏作煎剂，不溶于水，疗效极微，余尝实验，以生石膏研极细粉末，每服三分，比较用三两石膏作煎剂，效力更大。惟石膏对于炎症渗出物，虽有实效，但无消散作用，故余临证治上述诸症，常与薄荷同用，治疗功效，更觉显著。薄荷为清凉消散药，且能止痛健胃，服药之后，非但毫无不良反应，而有非常舒适之感觉，且投于上述之适应证，疗效甚高，屡试不爽。

◎ 四红丸（孙克任简便良方）

【疗效】治妇人血崩及一切出血症。

【药品】阿胶、当归各二两　蒲黄、血余炭各一两

【用法】研细末，冷沸汤泛丸，如绿豆大。每服三钱，热汤送服。

【附注】此为苏州药铺常备之药，余尝临证应用，颇著显效。但查一九五三年卫生部征集十四个省市县中药成方配本，综合整理，编成《中药经验方初稿》，其中四红丸，无血余炭，有槐花、大黄，共五味，即与原名四红不合，谅是后人所改，其意以大黄能降血热，可止吐血衄血，槐花能止便血，故其主治改为吐血、衄血、便血。殊不知大黄虽能止吐血，但能使下部充血而增加便血，反不如原方能统治一切出血之症也。且其制法改为炒黑，以炭药止血，实系误解五行生克以黑止血之意，但实际上此类炭药，除血余炭必须烧炭之外，其余药物烧成为炭，大半成分，已被烧毁，且炭入肠胃，不易吸收，若治肠胃出血，尚能稍有效力，若治吐血、衄血、尿血、崩漏，甚鲜效也。余尝以十灰丸与此丸分别试验，单用十灰丸，殊鲜疗效，惟用此丸，效如桴鼓，由此，更可证明炭药止血不可靠矣。因恐各地药铺所备之四红丸有如上述者，故详辨如上，以便医师知所取舍也。

◎ 玄参升麻汤（《伤寒活人书》方）

【疗效】治白喉及喉痧，斑疹伤寒，恶寒已解，发热尚甚，头痛面红，目赤咽痛，心烦懊憹，不得睡眠，甚则神昏谵语，舌苔脱落，舌质红绛起刺，脉象细小促数者。

【药品】玄参五钱　升麻五钱　生甘草五钱

【用法】水煎二次，分三次温服，宜减食，忌食辛热油荤厚味。

【附注】此系朱肱《活人书》之方，徐灵胎称朱肱为宋代治伤寒第一人，因其书中多为治急性传染病之活人良方。本方药仅三味，疗效甚著，远胜于后世之白喉养阴清肺汤。查养阴清肺汤内亦有玄参、甘草，但无升麻，良以后世误认为升麻为升阳温散之药，不敢投于此种脉象细微之阴虚热证。殊不知升麻药性，实系微寒，早已载于《本经》，且《本经》以升麻解百毒，辟瘟疫，瘴气邪气，时气瘴疠，头痛寒热，风肿诸毒，喉痛口疮，正是治疗上述诸症之良药。古哲有谓升麻可代替犀角之说，余亦为然。常治急性传染病适应用犀角者，均用升麻代之，其疗效确实相同，且犀角价贵，而升麻价极低廉，实属经济良药，此方配入玄参、甘草，更属精良，因玄参是治阴虚热盛喉痛之特效药，甘草亦能清热解毒而治咽喉燥痛，比较养阴清肺汤中之生地、麦冬等滋腻药品，有碍于透发斑疹消散肿毒清利咽喉者，实有天壤之隔。惟升麻用量，中医普通习惯，仅用几分或一钱五分，还是囿于升阳温散之谬说而不敢重用。但余之经验，用升麻治疗上述诸症，必须重用三钱至六钱,始有速效,且无丝毫不良反应。否则,药轻病重,反致误人生命,切宜注意!

◎ 白金丸(古验方)

【疗效】治癫痫属于痰多者,及痰多而咽痛者,黄疸而兼胃右剧痛,舌脉黄腻,脉象弦滑者。

【药品】郁金七两　生明矾三两

【用法】研细末,水泛为丸,如绿豆大,每服一钱,热汤送下,一日三服。

【附注】《串雅》附方截癫丸,即此方,盖久以治癫痫而著名矣。惟余之经验,可以推广而治上述之二证,亦为经济而有实验之良方。

◎ 半贝散(《格言联璧》附经验方)

【疗效】治疟疾已服疏散药,或已发三次,而已自出畅汗。

【药品】川贝母一两二钱　生半夏八钱

【用法】研细末,炒微黄色,贮藏瓷瓶中,密盖勿泄气。每服五厘,于疟未发前二小时,以生姜汁一两加百沸汤,和入药粉,温服,随即出门,访友或游览,即愈。

【附注】此散余尝制备送人,依法服之,立见功效,屡试不爽。且每服五厘,药本甚微,实为最经济之良方,值得介绍推广。如未服疏散药,或虽三次而未得畅汗者,宜嘱病人先在五更时,饮极热之热汤一大碗,盖被取汗,再于临发二小时前服此药,亦必有效。

◎ 白药水(张若霞方)

【疗效】治眼目红肿热痛,或起翳障,并治耳内肿痛,口舌肿痛,齿龈肿痛,咽喉肿痛。

【药品】雪白细盐　硼砂各三分

【用法】以蒸馏水三两同煮沸,滤净。治目疾作洗目剂,治口腔牙齿咽喉作含漱剂,治耳病作滴入剂,每三小时一次。

【附注】此方疗效极著,初因余患目疾,同道张公若霞,介绍此方,试用有效。继而试治上述诸证,均有良效。且药价极廉,值得推广。

◎ 半夏丸(自制方)

【疗效】治一切寒痰、湿痰病,痰多呕吐,咳嗽气喘。胸满脘痞,胃脘按之有水声,甚则脘痛。或喉间痰多肿痛,甚则痹塞欲死,并治痈疽初起无热证者。舌苔白腻,脉象弦滑。

【药品】生半夏一斤或鲜半夏一斤

【用法】先以半夏用水浸一小时,洗净,晒干。再以生姜切片捣烂,绞取汁,和入半夏晒干,研细末,水泛为丸,如绿豆大。每服三分,温沸汤送下,早晚空腹时各一服。消痈疽,除内服外,可再用鸡蛋白化开调涂。

【附注】祖国药材经过中世纪畏用猛烈药品而多泡制,如半夏必须泡浸七日至十余日,将其绝大部分之有效成分,浸汁弃去,使半夏疗效极微,实属最为可惜。其实张仲景先师用半夏,均用未经炮制之生半夏,惟半夏有刺激咽喉之毒性,单服生半夏,能使咽喉发哑,但服生姜汤,即能解除。因生姜能制半夏之毒,故仲师用半夏,多与生姜同用,其疗效极高。如《千金方》在小半夏汤下注云:有人气结而死,其心上尚暖,以此汤少许入口遂活,足证其疗效之高。余经多年之临证实验研究,以生半夏姜汁制丸,每服三分,比较普通用制半夏三五钱入煎剂之疗效,高出数倍。曾经大量制送,治疗上述诸症,屡奏速效,且每服药价,不到一分钱,实为最经济节约之良方。

◎ 生首乌丸（自制方）

【疗效】治肺痨及老年衰弱,或产后病后虚弱而大便不畅者。

【药品】生何首乌。

【用法】取整个生首乌,洗净切晒研末,水泛为丸,用瓷瓶收贮,密盖勿泄气,每日临卧时服一至二钱,用蜂蜜汤或热汤送下。

【附注】苏州某药店出售首乌延寿丹,即《世补斋医书》之延寿丹,内以何首乌为主,用量比诸药多几倍,售价甚贵,销数甚广,为一般老年虚弱人之常服药。余尝研究其疗效,实与一味首乌为丸相仿,且因药味单纯,效力更高,可以少量廉价而取同等之效。且每晚服后,次晨必得一次通畅之大便。余曾经大量制送,治疗上述诸证,确有良效。但用此丸,须注意两点:一必须整个生首乌研制,二必须用瓷瓶收贮密盖勿泄气,因余昔曾购到一批已经煮过一次之首乌为丸,试用即无效。又曾制就后,日久不装瓶,试用即减少效力。盖因首乌内含有一种与大黄相同之芳香通便成分,极易耗散消失,此从经验得来,故特附志于此。

◎ 四七散（自制方）

【疗效】治肝气郁结，痰湿交阻，咽喉痰腻作梗，状如梅核梗在咽中，咯之不出，咽之不下。胸闷呕恶，脘腹胀满，饮食难下，舌苔白腻，脉象弦滑。

【药品】姜制生半夏（制法详半夏散下）三两 生川朴三两 茯苓四两 紫苏叶二两

【用法】研细末，每服八分，以生姜三片煎汤送下，日三服，夜一服。

【附注】此即《金匮》半夏厚朴汤，《三因方》改名大气汤，《易简方》改名四七汤，以此方四味药，能治七情气郁之病也。余为节省药材，提高疗效起见，经过几十次之临证试验研究改汤为散，确能以少量而取高效。

◎ 白车饮（《串雅》方，新订名）

【疗效】治脾虚泄泻，舌苔薄白腻，脉象虚缓者。

【药品】生白术二钱 车前子三钱（炒 研 包）

【用法】水煎取汁，食远时温服。

【附注】此方治脾虚泄泻，屡经试用，效验显著，若兼风寒者，宜合防风散同服。若兼食积者，宜合山楂散同服。若虚寒甚者，宜兼服理中散。

◎ 生化膏（自制方）

【疗效】治产后少腹痛，恶露不下，或断续日久不止，或崩下瘀块。及产后已久，经期腹痛，经乱期长，色紫而有瘀块。或经漏淋漓断续，或量多而有瘀块，下而不爽，不下则腹痛甚，下多则腹痛轻。凡属于瘀血而兼血虚，脉象细涩者，均可用之。

【药品】当归八两 川芎三两 桃仁泥二两 炮姜炭五钱 炙甘草五钱

【用法】先以水浸一宿，再以火煎三次，榨滤去渣，取汁，再熬浓缩，加赤砂糖十四两收成膏，每服三至五钱，沸汤冲服，一日服二至三次。

【附注】此方虽见于《傅青主女科》书中，但绍兴钱氏女科秘书，早有此方，且据《达生篇》说：此方与达生汤，均系张孟深所立，盖早已流传于世矣。此方治疗上述诸证，确有良效，但临时煎煮，既感不便，又难济急，熬膏备用，比较便利，且此方宜于多煎多熬，使其全部药力，完全熬出,其中桃仁必须研烂如泥,则药力完全,疗效提高。普通以生化汤作煎剂,每日计量须一两四五钱,若用膏剂,可以减省大半药量,而效力反较胜也。

◎　当归芍药散(《金匮》方)

【疗效】治慢性血虚之头痛时作,头眩耳鸣,神疲好卧,面无血色,苍白萎黄,动则喘息,心悸气短,筋惕肉瞤,手足寒冷,消化不良,易于呕恶。或时而脘腹挛急疼痛,喜按喜热。小便微难,足踝或眼睑,稍形浮肿。或妇人少腹两侧疼痛,经少带多,久不受孕,脉象弦细无力者。

【药品】全当归三两　赤芍药六两　茅术四两　泽泻八两　川芎三两茯苓四两

【用法】研细末,每服八分至一钱五分,食远时温酒或热汤调服,每日二至三服。

【附注】本方出自《金匮》,原始妇人怀孕,腹中疼痛,及妇人腹中诸病痛。《汤本求真汉方医学》解说谓:本方应用甚广,难以枚举。其主要者,可治脑贫血病,眼视弱症,心脏衰弱,衰弱性脚气,慢性肠胃病,痉挛性肾脏炎,不妊症,流产及其他之妇人病。余从临证上多年试用,大抵此方治妇人诸病属于血虚者,均有良效。惟曾有少数病人,怕服药粉,改予丸剂,但试验结果,功效较逊,若改为汤剂,每剂用量约需一两五钱,方能有效,与散剂比较,相差甚巨,未免浪费。盖丸剂经过水洒风吹日晒,汤剂经过煎熬蒸发,能使当归、川芎、茅术所含芳香油润之主要药性大半耗散,且茯苓水煎不易溶解,必须研末吞服,才能吸收取效。故仲景用茯苓最有效之方,多用丸散,如五苓散、肾气丸、当归芍药散、桂枝茯苓丸,皆用丸散吞服,盖已早知其利弊矣。且此六味研末调服,无大苦味,尚能入口,如有少数病人畏服药粉者,可以和入黄糖,再加以温酒调服之。又本方之当归可用全当归,并不须炒制,反而减弱药效。古方用术不分苍白,用芍药不分赤白,但余从临证上多年之试验,认为苍术胜于白术,赤芍胜于白芍,且现代化学分析,亦谓赤芍、苍术之成分,较胜于白芍、白术,且苍术、赤芍之价较廉,故余用术多用苍术,用芍药多用赤芍。

◎　固生散(《沈氏尊生书》方)

【疗效】治寒湿挟食滞,呕吐泄泻甚多,略有寒热,头重眩胀,胸脘痞闷,脘腹胀痛。及夏秋之间,稍觉形寒头胀,胸闷食少者。舌苔白腻,脉象濡滑。

【药品】藿香(采取嫩枝叶在烈日下晒干气香色青者)陈皮各等分

【用法】研细末,每服五分,一日二至三服,热汤送下。忌食荤腥厚味,并宜减食或断食。

【附注】昔年余治此证,常用藿香正气散,但须用药十余味,共约三两余,既感煎煮不便,又觉药价尚贵。后发明藿香、茅术散代替,疗效相等,容于藿香茅术散下详述之。近年再从《沈氏尊生书》中发现此方,配制试用,比较藿香茅术散,气味芳香可口,而无茅术难以下咽之弊,且陈皮有消食止呕止痛之效。凡藿香正气散证,偏于食积而多呕吐腹痛者,宜用此散,亦可以经济小量以代替三四两之藿香正气散。

◎ 当归酒(《事林广记》方)

【疗效】治血虚血滞之四肢筋骨痠痛,腰痠胁痛,脘痛腹痛,妇女痛经,经水涩少,经期不调,经漏不止,并治溃疡不敛及一切血虚血滞诸病。

【药品】全当归二两　陈黄酒七两　高粱酒三两

【用法】当归浸入酒中,七日后每日午餐及夜餐前,温饮一两许,如不能饮酒者,以不醉为度。

【附注】《事林广记》以此方治手臂疼痛,《中医大辞典》以此方和血脉,坚筋骨,止诸痛,调妇女经水。余依据两家学说,再试用多年临证,总结经验,可以推广治疗上述诸病。

◎ 竹沥散(自制方)

【疗效】治中风忽然昏倒,痰鸣鼻鼾,口眼歪斜。及产后痉病,妊妇子痫。大人癫狂,破伤风痉厥,喉风痹塞,咳嗽痰多,头眩心烦。舌苔黄腻,脉象弦劲者。

【药品】竹沥五斤　海蛤壳细粉半斤　象贝母粉二斤。

【用法】须择夏日晴天,取竹沥和入药粉中,摊薄晒干,再研细,每服二钱,热汤调服,一日三服。

【附注】竹沥治上列诸证,本有良效。加入蛤粉,象贝,效力更大,且携带便利,可以随时取出应用。

◎ 刘寄奴散(《本事方》)

【疗效】治刀枪创伤肿痛出血。

【药品】刘寄奴二两。

【用法】研细末,以整块石灰半两,用沸水一百两冲化。滤取汁,调药末,敷创口及周围,轻者一次即愈,重者可用石灰水洗去,再依法敷之。

【附注】刘寄奴研末,掺治创伤,出自《本事方》。因刘寄奴善于止血祛瘀,愈合创伤,但以未消毒之药粉,擦布创口,偶有传染破伤风细菌而发生不测之患者。绍兴张若霞医师,常以石灰水治创伤甚验,余以二方合并施用,得石灰消毒杀菌之力,既可防止传染,又可增高疗效,且二药均极便宜,值得普遍推广施用。

◎ 芎芷散(自制方)

【疗效】治血虚之人,略受感冒,即觉头痛甚剧,有发作性,或偏头痛,或兼颜面剧痛,或兼牙龈肿痛,甚至剧痛而有凛寒战栗,头眩呕吐者,兼有心悸寐少,皮肤苍白,恶风怯冷,脉象浮细而弦。

【药品】川芎二两　白芷一两

【用法】研细末,每服五分至一钱,一日二服,以清茶汤调服,服后盖被静卧,取微似汗。

【附注】昔年余治此证,常用川芎茶调散,尚觉有效。但因每服须用三钱,吞咽甚难,后试用一味白芷,亦有效力,再加入川芎,屡次与川芎茶调散,互相对比试验,实与川芎茶调散功效相同。因此余认为川芎茶调散中,最有效力之药,当为川芎、白芷。古方亦有芎芷散,用川芎、白芷、羌活、细辛、薄荷余亦曾试用,但其疗效不及仅用白芷、川芎二味。因药味愈少,效力愈专,且用量可以减少,易于吞服,故余仅用此二味也。

◎ 皂矾散(验方)

【疗效】治卒然头痛甚剧,胸中烦闷,或头痛头晕及偏侧发作性头痛,兼有胸闷呕吐者。

【药品】皂矾(即染料所用绿矾)

【用法】入瓦罐加水至炭上烊化,滤去杂质,晒干,再至瓦上煅成赤色,研极细末,每用二三厘,吹入鼻孔内。头痛偏左者吹右鼻孔,偏右者吹左鼻孔,左右俱痛者,吹两鼻孔,二三分钟后,鼻流红黄血涕,即觉头痛减轻,胸中清爽。再隔一小时吹一次，连续二三次甚效。

【附注】此是诱导疗法，因鼻孔与脑相近，吹入此药，使其鼻内膜发生急性红肿，渗出多量分泌物，以减轻脑部之病毒及充血，屡经试用，确有良效。

◎ 皂荚丸（《金匮》方）

【疗效】治痰饮咳嗽气逆，时吐浊痰，喉间痰鸣，但坐不得眠，脉象弦滑而有力者。并治肺痈初起，咳嗽气喘，唾吐臭痰，不得安眠，脉象滑数有力者。

【药品】猪牙皂荚八两

【用法】刮去皮用酥炙，研细末，炼蜜为丸，如梧子大，每服三丸，用红枣三枚，煎汤送下，连枣食之。日三服，夜一服。老弱及肺痨忌用。

【附注】此丸效力大而速，余曾治数病人，进诊室时，痰鸣气喘甚剧，审其可用此丸者，随即取丸与服，至诊毕出门，已获大效而气喘平矣。然其荡涤攻伐之力，非常剧烈。曾见章太炎先生，临终以前，因老弱已甚，咳喘甚剧，自服此丸，即告永别。

◎ 辛夷散（自制方）

【疗效】治鼻伤风，鼻塞流涕，鼻内发痒，常有喷嚏，头痛恶风者。及鼻渊鼻流黄绿色有恶臭之脓涕，鼻塞，鼻梁两边有触痛，头痛头晕者。并治鼻痔、鼻腔内增生息肉，鼻孔肿塞，流出黏腻浓厚或有臭恶之脓涕，头痛眩晕，久则鼻外变形，甚则或有喘息者。

【药品】辛夷花一钱　鲜葱白二钱

【用法】以辛夷研细末，葱白捣取汁和如薄糊状，用药棉捏成如枣核状，蘸药塞入鼻孔内，日换三次。

【附注】此系《本草纲目》李时珍之验方，惟原方尚有麝香，余因其价贵而无裨实益，故减去之。试治上列诸证，均有效验。

◎ 防风散（自制方）

【疗效】治伤风头痛。风寒湿痹之关节痛，及感冒性之腹痛泄泻。感冒期中之血崩，便血。

【药品】防风一两

【用法】研细末，每服五分，空腹时热汤送下，一日二服。服后盖被取微汗,宜减食,并忌食鱼肉油腻厚味。

【附注】《妇人良方》有一味防风散治血崩,独圣散亦以一味防风治血崩,又有以防风治便血者。余尝研究以防风治血崩便血之适应证,必须血崩或便血而兼有外感症状者,并非无论任何血崩便血,均可用防风也。

◎ 龟板丸(《串雅》方新订方名)

【疗效】治慢性肺肾阴虚证,肺痨咳嗽,咳血,潮热消瘦,及骨痨脊骨突出疼痛,不能起坐。并治颈项瘰疬,乳房结核,及乳癌初起坚硬,痔漏便血,妇人经漏,带下赤白,小儿囟门不合,鸡胸龟背,生齿迟,行走迟,脉象虚细数,右寸左尺较弱者。

【药品】炙龟板

【用法】研细末,以黑枣煮熟,去皮核,捣烂和为丸,如梧桐子大,每饭后各服一钱,温沸汤送下。兼气郁者,以金橘叶二钱,煎汤送下。

【附注】苏州民间单方,有以尅蛇龟制丸以治肺痨,咳嗽,咯血者,甚效。恒尅蛇龟产量甚少,不易购办。余阅《串雅内编》乳岩条下,吴庚生补注云:杭妇郑姓者,患乳岩,服此方奇验。又根据《本草》龟板补阴补肾,治久嗽劳倦,骨中寒热,伤寒劳复,痔漏便血,妇人赤白漏下,小儿颅门不合,故曾推广治疗范围,试治上述诸证,凡属肺肾阴虚者,均有良效。惟原书每服三钱,经余试验,先以龟板研末试服,每服五六分,一日三服,连服三五日,即有止血退热之效。故改为每服一钱,且药价甚廉,实为补虚治痨之经济良方。

◎ 芋艿丸(验方)

【疗效】治未溃、已溃之一切瘰疬。

【药品】生红梗芋艿

【用法】去皮切片,晒干研末,水泛为丸,如梧桐子大,每日服三钱,临卧时用陈海蜇、荸荠各一二两,煎汤送下。或用热汤送下亦有效。

【附注】此方芋艿必须生用,因生芋艿消除瘰疬之功效甚大,余尝大量制送,治愈甚多,且药价甚廉,值得推广。

◎ 参归益胃膏(大融法师方)

【疗效】治胃病已久,食量减少,气血虚弱,头眩心悸,神疲力乏,面色枯黄，肌肉瘦削，脉象虚细者。

【药品】党参三斤　当归三斤　小茴香四两　春砂仁四两

【用法】宜于立冬之后，先以党参、当归浸一宿，煎四次，滤取汁，再煎为浓汁，再以茴香煎汤和入，砂仁研末和入，加饴糖一斤，白糖一斤，白蜜一斤，再熬收成膏。每餐后，以热汤冲服一汤匙，一日三服。

【附注】此是苏州西园寺八十余龄之大融法师自己常服之膏方。因余患胃病已久，身体虚羸，法师介绍此方。余初试服，即觉药入之后，稍有嗳气，胃中甚舒，渐觉食量增多，精力充足。每冬服此一料，则冬春二季，比较健康而少病矣。且此膏药价，比较普通用人参、鹿茸等数十味之膏方，尚极便宜。况普通滋补膏药，每有碍胃之弊，而此膏既能补益气血，又能增加食量，诚属经济实惠之良方。

◎ 青皮散（自制方）

【疗效】治因于气郁之乳核乳肿，胸脘痞闷，嗳气呃逆，胁痛腹痛，痞块痛，食积痛，小腹疝气痛，妇女月经乱期，少腹胀硬疼痛，脉弦不畅者。

【药品】青橘皮

【用法】研细末，每服五分，热汤送下，一日二服。

【附注】考朱丹溪医案：一妇因久积忧郁，乳房内有核如指头，不痛不痒，每日用青皮四钱，煎汤徐徐服之愈。据江苏省中医学校冯辅导员之母亲说：曾患乳癌服大量青皮汤而愈。《医林集要》方以青皮研末治伤寒呃逆。《本草》以青皮破坚癖，散滞气，止痛，下食。治胸膈气逆，胁痛，小腹疝气，消乳肿。余根据以上古人之经验，深信青皮有治疗上述诸证之疗效。但以青皮煎汤服，如朱丹溪医案所载，每日须服四钱。余尝研究青皮煎汤，既因煎煮而耗散芳香辛散之药效，由因去渣而弃掉部分之药材，惟研末吞服，始无此弊。故尝自制此散，长期赠送试验，治疗上述诸证，只需每服五分，即有实效。但必须用橘皮之末黄而青色者，昔日私商药铺曾有以小枸橘小橙子切片伪充者，不可不慎辨之。

◎ 炉鳖散（自制方）

【疗效】治烂脚疮。

【药品】番木鳖　炉甘石各等分。

【用法】烂脚疮时慢性病，不易治愈。惟用此散治之，二三日即可痊愈，屡试屡验。

◎ 矾床丸（自制方）

【疗效】治妇人白带甚多，黄白相杂，腥秽异常，或成条状，或如膜状，少腹坠胀疼痛，月经不利，或停闭，或阴门瘙痒，或阴门肿痛，或经检验诊断为子宫颈或子宫内有肿瘤，子宫颈炎，子宫颈糜烂，子宫内膜炎等，脉象沉涩者。

【药品】煅白矾三两　蛇床子六两　光杏仁一两

【用法】各研细末，和匀再研，炼蜜为丸，如小橄榄状，晒干，每夜以丝绵或纱布包一丸，下系丝线，临卧时置阴中。

【附注】此即《金匮》矾石丸及蛇床子散合并方，已经多年试用，用后有如腐烂之皮状物下来，连用数日，带下即减，屡用甚效。近年又试用于子宫颈及子宫肿瘤，无论恶性良性，均有消散或减少之效，于是悟到《金匮》"矾石丸治藏坚癖不止，中有干血下白物"以及《本草经》"矾石治白浊阴蚀恶疮"是矾石有治子宫癌瘤或类似癌瘤之效。广东中医梁庄报道："民间验方治疗胃癌，以生白矾一两煅极枯，约成三钱研末，同白醋六两，同煎约三分钟，澄清顿服，服后吐泻，五日为一次疗程，三次愈。"此与上述《本草经》《金匮》之学说互相参合研究，则白矾确有治癌之效。现在余已再作进一步之临床实验矣。

◎ 青蒿散（自制方）

【疗效】治夏日暑热病及一切热病之中末期及慢性虚性久热，潮热，又能止血止盗汗，及发热而脉象虚细略数者，均可用之。

【药品】青蒿（新而嫩者）一两　生甘草二钱

【用法】研细末，每服五至八分，热汤送下，一日二三服。

【附注】此方余尝自制大量，随证施用，常能以此小包之药，治愈久热不退之病，人皆称为神奇，其实要不在多，贵在中病，且此药研末吞服，芳香辛凉气味完全，其疗效远胜于汤剂，故能少量药而收大效也。

◎ 胆黄丸（自制方）

【疗效】治目赤肿痛，或耳内红肿热痛，或口舌红肿糜烂疼痛，或咽喉红肿疼痛，并治鼻渊、黄疸、泄泻、痢疾、一切痈肿热疥，兼有发热心烦，胸闷呕恶，小便黄赤，舌苔黄腻，脉象滑数者。

【药品】猪胆膏（腊月以猪胆取汁，在炭炉上慢火熬成膏）二两　黄柏

六两 新藿香叶六两。

【用法】各研细末，和匀再研，水泛为丸，如绿豆大，每服六分至一钱，一日三服，食远时热汤送下。并宜减食，忌食辛热油荤厚味。如病在肠胃，宜断食。

【附注】昔年余根据《验方新编》，用藿香猪胆汁治鼻渊，屡试有效，后考猪胆汁之功效，大致与牛胆、熊胆、蛇胆等相同，有清热利胆，消散红肿热痛之效用。藿香亦能消散肿毒，且能发散风寒，和胃止呕并治肠胃病。因此我又试用于肠胃病及应该用牛胆、熊胆等症，果然亦有良效。又据《药学杂志》平井方澄氏之报告云：日本市上所售之陀罗尼助，即黄柏煎熬而成，名曰炼熊，用代熊胆，内服能治脑通、腹痛等，外用点治充血目烂目等，及治疗打伤刀伤等，实与熊胆相同，故余又配入此药，同制为丸，治疗上述诸证，确有良效，且价钱便宜，诚为经济实惠之良方。

◎ 枳术丸（自制方）

【疗效】治消化不良，胃脘痞闷，或胃脘膨硬，或胃脘胀痛，或胃脘有癥块，食入作胀大便溏薄，舌苔薄白腻，脉象濡缓滑者。

【药品】生苍术二两 炒枳实一两

【用法】研细末，水泛为丸，愈小愈妙。每服五分至八分，食后热汤送下，一日三服。

【附注】此方即《金匮》枳术汤，改制为丸，不经煎煮，不去药渣，既省麻烦，又省药材，可以减少剂量，而收同等之效也。惟原方术写白术，张洁古枳术丸，丸用白术。但根据上海雷氏德研究院分析苍术，含有大量甲种及乙种维生素，而白术仅及苍术八分之一，且古人以苍术重在化湿，白术重在补脾，此方治痞满胀痛，固不宜用白术而宜用苍术也，故余此方用苍术。又查张洁古枳术丸，以荷叶裹煨陈米饭为丸，实属画蛇添足，以饭制丸，既易霉烂，又增多剂量而比较难服，且服在饭后，何必再服饭丸，莫如只用原方二味为佳。此方余尝大量制备，送与病人，试用二十余年，疗效甚高。余亦曾自患胃下垂及胃扩张，服此而愈。

◎ 信枣散（古验方）

【疗效】治走马牙疳，牙龈有小溃疡，上面有灰黑色腐肉，蔓延甚快，甚则延及满口及面颊，腐烂而有臭气，牙齿脱落者。

【药品】大红枣十个 白砒霜一分

【用法】红枣去核，每枣内纳入砒霜一厘，置炭火瓦片上烧黑，任其冒白烟，至烟尽成炭后，研细末，涂布患处，一日涂三次。

【附注】此系古代流传之验方，《本草》载砒霜解热毒，治痰壅，除烂肉，杀虫截虐。此方以少量外敷，佐以枣炭，治疗小儿之患走马牙疳者，余尝试用，屡见奇功，诚为经济有效之良药也。

◎　**独圣丸**（《医学心悟》方）

【疗效】治妇女血崩而有瘀块，并兼少腹坚硬剧痛者。并治产后少腹坚硬剧痛，恶露不少，或恶露久不止，或痛剧而致昏厥者。及一切脘腹经络关节剧痛而有瘀血证，或曾经跌打损伤者。

【药品】五灵脂。

【用法】研为细末，以酒飞去砂石，晒干，水泛为丸，如绿豆大，每服五分，陈酒热汤各半送服。

【附注】余昔年治上述诸证，多用失笑散，亦尚有效。但须每服三钱，酒煎，连滓和服，方能效。既需加酒煎煮之麻烦，又感药粉太多之难服，若改为煎汤去渣服，但屡经试用，疗效不大显著，经余再三研究，《灵苑方》以五灵脂治血气刺痛，《集要方》以五灵脂治血崩不止，《奇效方》以五灵脂治中风瘫痪，俱以五灵脂生研为末吞服，均系单用五灵脂而建奇功。因此，始知五灵脂单味生研吞服为最佳，故遵照《医学心悟》独圣丸方，改为生研水泛丸，以便易于吞服。经过临证多年试验，只需每服五分，治疗上述诸证，比较用失笑散三钱之疗效，确能胜过也。

◎　**胃痛散**（**古验方**）

【疗效】治实寒胃痛，胸膈胀满，呕吐嘈杂，大便干结，舌苔白腻，脉象弦迟者。

【药品】飞雄黄四钱　肉桂心五分　枳壳、五灵脂、红花各二钱　广木香、白胡椒、公丁香、巴豆霜各四分

【用法】研细末，每服五厘，置玻璃纸上，用舌舔咽下，不可用汤水送服。服药之后，须隔三小时方可饮汤水。

【附注】此方见于《经验各种秘方辑要》。方下注云：此方余友人常年修合施送，灵效异常，不论远近心胃气痛症，发时，轻者一服，重者二三服，屡试屡验，余以配合施送，果有灵效。但余初用此方，仅用于气郁水毒食积之胃痛，因其方内有刺激性甚剧之巴豆，不敢用于溃疡性之胃痛。后阅《外科

精义》乌金膏,以巴豆炒焦研膏治一切恶疮瘀肉疼痛,《医学心悟》谓其去腐肉不伤新肉,最为平善。余始知此方可治溃疡性之胃痛,试之果甚效。此方原名治心胃气痛神效方,余尊其原意,初名心胃气痛散。后因此方不治心痛,且不专治气郁之胃气痛,可以统治气郁,水毒,食积,溃疡之寒实性胃痛,故改名为胃痛散。

◎ 胡桃蜜(《医学心悟》方)

【疗效】治咳嗽已久,咽干无痰,皮肤干燥,大便秘急者。

【药品】胡桃肉(连衣)、白蜜各一斤

【用法】胡桃肉研如浆状,调入蜜中,隔汤炖热,每服一汤匙,热汤送服,早晨及夜间临卧时各服一次。

【附注】《医学心悟》此方附在人参胡桃汤之后,医者多不注意。但人参胡桃汤,药价既贵,疗效亦不大,惟此方经济而有实效。余尝试用,屡试屡验。

◎ 枳实芍药散(《金匮》方)

【疗效】治腹痛拒按拘挛烦满,不得安卧,不思饮食,或兼呕吐,或兼泄利,或兼时而微热,时而肢冷,及一切内外疮疡已溃将溃,或吐下脓血,或妇女赤白带下如脓,舌苔薄白,脉象弦涩。

【药品】炒黑枳实、生赤芍各等分。

【用法】研细末,每服七分,一日三服,热汤送下。

【附注】《金匮》此方主治产后腹痛,烦满不得卧,但余根据大柴胡汤四逆散排脓散均用枳实、芍药之意义,从临床上试验研究,乃知此方应用范围甚广,具如上述。如兼痰脓或吐下脓血,或妇人赤白带下如脓者宜加桔梗末三分与鸡子黄一枚,调匀,加热汤和服。如无鸡子黄,可用麦粥汤和服,此即《金匮》排脓散。如兼时而微热,时而肢冷,宜加北柴胡末三分,甘草末二分,此即《伤寒论》之四逆散。若兼寒热往来,胸胁苦满,心下痞硬,呕吐下利,宜加柴胡散七分,半夏散三分,以生姜三片,红枣三枚,煎汤送下,此即《伤寒论》之大柴胡汤。随证加味,灵活施用,确能治疗上述诸证。

◎ 荆芥散(自制方)

【疗效】治感冒伤风,头胀眩痛,鼻塞流涕,恶风有汗,或发热,或咳嗽者。并治破伤风,痉病初起,恶寒发热,牙关强挛,开口困难,渐次项背强直,牙关紧闭,脉象浮弦。及产后痉病初起,恶露臭秽,恶寒发热,头痛眩晕,脉象浮细而弦者。兼治各种发热恶寒初起,脉浮者。感冒屡发,变为鼻渊流涕者。

【药品】荆芥穗

【用法】研细末,每服五分至一钱,一日二服,热百沸汤送下,盖被静卧,取微似汗,多饮热百沸汤,避风多卧,减少食物,忌食生冷粘滑鱼肉厚味。

【附注】此药虽仅一味,治效甚著。昔年余尝患感冒,鼻塞流涕,甚至一月数发,每发甚剧,选服各种发散药剂,殊难取效,唯服此散,一服即效,连服三日即愈。此后,发病较轻,再服此散,取效更速,且近年已不易感冒矣。尝以此散普遍赠送,治疗上述各证,无不见效。唯此散所用荆芥必须取其新晒干而香气芬芳者,虽服五分,即有疗效。又古方华佗愈风散,用荆芥炒黑,亦足以减弱疗效,故原方每服三五钱,但散药量多,不易下咽,莫如生用为佳,且此药入汤剂,每服须一钱五分至三钱,始能有效。因此,药经过煎煮,药气蒸散,药力减弱,故须多用。唯此散生研吞服,毫不损耗药力,故只服五分,即能有效。确是经济简便之良方。

◎ 珍珠曼陀散（自制方）

【疗效】治头痛屡发而甚剧,或偏头疼或连面颊牙龈剧痛,或肋间剧痛,或腰髀剧痛,胃脘剧痛,一切有发作性之剧痛,痉挛性之咳嗽气喘,兴奋性之不寐,脉象弦细者。

【药品】珍珠母(即蚌蛤壳取其内层白而光亮者)一两　紫花曼陀罗叶(属茄科一年生草本,茎高四五尺,叶卵圆形,边缘有不整齐之尖起,味苦有麻醉味,夏秋间开漏斗状淡紫花,花后结有刺而卵圆之蒴果,果内有黑色稍扁平之种子,开花时采嫩叶晒干)二钱

【用法】各研极细末,和匀再研,每服三至五分,临卧时开水送下,病重者四小时服一次。

【附注】蚌蛤壳内层白而光亮者,实即形成珍珠之原料,入药替代珍珠,成为经济之良药。能治肝阳上亢,虚火内炽之头痛头眩,心悸失眠,及肺痨久咳,均有良效。曼陀罗叶为麻醉性之镇静镇痛止咳定喘药,治一切痉挛性及发作性之咳嗽,喘息,疼痛,均极有效。二药并用,应用更广,疗效亦

显。余尝临证应用,颇有立即见效之功。

◎ 茵陈蒿汤丸（自制方）

【疗效】治阳性黄疸,面目发黄,油润带红,身热心烦,大便秘结,或便泄不畅,小溲黄赤,舌苔黄腻,脉象洪滑或滑数。

【药品】茵陈蒿五两　生大黄一两　生山栀三两

【用法】先以大黄研细末,再以茵陈、山栀水煎两次,滤取汁,再煎浓缩至一两左右,和药末为丸,如桐子大,晒干密盖储藏,每服一钱五分,空腹热汤送下。一日二服,服后宜多饮热汤,以助药力,并宜断食或绝对减食,忌食油腻食物。

【附注】此即《金匮》茵陈蒿汤,改汤为丸,一则省却临时煎煮之麻烦,及服药之便利,二则,大黄经过水煮,减弱药力甚大,研末和丸。可以节省药量,屡经试用,确与原方功效相同,但服药之后,必须多饮热汤,以助药力,即符合原方用汤"汤者荡也"之意。

◎ 消肿止痛散（原名咽喉通闭散,推广应用,改订此名）

【疗效】治一切急性咽喉肿痛,饮食难下者。兼治口舌热疮,糜烂碎痛。及牙疳、牙龈肿痛、下疳及妇女子门肿痛糜烂等症。

【药品】硼砂　青盐　生白矾　元明粉各等分

【用法】共研细末,治咽喉肿痛,取少许频吹,治口舌牙龈病,作为10%含漱剂,频频含漱,或以少许频频散布患处。

【附注】昔年余常用孟河马氏传授之玉钥匙,即本方加朱砂、冰片,治疗咽喉肿痛,颇有良效。后阅验方书,发现此方治一切咽喉肿痛甚效。及试滴水不下者,即能突出痰涎,消肿止痛,简便廉价而极有效。余即试用,果极有效。因此,认为玉钥匙之加朱砂者,为增加红色之美观,加冰片者为增加芳香之气味,实系医家迎合病家心理之手段,此二味药价甚贵,无裨实意。余遂改用此方。且试用于口舌碎痛,及牙疳牙龈肿痛,下疳及妇女子门痛糜烂等症,均有良效。故以原名咽喉通闭散,改订此名。

◎ 乌鲗蒲黄散（自制方）

【疗效】治齿衄、舌衄及重舌,及一切衄血,咳血,吐血,便血,尿血,痔疮出血,妇女崩漏,赤白带下,创伤出血,慢性溃疡,下疳,阴囊湿疹等症。

【药品】煅乌鲗骨　蒲黄各等分

【用法】研细末，治齿衄舌病，频频涂布患处。治创伤出血，痔疮出血，湿疹溃疡等撒布于患处，或加纱布包扎。治内外一切出血症，内服每次六分，一日三服。

【附注】《本草》乌鲗骨主治女子赤白漏下，经闭血崩。蒲黄止血消瘀血，通经络，治妇人带下，月候不匀。似乎此二药，既能通经，又能止血，似有矛盾。其实此药之治经闭，必须经闭而有带多赤白之子宫出血症状，方可投之。此因治愈子宫病，而经闭自通，并非止血之药又能通经也。《内经》以四乌鲗骨——藘茹治血枯月事衰少不来，其实以此二药，止时时前后血，血止病愈而经自通，此亦与前同义也。且《本经》以乌鲗治阴蚀肿痛，《普济方》以乌鲗治疗疔疮恶肿，《别录》以蒲黄治筋溢恶疮，《本事方》以蒲黄治舌胀神验。故用此方治一切出血症，必须审出血由于溃疡性者，始能投剂有效。倘遇前述二汁饮之坏血病出血症，投以此方，则必无效。故医者用方，必须辨证论治，不可忽也。

◎ 芪枣汤（民间验方）

【疗效】治气虚血虚，脾虚肺虚，精神疲惫，筋力疲乏，形瘦头眩，心悸寐少，自汗盗汗，色枯肤肿。凡老人产后、小儿一切慢性久病之虚证，及溃疡久不敛，脉象虚细者。

【药品】生黄芪五钱　红枣十个（小儿减半）

【用法】水煎三次，每日三餐食后，各服一煎。

【附注】此是绍兴民间流传之验方，大凡老人产后，小儿虚体，久病不愈者，服此常有效验。黄芪补气强身之力，比人参更佳。余尝以二药分别试服，服人参之后，常有增加头胀胸闷之弊，服黄芪则无此弊。红枣补益之力甚大，故《神农本经》主安中养脾，助十二经，补少气少津液，身中不足，久服轻身年长。且此方二药均系补而不腻，售价不贵，实为经济实惠之良方。

◎ 乌胆散（自制方）

【疗效】治痔疮。

【药品】猪胆汁一个　煅乌鲗骨粉适量

【用法】以猪胆汁和入适量乌鲗粉，调如浆糊状，晒干，再研细末，用麻油调敷患处，一日二次。

【附注】余昔患痔疮，查验方有用熊胆和乌鲗粉以麻油调敷痔疮之方，余以熊胆价贵，意以熊胆、猪胆，同系胆汁，疗效大致相同。遂以猪胆汁代熊胆试用，敷治月余，果得治愈，以后试治多人，均有良效。大致痔疮初起尚小者，可以消除而痊愈，其痔大而病久者，亦有止痛止血及减小之效。

◎　桂枝茯苓丸（《金匮》方）

【疗效】治妇人少腹癥块瘀胀疼痛，或有癥块而不酸痛，或有癥块而不能触知，但按腹直筋左侧挛急者。月经不正常，或停经，或经漏，或痛经。或有心悸甚剧，筋肉瞤动，时而头痛头眩，时而胸闷气逆。清晨面肿，午后足肿，少腹时而作胀，时而瘀痛，或腰骶带脉瘀痛，并有带下。脉象结涩属瘀血为病者。

【药品】桂枝尖　茯苓　丹皮　桃仁（去皮尖）　赤芍各等分

【用法】研细末，炼蜜为丸，如兔矢大，每日食前服一丸，不知加至三丸。

【附注】此丸每日仅服如兔矢大之一至三丸，药有五味，每味药量，均极轻微。余对此方用量太轻，初甚怀疑。后治苏州三元坊书院巷十四号李女大之右侧卵巢囊肿，服此而愈，深信仲景圣方实属精良。细加研究，余曾以五药改为汤剂，每服重一两，服二三十剂，其效力不甚显著，改服丸剂，即显速效，乃知此五味药研末服下，比较煎汤服下，相差甚远。因桂枝煎汤，气味大半耗散，茯苓、桃仁、丹皮、赤芍煎汤，性味多未煎出，且慢性缓病，必须丸以缓治之，研末炼蜜为丸，使丸药入胃之后，慢慢融化，将全部药力徐徐输入病所，渐渐达到消除癥块之效，真是精打细算的经济良方。惟《金匮》所载此丸之原书指证，仅治妊妇癥痼害。余尝以此治疗妇女各种子宫病，如现代所谓子宫肌瘤，子宫息肉，卵巢炎肿，子宫炎肿，慢性输卵管炎，慢性盆腔炎等子宫病。只需审其证候，确如上述，而属瘀血为病者，投以此丸，无不见效。

◎　益母大黄丸（自制方）

【疗效】治产后恶露不下，或下而不多，或淋沥日久，少腹硬痛，甚或头晕甚剧，恶寒发热，大便难者。并治难产、闭经、痛经及一切月经病、带下病属于血瘀而大便不畅者。并消疔毒痈肿，紫红肿痛甚剧。脉象弦数而涩，或沉涩而结者。

【药品】益母草三两　整块生锦纹大黄三钱

【用法】先以益母草浸一宿，煎三次，滤取汁，熬成膏，再以整块生大黄打碎，研细末，和入膏内。如太干可加开水，如太潮，不可再过火，须待阴干。制丸如梧桐子大，每服三至五分，一日二至三服，空腹时热汤送下。

【附注】江南各地民间产后及月经病，每以益母草煎汤热服，或向药店购服益母膏，均有相当疗效。因益母草功能消除瘀血，调整血脉，确为妇女经产之良药。但余尝以配入大黄为丸，屡经试用，并与益母草及益母草膏对比，其疗效高，可以增高二三倍。例如同一病症，服益母膏或益母草汤须三四服取效，服此丸一二服即效。且可节省临服煎汤之麻烦，或熬膏加糖之浪费糖类。因余曾以益母草汤加赤糖及不加赤糖者，作对比试验，效力相同，足以证明，不必加糖。惟熬膏不加糖，不能久藏，故余以膏和大黄末为丸，既可久藏，又便服用。但制法必须如上述，使益母草药汁完全熬出，大黄末不受浸洗切片煎煮等损耗，则治上述诸证，可以小量，而取速效。

◎ 消癌马蚕散（自制方）

【药品】番木鳖（去毛　香油炒）三两　炙穿山甲一两　炒僵蚕一两　川贝母四钱　制乳没各三钱　猪胆膏一两

【用法】研极细末，内服每次一分至三分，每日用蜀羊泉五钱，红枣十个，煎汤送下，一日三服。外治未溃者，以陈酒调敷，已溃者，以麻油调敷，一日三次。

【附注】此方系1954年江苏卫生厅召开中医座谈会，中医师萧向荣交流之验方。但原方尚有麝香一分，西黄一分半，猴枣一分半，经余详细研究，此三味药价甚贵，而药量甚少，每服均不到一毫，实无医疗作用，莫如省减。且外科用麝香，实与番木鳖相同，因外科用麝香之目的，重在行气活血以消散红肿热痛，而番木鳖亦有同样功效。如外科消毒丸、小金丹，均以番木鳖为主，已为医界公认之验方。此方已有大量番木鳖，不必再用麝香，惟西黄对于治疗癌瘤，确有效验。据常州屠揆先中医师说：曾见一妇人患乳癌已溃，外敷大量西黄而痊愈。但西黄价贵，且多伪品。余尝研究各种动物胆汁，治疗西黄适应证，疗效大致相仿，尝于每年冬至节边，采取大量猪胆汁，以慢火熬膏，赠送病人，以代西黄，且因药价甚廉，用量可以随证重用，既可内服，亦可外敷，并可作灌肠剂，或子宫坐药，均有相当疗效。故以原方减去西黄、麝香、猴枣，而加猪胆膏一两。曾经试治患在表部的癌肿初起，或已溃微久者已有多人，均有效验。1957 年 5 月，曾在南京中医学校门诊部，治疗镇江瓦瓷山邮电宿舍 29 号储惠珍左上腭肿瘤，已经溃腐，脓血淋漓，肿痛甚剧，经江苏医学院附属医院切片检验，诊断为鳞状上皮癌。余用此散内服外敷，并兼服蜀羊泉饮，三十余日而痊愈。1959 年 12 月 7 日，来信报告：治愈后，并未复发。按此病治愈之后，已隔二年有余，未见反复，已可证明，此方治疗癌症，确有效验，且药价甚廉，值得推广。

◎ 柴胡散（自制方）

【疗效】治一切热病有寒热往来，口苦咽干，胸闷胁痛，或不寒热往来而常有微热，或右胁下痞硬疼痛，或胃右侧剧痛而且发黄，或脘中痞硬，或腹中硬痛，或妇女少腹两侧硬痛，或心烦，或口渴，或咳嗽，舌苔薄黄白腻，脉象浮弦滑数。

【药品】北柴胡五两　黄芩二两

【用法】研细末，每服七分，一日三服，用红枣三枚，生姜三片煎汤送下，或用二钱绢包同姜枣煎汤，分两次温服。

【附注】本方从《伤寒论》小柴胡汤化裁而出，其应用范围甚广，正如张仲景所谓："伤寒中风，有柴胡证，但见一证便是，不必悉俱。"但原方之下，尚有加减法，临证使用，必须注意。余从数十年临证试验研究之所得，只用柴胡、黄芩二味，若不往来寒热而带有微热者加桂枝末三分；若津液虚而口渴者，加入人参末三分，甘草末二分；如内热盛而心烦者，加石膏末三分；若有痞硬者，加枳实末二分；腹有硬痛者，加枳实芍药散五分；若胃有剧痛两目发黄者，加胆黄丸二分，茵陈蒿汤丸五分。如是随证加药，灵活应用，无不效如桴鼓。

◎ 消积散（自制方）

【疗效】外用消散癥块。

【药品】芒硝一两

【用法】研末，用极薄旧布，做成比癥块较大之袋，纳药入袋，扎好袋口，置铺癥块上，外以热熨斗或热水袋熨一小时，一日熨三次。

【附注】一，此方从民间单方以皮硝治小儿食积而革新及推广用途。二，芒硝效力，比皮硝更大，已经本人试用多年，治愈癥块多人。三，药价极廉，用法简单值得推广。

◎ 蚕豆壳散（自制方）

【疗效】治吐血，咳血，崩漏，痔漏，便血，久不止者。并治噎膈初起，大便溏薄，脉象虚细者。

【药品】蚕豆壳

【用法】洗净，晒干，焙研细末，每服六分，赤糖汤或热汤送下，日三服，夜二服。

【附注】每年初夏，蚕豆成熟，家家食豆，常弃其壳，实属可惜。余尝收集制成此散，以治上述诸病，颇有捷效，诚废物利用之良法也。

◎ 乌梅饮（自制方）

【疗效】治夏日暑湿交盛，饮食不慎，发热口渴，心烦自汗，胸闷呕吐，腹痛泄泻。或因冒暑远行，奔走劳动，头目眩晕，口渴汗多，脉象虚数者。并治消化不良，大便溏薄，脉象虚弦者。

【药品】乌梅肉一钱

【用法】以水一大碗，煮取汤，分多次徐徐饮之。

【附注】昔年苏州暑疫霍乱流行，七子山庙会人众，顾姓医家以大量乌梅汤供给行人饮用，竟得减除疫病。盖乌梅善于消暑杀菌，价廉效高，值得推广。

◎ 益母膏（验方）

【疗效】治妇女月经不调，经期腹痛及产后诸病，有瘀血者。并治折伤内损，瘀血积滞，天阴则痛，面色苍黯，脉象涩结者。

【药品】鲜益母草二十斤

【用法】开花时连根带叶，采取洗净，置石臼中捣烂，以布滤取浓汁，入砂锅内，文武火熬成膏，如砂糖色为度，每服一汤匙，沸汤或陈酒调服。

【附注】普通药铺所制售益母膏，多系用干枯之益母草熬煎而成。此方见于《验方新编》，以鲜益母草捣取汁，熬成膏，其功效较高，或于十斤益母草膏中加赤砂糖，则疗效更好，且能久藏。

◎ 麻黄汤散（《本事方》改汤为散）

【疗效】治恶寒发热，头痛项强，身痛无汗，气喘，脉浮紧。

【药品】生麻黄（去节）一两半　桂枝尖一两　生甘草半两

【用法】研细末，每服一钱，一日二服，百沸汤送下，盖被静卧，取微似汗，多饮百沸汤，断食避风。

【附注】许叔微《本事方》之麻黄汤，系仲景麻黄汤去杏仁，研粗末，每服五钱，水煎服。余认为本方去杏仁甚合理，因此证之喘，由于无汗，汗出则喘自止。且麻黄亦有治喘作用，不必再用杏仁定喘，此实为后贤改进之优点。惟许氏此方麻黄，以百沸汤煮去黄汁焙干，反致减弱药力，且研粗末，水煎服，经过煎煮亦减药力，莫如生研细末吞服，则药力不致耗散，药量可以减少，适合经济简便之原则。

◎ 麻黄散（自制方）

【疗效】治气喘，浮肿，黄疸，而略兼表证，小便不大利者。

【药品】麻黄三两　生甘草一两

【用法】研细末，每服五分，治气喘，浮肿，百沸汤送下。治黄疸，黄酒煮一沸送下，一日三服。盖被静卧，取微似汗，避风寒。

【附注】本方即从《金匮》甘草麻黄汤，麻黄醇酒汤，及《局方》三拗汤改制为经济简便方。因改汤为散，一省煎煮之简便，二不因煎煮及去药渣而耗费药力，三经济。屡经试用，与原方效力相同。

◎ 栀硝消肿膏（自制方）

【疗效】治一切外科伤科之红肿热痛，及猝然头痛甚剧，胸闷呕恶，或胁肋热痛，寒热往来。并治胁下或脘部腹部癥块肿硬热痛，咽喉肿痛，关节肿痛。

【药品】生红栀（外治用栀子，选取小而红者，疗效较高。如无红者，黄栀亦可用）　芒硝各五钱

【用法】研细末，和入荞麦粉五钱，（如无荞麦粉可用麦麸中漂出之淀粉或麦粉）　鸡蛋白一个，加冷沸水适量，调匀如厚浆糊状，隔水炖热，乘热涂敷患处。如治头痛甚剧者，涂头门，咽喉肿痛者，涂喉旁。

【附注】此方以栀子麦粉鸡蛋白治外伤，本是民间流行之验方。因栀子蛋白均有消退红肿热痛之功效。麦粉外敷，能保持局部体温，不易放散，藉其高温而消散肿痛，确有效验。余加芒硝，效用益广，疗效更高。因余初从民间得到验方二则，一以芒硝外敷，治愈肝炎肿硬疼痛，一以芒硝泡汤，疮疖而愈。余遂于此膏加用芒硝，试用于上述诸病，确有比较更好之疗效。

◎ 栀子大黄汤（自制方）

【疗效】治痈疽疔疮，红肿热痛。或眼目肿痛，或咽喉肿痛，或牙龈肿痛，或口舌生疮，已经三日以上，恶风已解，头痛亦轻，发热口渴，心烦懊侬，不得安寐，大便不通或不畅。或兼见鼻衄齿衄，舌衄，耳衄等。或不外见肿痛，而仅见后列诸证，舌苔黄糙，脉象数实者。

【药品】生山栀三钱　生大黄末八分

【用法】先以山栀打碎，水煎两次，滤取浓汤，调入大黄末，分两次微温服。忌食鱼肉辛辣厚味，并减少食物。

【附注】此方服药后，四至六小时，即得大便通畅，诸恙轻减，服三五剂后，除疮疡已化脓而一时不易收攻者外，其余即可痊愈。

◎ 猪胆胶（自制方）

【疗效】治一切热毒热病，发热神昏，谵语发狂，痉厥抽搐及属于痰热之咳嗽气喘。并治目赤肿痛及痈疽疔疮，恶疮痔疮。

【药品】猪胆汁

【用法】以慢火熬如阿胶状，用时敲成细粒，每服二分至五分，热汤送下。亦可研末外敷。

【附注】此胶可代西黄及熊胆，因西黄熊胆，售价甚贵。余尝研究各种动物胆汁，治疗西黄熊胆之适应证，疗效相仿。尝于每年冬季采取大量猪胆汁，以慢火熬胶，赠送病人，以代西黄熊胆，且因其价廉，可以随证重用，救治上述重症，屡奏速效。

◎ 通利散（古验方）

【疗效】治一切泄泻、痢疾不爽而腹痛，舌有苔，脉不虚者。

【药品】生茅术二两　生锦纹二两　川羌活二两　苦杏仁泥二两　煨川乌一两　炒川乌一两　生甘草一两五钱

【用法】研细末，每服五分，体强病重者可加至一钱，空腹时温沸汤送下。小儿减半，孕妇忌服。

【附注】此方原名痢疾散，或名通痢散。但余经过多年临证试验，治痢疾固有效，治泄泻不爽而腹痛亦有效。查后人有改名为通利散者，或已知此方不专治痢疾，故以通利散为定名。惟各方书药味用量用法，略有不同，或大黄用半生半熟者，或无川乌、草乌者，茅术羌活俱系炒用者。但经余试

267

验研究,生用疗效较高,加川乌、草乌有止痛及增高疗效之作用,故常依此制用。

◎ 通淋散(自制方)

【疗效】治热淋、血淋,梅毒下疳,阴疮淋带,一切湿热实证,小便黄赤混浊不利,大便秘结或不畅,舌苔黄腻,脉象滑数者。

【药品】整块生锦纹　飞滑石　生山栀　川草薢各等分

【用法】研细末,每服七分,空腹时热汤送下,日三服。

【附注】昔余治疗此证,尝用草薢、瞿麦、萹蓄、茯苓、猪苓、泽泻、车前、滑石、山栀、木通、大黄、生草梢等药,煎汤服用,每剂用量须四两余,虽能取效,但后来研究试用此散,每日药量仅不过二十分之一,疗效相同,即觉从前用药之太浪费矣。但方中大黄,必须用整块生锦纹,打碎研末,栀子必须生用。

◎ 鹿角散(自制方)

【疗效】治虚寒或兼瘀血阻滞之腰背疫冷疼痛,腿膝痛而痿软。妇女少腹冷痛,痛经,经闭,或崩漏不止。并治胎死腹中,或胞衣不下,产后腹痛,乳吹,乳疮,痈疽,重舌,跌打创伤。初起肿痛时,能消肿止痛,久溃不敛时,能生肌收口,脉象沉迟细涩者。

【药品】生鹿角

【附注】鹿角入煎剂,不能煮取其有效成分,熬成膏则消耗其部分之药力,研末酒服,最为经济而有实效。余初以此散治疗产后腹痛,乳吹肿痛,立见功效。认为确是经济良方,后又根据《本草》记载,推广治疗上述诸证,凡系虚寒或兼瘀血阻滞者,服后即能取效,余已屡试不爽。

◎ 常山饮(自制方)

【疗效】治一切疟疾,已服表散风寒药,或已发三次以上,已曾自出畅汗,脉象弦滑者。

【药品】常山

【用法】研粗末,每服五钱,煎汤温服,再发疟前夜,及当日早晨,与疟前二小时,各一服。

【附注】常山治疟,极有效验。但余之经验必须每服五钱,一日三服,则疗效甚高。普通疟疾,依此三服,即可痊愈,且药价甚廉,值得推广。

◎ 理中散（自制方）

【疗效】治中焦不和，脾胃虚寒，胃脘虚痞，腹中冷痛，呕吐冷痰，嗳气吞酸，不思饮食。并治伤寒时气，里寒外热，霍乱吐泻，脐腹绞痛，手足厥冷，身热不渴。及肠鸣泄泻，米谷不化，又大病新瘥，多唾不止，及新产内虚，皆可服之。常服温脾暖胃，消痰逐饮，避风寒，增饮食。

【药品】生苍术三两　潞党参三两　干姜二两　炙甘草二两

【用法】研细末，每服一钱至一钱五分，沸水冲成汤，乘热服下，一日三服。

【附注】此即《伤寒论》理中汤以苍术易白术，疗效较广，以党参易人参，药价较低，以散泡汤服，既省煎熬之麻烦，又免药渣之浪费，能以少量药而治疗上述诸症，疗效显著。

◎ 猪苓散（《小品方》）

【疗效】利尿通淋，消水肿，治泄泻，舌苔黄腻，脉象滑数，凡属湿热者，均可治之。

【药品】猪苓五两

【用法】研细末，每服一钱，温沸汤调下，日三服，夜二服。

【附注】此方本治子淋小便涩痛，兼治子肿，但余根据《本草》猪苓之功效，推广用途，治疗上述湿热诸病，无论男女老小，均有良效。且猪苓生产较多，药价较廉，是值得普遍推广之精简良方。

◎ 黄柏丸（自制方）

【疗效】治夏秋间骤然发冷，继而发热，全腹绞痛，下利急迫，大便之后，腹痛不减，疼痛渐移至左下腹部，里急后重，大便次数逐次增加，日下数十次而量甚少，初如粥状，继如脓状，再继则夹脓血而为赤白下利，至表证已减，下利尚甚，舌苔黄白腻，脉象濡滑数者，宜服此丸。并治目赤肿痛，恶热而不恶寒者，疮疡红肿热痛而无寒证者，及热性吐血便血，尿血，血崩，赤白黄带，大便热泄及一切湿热证偏于热重者。

【药品】黄柏一斤

【用法】研细末，水泛为丸，如绿豆大，每服五分，一日二至三服，热汤下。忌食辛热油荤厚味，患肠胃病者，宜减食或断食。

【附注】黄连治疗上述诸证，亦有效验。但黄连价贵，且常缺货，不宜应用。余在数十年临证中，为病人经济打算，常以黄柏代黄连，功效相仿。查《本经》黄连治热气目痛，《别录》黄柏治目热赤痛；《本经》黄连治肠澼、腹痛、下痢，妇人阴中肿痛，黄柏治肠痔止泄痢，女子漏下赤白，阴阳蚀疮。《本经》谓黄连久服令人不忘，《别录》谓黄柏久服通神。由此可知黄柏与黄连之功用，实相同也。又据日本学说谓黄柏与黄连之有效成分同，但其含量较少，大概二与一之比，即用黄连一钱者，须用黄柏二钱。但用加倍黄柏，尚较黄连之价，低廉甚多。余尝自制大量黄柏丸，送与病人，治疗上述诸病，确有良效。

◎ 黄芩丸（自制方）

【疗效】治妇女因于血热之血崩、经漏、胎漏，及老妇经断复行，或应断而反不止者。并治肺热之咳嗽鼻扇，肝热之头晕面赤及黄疸，呕吐，泄泻，吐血，咯血，便血，尿血而有热证。舌苔黄腻，脉象滑数者。

【药品】生黄芩一斤

【用法】研细末，水泛为丸。每服五分，热汤送下，一日二至三服。忌食辛热，如治肠胃病，宜减食或断食。

【附注】《考古方》有一味子芩丸，治妇人尿血，风搏，血崩，胎漏。芩心丸治妇人四十九岁以后，天癸当住，却每月行，或过多不止。子芩丸治妇人天癸断后复行，或漏下不止。均系子芩或芩心为丸，但黄芩与芩心、子芩疗效相仿。考《本事方》治崩中下血，《简易方》黄芩汤治血崩，均用黄芩，此可证也。黄芩价廉，比较经济，故余用黄芩。芩心丸以芩心醋浸炙干，子芩丸以子芩醋浸煨过，经醋浸煨炙，反致减低药力。故余依据《本事方》、《简易方》用生黄芩，煎汤用量须大，又烦煎煮，故改汤为丸。余尝大量制送此丸，从数十年临证试验，不仅专治妇人崩漏，又可推广治疗上述，均有确实疗效。

◎ 腊梅散（自制方）

【疗效】治百日咳之属于虚热者，胃气痛之属于阴虚者，及发痘疹，解暑热，止口渴。

【药品】腊梅花一两　生甘草二钱

【用法】研细末，每服五至八分，热汤送下，日三服。

【附注】通常治胃气痛者，多用辛香温燥之药，且患胃痛之人，常兼阴虚血虚者，多进此类药剂，往往反增其病。惟用此散，芳香而不温燥,止痛而不伤阴,实可为治疗胃气痛新辟一径。但古来本草方书,对于腊梅花之功效,极少记载。因余家园种有腊梅,弃之可惜。故尝研究其疗效,已得治疗上述诸证之经验,唯愿同道推广试用,再加进一步研究吧。

◎ 解毒汤（自制方）

【疗效】治一切急性痈肿疗毒,红肿热痛甚剧,初未溃,红肿高热,脉象滑数者。

【药品】草河车(即蚤休)六钱　野菊花八钱　紫花地丁四钱

【用法】水煎,分二次温服,并以药渣乘热敷患处。忌食鱼肉辛辣,膻炙厚味。

【附注】余昔在上海中医专校学医时,常见丁甘仁老师治疗痈肿疗毒,恒以此三味为主,疗效甚著。再根据同学尤学周报告:谓吾邑疗科能手过玉玉书遗传拔疗散,用野菊花、紫花地丁治痈肿大症未溃者,极有效验。且此三药,药价便宜,比较可作外科解毒之银花、黄连、犀角之价,相差甚远。且余从临床试验,用银花治外科大症,必须如《医学心悟》外科十法之银花甘草汤,用银花二两,始能确实有效。故其方下注云:治肿毒初起,皆可立消,惟重用银花,药价甚贵。此方药价既廉,试于临床,药效甚大,比用磺胺药、青霉素之疗效尤高,实属经济良方,值得推广施用。

◎ 葛根散（自制方）

【疗效】治身热头痛,项背强急,心烦口渴,舌苔干黄,脉象洪数。

【药品】葛根一两　豆豉五钱

【用法】研粗末,每服五钱,煎汤分二次温服。

【附注】考《伤寒类要方》以此治天行时气,头痛内热,脉洪者。《圣惠方》以此治时气头痛壮热,《梅师方》以此治伤寒头痛二三日发热,《本经》以葛根治消渴身大热,《广利方》以葛根治金疮中风发痉欲死。《食医心境》以葛根治烦躁热渴,因此知此方有上述之功效。但诸家均系煎汤或取汁服,余改用散剂,试于临床,确能以少量而取高效。

◎ 雄黄杀虫丸（自制方）

【疗效】外治子宫滴虫及肛门蛲虫。

【药品】雄黄　苦参　黄柏各等分

【用法】研细末，炼蜜为丸，如小枣大，治滴虫，纳入阴道后穹隆处，治蛲虫纳入肛门，均于夜间临卧纳入，在大、小便时径自出。

【附注】此方连用一星期为一个疗程，检验多得阴性，若尚未愈，隔三日，可再续用。

◎　蜜糖甘草膏（自制方）

【疗效】治胃痛时发时愈，食后更痛。或灼热刺痛，或痉挛剧痛，痛而拒按，痛因体位不同而有强弱。嘈杂嗳酸，泛恶呕吐，吐出之后，疼痛顿止。或痛连背部，或痛连肩甲。或吐暗赤之血，或下黑紫之粪。

【药品】白蜜十两　饴糖二十两　甘草末三两

【用法】以慢火熬至微沸，分作九次三天服，临服时隔水燉热，徐徐含服。服膏之日，须断食，即以一日服三次膏代食。

【附注】服此膏之日，必须断食，使其胃肠之中，完全得到专纯之药力，则疗效高而治愈速。如病情仅如上述，不兼胃癌结聚等复杂病诸证，服此二三料，即可痊愈。

◎　樟脑酒（伊博恩方）

【疗效】治龋齿，牙龈肿痛，甚则半边面部肿痛。并治受寒咳嗽，胸胁痛，关节痛。

【药品】樟脑一两　酒精九两

【用法】二味溶化，治龋齿以药棉蘸酒涂痛处，或注入龋齿穴。治受寒咳嗽，用绒布蘸药酒摩擦胸部。治胸胁痛及关节痛，亦以绒布蘸药酒摩擦痛处，擦至皮肤煖红为度，一日三四次。

【附注】樟脑外用能杀虫防腐，止痒止痛，酒精消毒散肿，故配合以治上述诸证，屡经使用，颇有速效。

◎　调经丸（自制方）

【疗效】治经期超前或落后，经量或多或少，经行淋漓不爽，临期少腹胀痛。平时白带连绵，结婚多年，未得孕育，属于血虚气郁者。

【药品】全当归　生香附（去毛）各等分

【用法】研细末，水泛为丸，每日早晚各服八分，用温沸汤加陈酒少许送服。

【附注】妇女月经不调，大半属血虚气郁，当归善于补血调经，香附善于理气调经,历代医家均以此二药为妇科要药,确非虚语。余尝以此丸治疗上述诸病属于血虚气滞,连服二三个月之后,均有显著疗效。

◎ 薄荷苦薏汤（自制方）

【疗效】治痈疽疔疮初起,红肿热痛,或眼目肿痛,或咽喉肿痛,或牙龈肿痛,或口舌生疮。初起而有发热头痛,恶风无汗,或汗出不畅,口苦咽干,心烦寐少,舌苔薄白微黄,脉象浮滑而数者。

【药品】苦薏（即野菊花）一两　薄荷叶末一钱

【用法】先以野菊花水煎二次,滤取浓汁,调入薄荷叶末,分两次温服。盖被取微汗,并可再以药汤熏洗患处;或用纱布蘸药汤,热敷患处,每隔二小时换一次。忌食鱼肉辛辣厚味。

【附注】此方治上述诸证之初起者,其疗效甚著。非但毫无副作用,且全身即觉非常舒服,诸恙顿见逐渐轻减,诚为最有卓效之良方。惟中医用药,当注重适应之"症候群",必须具有上述所列之症状,投以此方,始可取效。

◎ 蟾皮散（自制方）

【疗效】治百日咳之属于热毒重者,痈疽恶疮,痔疮,癌肿,及小儿疳积,腹膨羸瘦。

【药品】生蟾皮

【用法】晒极干,研细末,用瓷瓶收贮,勿泄气,每服五分。热汤送下,一日二服。外治未溃者米醋调敷,已溃者猪油或麻油调敷。

【附注】此散治百日咳,有速效。尝治小儿患此者,咳嗽哮喘甚剧,甚至呕吐,面色发紫,面部浮肿,昼夜不得安眠,服此数日,即见显效。治痈疽恶疮,痔疮癌肿,可以内服外敷并用,颇有解毒消肿之效。且用量少而疗效高,经济实惠,值得推广。

◎ 藿香茅术散（自制方）

【疗效】治湿性感冒,或兼肝脾气郁湿阻,头痛胀重,形寒形热,神疲肢倦,肢体疼痛,胸闷胃呆或兼呕吐泛恶,或兼腹痛泄泻,舌苔浮白腻,脉象濡弦滑。

【药品】藿香（采取嫩枝叶在烈日下晒干气香色青者）　茅术（只需洗净切勿浸漂）各等分

【用法】研细末，每服五分，一日两服，开水送下。忌食荤腥厚味，并宜减食或断食。

【附注】昔年余治此症，常用藿香正气散，但须用药十余味，共约三两余，既煎煮不便，又嫌药价尚大。后因余在园中自种藿香，择夏日炎烈之时，采取嫩枝叶晒干，研细末，色绿气香。偶有友人携女来玩，忽患头痛胀重，甚至昏厥欲仆，胸闷腹痛，泛恶呕吐，状甚急剧，余乃随手给藿香末三分，开水送下，即觉诸恙霍然，嗣后再合茅术，屡经试验，效用益广。现在用此二味，每服五分，一日二服，比较从前用藿香正气散之药量，仅百分之三，疗效相等，且不需煎煮之麻烦，亦合经济简便之原则。

53检